Uwe Knop

intuitiv essen

Aktiviere *dein* natürliches
Schlankheitsprogramm

W0034678

Uwe Knop

intuitiv essen

Aktiviere *dein* natürliches
Schlankheitsprogramm

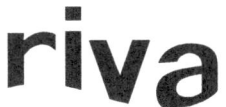

Bibliografische Information der Deutschen Nationalbibliothek:
Die Deutsche Nationalbibliothek verzeichnet diese Publikation in der Deutschen Nationalbibliografie; detaillierte bibliografische Daten sind im Internet über http://d-nb.de abrufbar.

Für Fragen und Anregungen:
info@rivaverlag.de

1. Auflage 2018

© 2018 by riva Verlag, ein Imprint der Münchner Verlagsgruppe GmbH
Nymphenburger Straße 86
D-80636 München
Tel.: 089 651285-0
Fax: 089 652096

Bei diesem Buch handelt es sich um eine überarbeitete Neuauflage des Buches *Hunger und Lust* von Uwe Knop.

Redaktion: Kerstin Weber
Umschlaggestaltung: Marc-Torben Fischer
Umschlagabbildung: Fortyforks/Kenishirotie/Timolina/SolarCat
Satz: Carsten Klein, München
Druck: GGP Media GmbH, Pößneck
Printed in Germany

ISBN Print 978-3-7423-0229-8
ISBN E-Book (PDF) 978-3-95971-682-6
ISBN E-Book (EPUB, Mobi) 978-3-95971-683-3

Weitere Informationen zum Verlag finden Sie unter

www.rivaverlag.de
Beachten Sie auch unsere weiteren Verlage unter www.m-vg.de.

Inhalt

Vorwort

Liebe Leserinnen und Leser,

dieses Buch ist für Sie geschrieben, wenn Sie grundsätzlich körperlich und geistig gesund sind, frei essen und trinken können und in einem Nahrungsparadies wie beispielsweise Deutschland, Österreich oder der Schweiz leben – und im wahrsten Sinne die »Schnauze voll« haben von der omnipräsenten Propaganda zu gesunder Ernährung und Schlankmacherdiäten der selbsternannten Essapostel, die es in unüberschaubarer Vielzahl gibt.

Intuitiv essen erhebt keinen Anspruch darauf, Ihnen statt veralteter Halbwahrheiten und frei erfundener Ernährungs(nase)weisheiten die »neue Esswahrheit« aufzutischen – denn die Wahrheit liegt nur in Ihrem eigenen Körper. Dieses Buch möchte stattdessen einen Beitrag dazu leisten, dass es immer mehr mündige Essbürger gibt, die intuitiv und selbstbewusst entscheiden, was auf den Teller und in ihren Bauch kommt!

Nun aber erst einmal: Viel Spaß beim Lesen!

Warum dieses Buch?

Wissenschaft *al gusto* mit fadem Beigeschmack

Wissen Sie, was PR ist? **PR** steht für Public Relations, auf Deutsch: **Presse-** und Öffentlichkeits**arbeit**. Eine der Hauptaufgaben der PR besteht darin, Journalisten neue Informationen zu liefern, meist in Form von Pressemeldungen. Die Medienmacher bringen diese Informationen anschließend in ihre Zeitungen, Magazine und anderen Medien wie TV oder Internetportale – vorausgesetzt, die Neuigkeit hat Potenzial, das Interesse ihrer Zielgruppe zu wecken. Der Unterschied zur Werbung ist die »Freiwilligkeit« der Redakteure, den Inhalt der zahlreichen PR-Mitteilungen in ihren Beiträgen zu verarbeiten: Sie können, müssen aber nicht. Werbung hingegen wird bezahlt und definitiv gedruckt oder gesendet, ist als solche gekennzeichnet und besticht durch positive Inhalte. Was nur logisch ist, denn Werbung kommt direkt vom Anbieter einer Ware, der natürlich von seinem Produkt überzeugt ist. Es liegt also in der Natur der Dinge, dass es Werbung häufig an Objektivität und Glaubwürdigkeit mangelt.

Wann glauben Sie, was Sie lesen?

PR-Meldungen haben dieses »Problem« meist nicht. Denn dadurch, dass deren Botschaften in redaktionellen Beiträgen der Journalisten erscheinen – beispielsweise in den Zeitungsartikeln, die Sie lesen –, wirkt der Inhalt glaubhaft. Redakteure haben ein sauberes Image. Wir wollen ihren Worten glauben, denn es ist schließlich ihre Aufgabe, objektiv und produktneutral zu berichten. Mittels Public Relations schaffen es Unternehmen, Institutionen und Wissenschaftler also, »ihre« Botschaften werbefrei und glaubwürdig in die Medien zu bringen. Und damit auch zu Ihnen, den Zeitungs- und Magazinlesern, den Fernsehzuschauern oder Internetsurfern.

Als Beispiel: Wem würden Sie in Ihrer Tageszeitung eher glauben, dass »laut Studien ein bis zwei Gläser Rotwein pro Tag gesund sind«? Den Werbeanzeigen des »Verbands französischer Rotweinhersteller« oder einem normalen Zeitungsartikel auf der Wissenschaftsseite? Sicherlich sind sich fast alle Leser einig, dass ein redaktioneller Zeitungsartikel glaubwürdiger ist. Kein Wunder, oder? Genau deshalb machen sich heutzutage fast alle Unternehmen, Verbände und Lobbyisten diesen Weg des Wissenstransfers zunutze. Die Tatsache an sich ist unproblematisch, aber die Qualität zahlreicher PR-Meldungen befindet sich im Sinkflug. Um es kurz zu machen: War PR früher ein seriöses und sehr gezielt eingesetztes Kommunikationsmittel, so ist es inzwischen häufig qualitätsfreie Massenware, mit der die Redaktionen täglich aufs Neue zugeschüttet werden. **Nicht die PR ist das Problem, sondern die Flut an Meldungen, aus denen der objektive Journalist den »unabhängigen Weizen« von der »werblichen Spreu« trennen muss. Insbesondere im Bereich Ernährung und Gesundheit flattern pro Tag Dutzende deutschsprachige Pressemeldungen auf die Schreibtische der Redakteure.** Sowohl Organisationen und »gemeinnützige« Vereine als auch Hersteller sowie deren Lobbyverbände buhlen mittels PR um die Gunst der Journalisten, um ihre Botschaften in die Medien und damit zu ihrer Zielgruppe zu bringen. Hinzu kommen eilig verbreitete Forschungsergebnisse übereifriger Pressestellen von Universitäten und anderen Forschungseinrichtungen. Denn so mancher Wissenschaftler sieht sich wohl lieber allzu schnell in den Medien zitiert, anstatt weiterzuforschen, um mit nachfolgenden Studien erste Erkenntnisse bestätigen zu können.

Im harten, schnelllebigen Wettbewerb um die beste Story sind viele Journalisten natürlich froh über griffige Schlagzeilen. Und da der Alltag eines Medienmachers oft hektisch ist, bleibt mit Zeitdruck im Nacken und Redaktionsschluss vor Augen kaum Zeit, den Wahrheitsgehalt jener Meldungen, die für die geplante Berichterstattung benötigt werden, kritisch zu überprüfen. Das gilt vor allem für jene wissenschaftliche Untersuchungen, deren Ergebnissen Originalstudien von mehr als zehn Seiten in einem englischsprachigen Medizinjournal zugrunde liegen ... So übernehmen viele Nachrichtenagenturen und Medien in gutem Glauben an die Verfasser deren Pressemeldungen, ohne die News auf Seriosität zu hinterfragen. Das Kürzel **PR** könnte in diesen Fällen leider häufig für »**P**seudowissenschaftlich **R**echerchiert« stehen. (Ein echtes Beispiel aus der harten PR-Realität finden Sie im Diätkapitel.)

Und das ist ein wachsendes Problem, denn oftmals unterziehen die Verfasser der PR-Texte die Studienergebnisse einer »Datenmassage«, um die gewünschte Botschaft zu transportieren. So auch im Fall des »gefährlichen roten Fleischs«, aber dazu später mehr. Auf diese Art gelangen zahlreiche Informationen an die Bevölkerung, die mehr beeinflussen und bevormunden, als nützliches, objektives Wissen zu vermitteln. Wie bereits angedeutet verdienen der Bereich Ernährung und die Diätindustrie hier besondere Erwähnung. Tagtäglich überschlagen sich die Meldungen zu neuen Erkenntnissen, wie gesund gewisse Lebens- und Ernährungsformen, Nahrungsmittel oder gar einzelne Inhaltsstoffe seien. Häufig stehen dahinter das Verkaufsinteresse der Hersteller oder das Profilierungsbedürfnis von selbst ernannten »Ernährungsexperten«, die nicht selten von Firmen bezahlt werden. »Essen Sie dies, lassen Sie jenes, und wenn Sie das nicht schaffen, nehmen Sie am besten ein Nahrungsergänzungsmittel« – natürlich alles »wissenschaftlich untermauert«, die Medien sollen die PR ja glauben.

Für jeden Kopf die passende Meldung

Die Flut an Meldungen hat ein dermaßen absurdes Stadium erreicht, dass sich manche Nachrichten geradezu kannibalisieren. Zwei Beispiele: Der einen Meldung zufolge schützt Vitamin C vor Erkältung, in der nächsten Nachricht liest man, es sei wirkungslos. Eine Untersuchung ergibt den klaren Zusammenhang zwischen Softdrinks und Übergewicht bei Kindern, der jedoch gemäß einer anderen Studienanalyse sicher ausgeschlossen wird.

Für die Medien heißt das: Sie können aus der Vielzahl unterschiedlicher Nachrichten gezielt jene Informationen auswählen, die in ihre Storys passen und die die Bedürfnisse ihrer Zielgruppen befriedigen. Dazu folgendes, bereits angedeutetes Beispiel, mit fiktiven Medien, aber realen Fakten: Im *Vegetariermagazin* lesen Sie, dass »rotes Fleisch laut zahlreicher Untersuchungen Darmkrebs verursacht. Ballaststoffe aus viel Obst und Gemüse hingegen schützen vor Darmtumoren«. In der Zeitschrift *Mein Steak* werden Studien zitiert, die keinen Zweifel zulassen: »Rotes Fleisch hat keinen Einfluss auf die Entstehung von Darmkrebs. Und gerade wurde widerlegt, dass viel Obst und Gemüse vor Krebs jedweder Art schützt.«

Die Devise lautet: **Jeder Zielgruppe ihre Meinung.** Deshalb lesen Vegetarier auch nicht *Mein Steak*, weil sie von solchen Meldungen nichts wissen möchten – im Gegensatz zu den Fleischessern. Die wiederum haben kein Interesse an den Berichten im *Vegetariermagazin*. Aber jede Redaktion hat nun mal ihre spezielle Leserschaft zufriedenzustellen, sonst verliert das Medium seine Käufer und damit seine Existenzgrundlage. Zahlreiche PR-Meldungen der unterschiedlichsten Interessengruppen aus dem Bereich Ernährung und Gesundheit ermöglichen jedem Journalisten, »seine Inhalte für seine Leser« zu finden und gezielt redaktionell zu verarbeiten – und die entsprechenden Experten mit genau dieser Meinung sind dann auch sehr schnell gefunden. Auch dazu gibt es ein ganz konkretes, reales Beispiel im weiteren Verlauf des Buchs – wo, das wird an dieser Stelle nicht verraten, aber seien Sie sicher: Sie werden Ihr »Déjà-vu« bemerken.

Darüber hinaus wurde hierzulande kollektiv ein schlechtes Ernährungsgewissen gezüchtet, das inzwischen ebenfalls stets medial genährt und immer wieder in offiziellen Ernährungsberichten der DGE, der Deutschen Gesellschaft für Ernährung e.V., bestätigt wird: »Wir sind zu dick und essen zu viel. Wir ernähren uns ungesund und bewegen uns zu wenig.« Hier kommen Politik, staatliche Organisationen und die Akteure des Gesundheitssystems ins Spiel. Noch mehr PR, noch mehr Meldungen. Noch mehr Meinungsmache und Bevormundung unter dem Deckmantel der redaktionellen Glaubwürdigkeit, um der »Epidemie der Fettleibigkeit« Herr zu werden und die Bürger zur Kollektivdiät zu motivieren.

**Ernährungsbezogene Pressearbeit ist zu einer unüberschau-
baren Massenveranstaltung verkommen**, deren Teilnehmer
häufig zum Zweck des Geldverdienens pseudowissenschaftlich
untermauerte Meldungen verbreiten, die leider allzu oft an »Volks-
verdummung« grenzen.

Woher ich das alles weiß? Ich bin Ernährungswissenschaftler und arbeite seit fast 20 Jahren im PR- und Kommunikations-
bereich der Medizin- und Gesundheitsbranche. Jeden Tag lese ich
zahlreiche Newsletter für die medizinische Fach- und Laienpresse,
für Ärzte, Apotheker und Verbraucher. Ein wahrer PR-Tsunami, der
täglich meinen Maileingang überflutet. Dabei erfahre ich stets aufs
Neue, wie die eine Meldung pseudowissenschaftliche Esswahrhei-
ten verbreitet und die andere Meldung diese Informationen wieder
relativiert. Was maßgeblich davon abhängt, welcher »Ernährungs-
philosophie« der jeweilige Absender angehört.

Abgesättigt mit Ernährungswahrheiten?

Im Endeffekt führt dieses System der konfusen Informationsver-
breitung gerade in puncto Essen und Trinken dazu, dass viele Menschen gar nicht mehr wissen, was eigentlich noch richtig und was
bereits falsch ist. Den – meist finanziell motivierten – »Wissens-
schaffern« sei Dank. Mittlerweile sagen mir auch zahlreiche Freunde und Bekannte, dass sie übersättigt seien von den stets neuen
Ratschlägen zu gesunder Ernährung. Sie haben es im wahrsten
Sinne des Wortes satt, dass immer neue Ernährungsformen aus
den Medien sprießen, deren Erfinder behaupten, der »Essweisheit
letzten Schluss« entdeckt zu haben. Die allgegenwärtige mediale

Beweihräucherung zu gesundem und ungesundem Essen, zu guten und schlechten Nahrungsmitteln, zu Idealgewicht und perfekten Körpermaßen hat beängstigende Dimensionen angenommen. Nicht nur ausgewiesene Ernährungsexperten, sondern auch Personal Trainer, Foodcoaches und wie sie alle heißen, meinen zu wissen, »wie man sich heutzutage gesund ernährt«, und platzieren sich mit Vehemenz in den Medien. Aber **»gesundes Essen« lässt sich nicht mit dem Verstand erlernen** – erst recht nicht, wenn dieser mit interessengeleiteten PR-Meldungen gefüttert wird. **Um zu dieser ausufernden Fremdbestimmung ein möglichst naturnahes Gegengewicht zu schaffen, habe ich dieses Buch geschrieben.**

Einleitung

Essenzielle Erkenntnisse als kleiner Vorgeschmack

»*Du isst, was Du bist.*« Wahrscheinlich haben Sie auf den ersten Blick gedacht, »alter Hut, kenne ich«, aber dann schnell bemerkt: Etwas ist anders. Richtig erkannt. Die Umkehr des geläufigen Sprichwortes bringt den Kern dieses Buchs auf den Punkt und soll gleichzeitig dazu animieren, auch Essen und Trinken aus einem anderen Blickwinkel zu sehen. Und zwar weg vom rationalen Ansatz: »Das ist gesund und das ist ungesund, das sind gute und das sind schlechte Kalorien«, hin zur instinktiv-emotionalen Betrachtung: **Essen und Trinken befriedigen tagtäglich unser** *elementarstes* **Bedürfnis der Lebenserhaltung, was unsere menschliche Natur mit starkem Wohlgefühl belohnt.**

Ernährung ist *kein* rationales Abarbeiten einer lästigen Pflicht, die nur Zeit kostet, um unserem Körper Eiweiß, Fett und Kohlenhydrate plus einige Vitamine und Mineralstoffe zuzuführen. Wir sind keine emotionslosen Maschinen, die nur Treibstoff brauchen. Die Nahrungsaufnahme ist nicht reduziert auf standardisiertes, mechanisches Nachfüllen leerer Körpertanks. Ernährung ist *kein* notwendiges Übel. Ganz im Gegenteil, wie bereits der große Anthropologe unserer Zeit, Claude Lévi-Strauss – der fast 101 Jahre alt wurde – wusste: **Der wahre Wert des Essens ist das A & O unserer Existenz.** Und genau deshalb hat die Natur auch dafür gesorgt, dass dieses **essen**zielle Lebenserhaltungssystem an vorderster Gefühlsfront verankert ist – damit wir uns ausgewogen ernähren: Wir können mehrmals am Tag mit Wohlgefühl belohnt werden, allein dadurch, dass wir uns mit Essen und Trinken am Leben halten – vorausgesetzt, wir können genießen. Das ist ebenso genial wie einfach und zweckerfüllend. Es ist ein Naturgesetz.

Jede Mahlzeit kann ein lukullisches Erlebnis zur Erhaltung unserer Existenz sein – wenn wir uns schlicht und einfach nach den natürlichen, hoch entwickelten Ernährungsmechanismen unseres Körpers richten: **Essen Sie nur dann, wenn Sie wirklich Hunger haben, und zwar nur das, worauf Sie echte Lust verspüren und was Ihnen gut schmeckt – denn jeder Mensch is(s)t anders!**

Die konsequente Empfehlung unabhängiger Wissenschaftler, die ich voll und ganz unterstütze, lautet: **Vergessen Sie all die guten Ernährungsratschläge und streifen Sie das »wissenschaftliche Esskorsett« ab.** Weg mit Regeln, Vorgaben und Bevormundung – denn die meisten Ernährungsempfehlungen sind wissenschaftlich kaum zu belegen. Im Bereich der »gesunden Ernährung« kursieren mehr Mythen und Märchen als gesicherte Erkenntnisse. **Daher besteht der beste Ernährungsratschlag darin, *keine* Ernährungsratschläge zu befolgen.** Auch deshalb, weil »sich hierzulande jeder, der kauen kann, Ernährungsberater nennt«, wie Professor Hans Konrad Biesalski, Universität Hohenheim, im Dezember 2008 in der *Welt* klarstellte.

Fakt ist: **Die »gut gemeinten« Erkenntnisse und Ratschläge zu gesunder Ernährung stiften viel Verunsicherung und überwuchern die natürliche innere Verbindung zur natürlichen, echten Ernährung.** Je mehr rational erlerntes Wissen über die Auswahl der Nahrungs- und Genussmittel entscheidet, desto stärker wird das Essverhalten vom Verstand kontrolliert – und ein Teufelskreis beginnt: die schleichende Entkopplung der Ernährung von den instinktiven Emotionen, die über Hunger und Lust die optimale Versorgung mit Nährstoffen steuern. Diese Entkopplung kann zu Essstörungen mit entsprechenden Folgen führen. »Die permanenten Empfehlungen, sich gesünder zu ernähren, machen die Menschen nur noch kränker. Wahrscheinlich müsste man die Ernährungswissenschaften abschaffen und die Menschen endlich in Ruhe essen lassen, worauf sie Lust haben«, mahnen die drei Gesundheitswissenschaftler Marantz, Bird und Alderman vom Albert Einstein College of Medicine in New York.

»Was will ich essen, worauf habe ich Lust, wenn ich hungrig bin?« Mit diesen Gefühlen wählt Ihre einzigartige **Kulinarische Körperintelligenz** aus der Vielfalt der Ihrem Genussgedächtnis bekannten Nahrungsmittel diejenigen aus, die das liefern, was Sie zum Leben benötigen. Das ist gesunde Ernährung, das ist »**Echtes Essen**« mit all seinen positiven Auswirkungen auf Körper *und* Geist: **die natürlich-ausgewogene Versorgung mit Nährstoffen** *und* **Genuss.** Es kommt weniger darauf an, was Sie essen, als viel mehr darauf, wie Sie sich dabei fühlen: je besser, desto besser. »Echtes Essen« ist Lebensfreude und Lebensqualität in evolutionär-menschlicher Reinstform. Und was Sie gerade lesen, ist ein Buch für »Echte Esser«, für intuitive Genießer.

Dabei erfahren Sie zuerst, warum Ernährungswissen fast ausschließlich Verwirrung stiftet und schlimmstenfalls Essstörungen auslöst. Im Anschluss daran möchte dieses Buch Ihr Vertrauen in Ihre Kulinarische Körperintelligenz, also Ihr individuell-intuitives Körperwissen über den Wert von Nahrung, stärken – denn nur Ihr *Körper* weiß, was gutes Essen für Sie ist, nicht Ihr Verstand. Und wenn Sie sich fragen, wieso in »Schlaraffia Germania« manche dick und andere dünn sind, obwohl sie den gleichen Lebensstil pflegen, dann finden Sie **genau diese Antworten** und mehr in der zweiten Hälfte des Buchs.

Eine genussvolle literarische Reise wünscht Ihnen
Ihr Dipl.oec.troph. *Uwe Knop*

ErnährungsWissen ist OhnMacht

Vergessen Sie alles über »gesunde« Ernährung

»Ich weiß, dass ich nichts weiß.« Sokrates

Bevor Sie das folgende Kapitel lesen, führen Sie sich bitte noch einmal vor Augen, was Sie über »gesunde Ernährung« zu wissen glauben. Und dann verabschieden Sie sich vielleicht schon jetzt von diesem »Wissen«. Denn die kommenden Seiten servieren Ihnen zahlreiche Studienergebnisse der anderen Art, die Ihre Sicht auf die Ernährungswissenschaft und unser »allgemeingültiges« Wissen über gesundes Essen und Trinken infrage stellen möchten. Um Missverständnissen vorzubeugen, sei ein Hinweis erlaubt: Im weiteren Verlauf des Buchs folgt *keine* wissenschaftliche Beweisführung, um mit einer Studie eine andere zu widerlegen und Ihnen »neue Wahrheiten« aufzutischen. Denn die Erkenntnis des bereits in der Einleitung zitierten Hohenheimer Universitätsprofessors Biesalski brachte es Ende 2008 in der *Welt* auf den Punkt: »Die meisten Studien sind medial völlig überbewertet. Zu jeder Studie findet sich alsbald eine Gegenstudie.« Die folgende Darstellung zahlreicher, in den Medien veröffentlichter Studienergebnisse hat daher nur ein Ziel: **Sie sollen auf Ihrem Weg zum »mündigen Essbürger« zum unabhängigen Nachdenken und kritischen Hinterfragen angeregt werden, um anschließend selbst zu entscheiden, was Sie persönlich zur »gesunden Ernährung« glauben oder eben nicht.**

»Was ist gesunde Ernährung?« – Fragen Sie die Menschen auf der Straße, so antworten sicher die meisten gebetsmühlenartig: viel Obst und Gemüse, reichlich Vollkornbrot (soll gelerntermaßen gesünder sein als Weißbrot), besser weißes Fleisch als rotes, ab und zu Fisch und viel Wasser. Was ungesund ist, wissen wir auch, wir haben es oft genug gehört und gelesen: zu viel Fett, zu viel Zucker, zu viel Alkohol. Somit scheinen die millionenschweren Ernährungskampagnen à la »Fünf am Tag« (Obst und Gemüse) ihren Zweck erfüllt zu haben: Die Deutschen wissen so gut wie nie zuvor über »gesunde Ernährung« Bescheid. Doch wissen wir es wirklich?

Warum gelten dann gemäß des 13. DGE-Ernährungsberichts aus 2017 knapp **sechs von zehn Männern und vier von zehn Frauen als übergwichtig?** Und warum liebt das deutsche Volk anscheinend auch beim Gewicht Gewohntes und Konstanz, denn: Laut Statistischem Bundesamt waren 2003 ebenfalls 58 Prozent der erwachsenen Männer und 41 Prozent der Frauen übergewichtig, 1999 lagen die Werte noch ein paar Prozent niedriger. Warum verursachen **»ernährungsmitbedingte Erkrankungen« mehr als ein Drittel der Kosten im Gesundheitssystem, satte 70 Milliarden Euro jährlich?** Und warum scheint Übergewicht keine Frage des Geldes zu sein, **denn je geringer der Verdienst, desto höher der Anteil an Fettleibigen?** Die Gesundheitspolitiker und Ernährungsgesellschaften haben wahrscheinlich keine adäquate

Antwort parat, denn deren erzieherische »Fünf am Tag«-Bemühungen waren entgegen des ersten Eindrucks bislang eher zum Scheitern verurteilt. Am Rande erwähnt: **Der pragmatischen Empfehlung, täglich fünf Portionen Obst und Gemüse zu essen, auf der die gleichnamige Kampagne basiert, fehlt der wissenschaftliche Beweis. Warum gerade fünf ? Das kann keiner mit Sicherheit sagen,** auch nicht der Deutsche Fruchthandelsverband (DFHV), der die Aktion mit beträchtlichem Aufwand unterstützt(e). Trotzdem trommelte dessen Vizepräsident Thomas Bittel noch im Februar 2010 die Warnung ins Land: »In Deutschland wird nach wie vor viel zu wenig Obst und Gemüse verzehrt.« Doch wozu eigentlich »mehr, mehr« pflanzliche Kost? Nur zwei Monate später kam die bittere Ernüchterung in Form der weltweit größten Ernährungsstudie EPIC (European Prospective Investigation into Cancer and Nutrition; wörtlich: Prospektive europäische Studie über Zusammenhänge zwischen Ernährung und Krebs) und ihres Endergebnisses: Ein Krebsschutz durch Obst- und Gemüseverzehr ist de facto **nicht** nachweisbar. Andere gesundheitsfördernde Effekte sind rein spekulativer Natur. Da erscheint es nicht weiter tragisch, dass sich fast niemand an die Fünfer-Fantasie-Vorgabe hält – nur etwa 10 Prozent der Deutschen und Österreicher essen fünfmal am Tag Obst und Gemüse.

Fazit: Kein Nutzennachweis und keine Unterstützung in der Bevölkerung – die »Fünf am Tag«-Pflanzenkost-Marketingkampagne ist damit wohl reif für den Kompost ...

Nach der Kampagne ist vor der Kampagne

Aber ohne die zahlreichen Aufklärungskampagnen, zwar nur pseudowissenschaftlich untermauert, aber stets verstandgesteuert,
hätten viele Leute keinen Beruf und manche keine Berufung mehr.
Und für irgendetwas muss ja auch das Präventionsbudget der Bundesregierung eingesetzt werden. So wurde neben »Fünf am Tag«
und dem darauffolgenden Fünf-Punkte-Paket »Fit statt Fett« Mitte 2008 gleich die nächste Kampagne losgetreten: Mit dem Nationalen Aktionsplan »IN Form – Deutschlands Initiative für gesunde
Ernährung und mehr Bewegung« möchten unsere bundesrepu-
blikanischen Minister für Gesundheit und Landwirtschaft/Ver-
braucherschutz dem Übergewicht zahlreicher Deutscher zu Leibe
rücken. Beide Ministerien speisen die noch bis 2020 laufende Auf-
klärungsaktion zur »Vorbeugung von Fehlernährung, Bewegungsmangel, Übergewicht und daraus resultierenden Erkrankungen«
zusammen mit jährlich zehn Millionen Euro. Diese Summe soll dafür sorgen, »Prävention als einen gesellschaftlichen Wert zu veran-
kern«. Ob weniger als 0,014 Prozent der Kosten, die pro Jahr für
die Behandlung ernährungsbedingter Krankheiten aufgewendet
werden, dafür ausreichen?

Unabhängig von der vergleichsweise geringen Höhe des Präven-
tionsbudgets liegt die Vermutung sehr nahe, dass auch diese Kampagne viele Millionen Euro Steuergelder verschlingen und dabei
vergleichbare Effekte wie alle Aufklärungsversuche davor haben
wird: sicher kaum einen Übergewichtigen weniger, dafür neue Unsicherheit in puncto »gesunder Ernährung«. Aber wenn die Staats-
organe anhand der Datenlage feststellen: Die Deutschen werden
weiterhin immer dicker, dann muss natürlich auch weiterhin was

passieren. Also her mit einer neuen Kampagne »weniger Ungesundes essen, dafür mehr Obst und Gemüse auf den Speiseplan sowie mehr Sport treiben«! Kommt Ihnen das bekannt vor? Genau: Alter Wein in neuen Schläuchen. Die recycelten Ratschläge bleiben in etwa die Gleichen, nur die Verpackung ändert sich: Aus »Fünf am Tag« wird »Fit statt Fett« wird »IN Form«.

Statt aufpolierte Aktionen zu propagieren, sollten sich die verantwortlichen »Kampagneros« besser die Anregung von Udo Pollmer, sogenanntes »Enfant terrible der Ernährungswissenschaften«, zu Herzen nehmen, der anregt, verstärkt zu erforschen, *warum* die bisherigen Maßnahmen gescheitert sind. Vielleicht deshalb, weil die Rolle der Ernährung bei der Entstehung von krankmachendem Übergewicht noch unklar ist? Ernährungsmediziner Professor Andreas Pfeiffer von der Berliner Charité meint dazu vielsagend in einem dpa-Interview: »Je mehr wir forschen, umso deutlicher wird, dass jeder Mensch unterschiedlich auch auf Ernährung reagiert.« Was den einen krank macht, hält den anderen vielleicht gesund. Daher ist Ernährung wohl »viel zu komplex für einfache Botschaften«, wie Professor Helmut Heseker, Präsident der Deutschen Gesellschaft für Ernährung (DGE) in der *Welt* zu bedenken gibt. Doch nicht nur die essenziellen Probleme der Ernährung an sich machen erfolgreiche Kampagnen zu einem äußerst schweren Unterfangen. Darüber hinaus müssen sich die missionarischen Minister auch mit der Begrifflichkeit der »gesunden« Ernährung auseinandersetzen, da das Prädikat leider ein schlechtes Image hat: »Gesunde Nahrungsmittel machen zwar nicht dick, schmecken aber auch nicht besonders lecker.« Gesundes Essen ist für viele Menschen gleichbedeutend mit lästiger Pflichterfüllung, die wenig Genuss bietet – muss man essen, will man aber nicht wirklich.

Dabei ist die Einteilung in gesund und ungesund Unsinn. Es gibt im Grunde keine gesunden Nahrungsmittel, genauso wenig wie es ungesundes Essen gibt. Das sieht übrigens auch die DGE so. Deren Sprecherin Antje Gahl stellte in einem dpa-Artikel zu diesem Buch klar: »Die Einteilung in gesunde und ungesunde Lebensmittel hat keinen Sinn.« Dieser Meinung sind (auf Nachfrage des Autors) auch das Deutsche Institut für Ernährungsforschung DIfE, die Schweizer Gesellschaft für Ernährung SGE und der unabhängige Verbraucherdienst *aid*, seit 2017 BZE Bundeszentrum für Ernährung. Nicht die Einteilung der Lebensmittel, sondern die Menge und die Häufigkeit des Verzehrs sind entscheidend. Oder wie schon der »Systemkritiker« Paracelsus vor über 500 Jahren wusste: »Allein die Dosis macht das Gift.« Sie sollten Ihre Wahl aufgrund der Eigenschaften »schmeckt« oder »schmeckt nicht« treffen, denn für gesunde Menschen ist nur genussvolles Echtes Essen auch wirklich gesund – für Körper *und* Geist (siehe auch Kapitel 4: »Echtes Essen«). Aufklärungskampagnen, die hingegen zum Ziel haben, »gesunde Nahrungsmittel« mit dem *Verstand* auszuwählen, können nur scheitern, denn sie ignorieren den stärksten lebenserhaltenden Trieb des Menschen: die *Lust* am Essen, wenn wir *Hunger* haben. Begrüßenswert, dass Ex-Bundesverbraucherministerin Ilse Aigner der Meinung ist, jeder Mensch müsse selbst entscheiden, was für ihn das Beste sei. Nur ist das meist nicht die propagierte »gesunde« Ernährung ... »Der Zusammenhang zwischen Ernährungswissen und Ernährungsverhalten liegt in der Größenordnung null«, erklärte in einem dpa-Interview Mitte 2011 auch Joachim Westenhöfer, Professor für Ernährungs- und Gesundheitspsychologie an der Hochschule für Angewandte Wissenschaften in Hamburg.

Wissenschaft, die uns zu schaffen macht

Es scheint also ein Fehler im System zu stecken, wenn gelerntes Wissen zu »gesunder« Ernährung nicht zum entsprechenden Handeln führt:»Wir ernähren uns jetzt gesund!« Ergo wurde das Ziel der Aktion(en) leider verfehlt, denn die Zahl der Übergewichtigen sinkt nicht. Ganz im Gegenteil: Statistisch betrachtet werden wir Deutschen von Jahr zu Jahr dicker, obwohl wir so aufgeklärt sind wie noch nie. Haben die Kampagnen etwa das Gegenteil erreicht? Kollidiert Wunsch mit Wirklichkeit? Was auch immer der Grund für die Diskrepanz zwischen avisiertem Ziel und tatsächlichem Effekt sein mag, eines ist klar: Mit der rein rationalen Vermittlung von Wissen über gesunde Ernährung und der gewünschten verstandesmäßigen Kontrolle des Essens wird nichts erreicht – fast nichts, bis auf den Effekt, der allen Kampagnen gemeinsam ist und die Menschen von Jahr zu Jahr mehr verunsichert:

Wir wissen zu viel zum Thema »gesunde Ernährung«! Eine der Hauptursachen dafür ist die permanente mediale Informationsflut insbesondere durch Fernsehen, Zeitschriften und Internet – laut Nationaler Verzehrsstudie sind die Medien Informationsquelle Nummer eins zum Thema Ernährung, weit vor dem Hausarzt. Aus allen Kanälen lassen wir uns von Ratschlägen zu gesundem Essen berieseln und vor allem zu Mitteln und Wegen, wie wir das schlanke Schönheitsideal erreichen. Doch woher kommt diese unüberschaubare Fülle an Informationen? Die »Fünf am Tag«-Aufklärungsbemühungen von Vater Staat spielen dabei sicherlich eine Rolle. Außerdem führen sowohl Hersteller bestimmter Nahrungsmittel als auch wissenschaftliche Institutionen zahlreiche Studien durch, die in immer neue, vermeintlich gut gemeinte Handlungsanweisungen münden. Nicht zuletzt stehen große wirtschaftliche Interessen hinter dem Gesundheitspotenzial von Olivenöl, Sojabohnen, probiotischen Joghurtkulturen und zahlreichen weiteren »gesunden Nahrungsmitteln«. Und den Redaktionen wird dieses »Potenzial« meist per Pressemeldung serviert.

Die daraus resultierenden Artikelserien der Medien – welche die Forschungsergebnisse häufig ungeprüft übernehmen – über gesundheitsfördernde Effekte von Kaffee und Wein, Nüssen, Brokkoli oder Tomaten gleichen einer unendlichen Geschichte. Und daran beteiligen sich nicht nur Fitness-, Ernährungs- und »Health«-Magazine, sondern auch ein Großteil der Armada aus seriösen Tages- und Wochenzeitungen. Doch die von den individuellen Lebensumständen isolierte Bewertung einzelner Nahrungsmittel oder sogar ihrer Bestandteile und die daraus folgenden Ratschläge sind ebenso einfältig wie verantwortungslos. Den Menschen wird vorgegaukelt, Gesundheit sei mit diesem oder jenem Nahrungsmittel einfach essbar. Doch das ist ein Trugschluss: **Gesundheitsrelevant ist allein die genetische Veranlagung, eingebettet in den *gesamten* sozialen und individuellen Lebensstil – und die *komplette* Ernährung ist davon wiederum nur ein *Teil*bereich.** Der zusätzliche Konsum einzelner als gesund propagierter Nahrungsmittel oder gar isolierter Substanzen wie Vitamine oder bestimmte Fettsäuren hat sicher *keinen* gesundheitsfördernden oder gar lebensverlängernden Effekt. Wie alt wir werden, das wird maßgeblich von den Genen bestimmt. So hat im August 2011 eine Studie der New Yorker Yeshiva University bestätigt, dass der Lebensstil Hundertjähriger sich nicht grundsätzlich von dem anderer Menschen unterscheidet – die genetische Veranlagung spiele die »zentrale Rolle« für die außergewöhnliche Langlebigkeit.

Essen allein macht weder krank noch gesund

Die gleiche »Gen-Causa« gilt natürlich auch für ein verfrühtes Ableben, denn mit »ungesunden« Lebensmitteln hat ein früher Tod herzlich wenig zu tun. Nichtsdestotrotz existiert aber auch eine »dunkle Seite der Ernährungsmacht«, die zahlreiche Nahrungsmittel oder einzelne Inhaltsstoffe per se verteufelt: Zucker, Fett, Fast Food, Cola, Chips oder Pommes werden von den medienorientierten Experten gern als die bösen Buben abgestempelt, die uns krank machen. Hier sei die Frage erlaubt: Warum sollte der gesunde Körper eines intuitiven Essers mittels Hunger und Lust Nahrungsmittel fordern, die ihn krank machen? Und darüber hinaus gilt auch hier: **Krank macht nur die komplexe Verkettung von Genen, Umweltbedingungen und Lebensstil mit dem *Teil*bereich Ernährung** – sicher nicht das Frühstücksei mit Cholesterin oder ein deftiges Bratwürstchen. »Einzelne Nahrungsmittel haben keinen Einfluss auf die Gesundheit«, erklärte auch Professor Volker Schusdziarra vom Else-Kröner-Zentrum für Ernährungsmedizin in München bereits 2010 im *SWR*.

Den Menschen wird durch diesen »Lebensmittelrassismus« jedoch suggeriert: »Das eine Nahrungsmittel macht gesund und das andere macht krank.« So wurden viele der in hoher Wiederholungsfrequenz kommunizierten Ergebnisse für den über-informierten Bürger zur absoluten Wahrheit über gesunde Ernährung. Hier ein paar **populäre Beispiele kollektiv gelernter Ernährungsweisheiten:** Obst und Gemüse sind sehr gesund und können Krebs vorbeugen, Cholesterin ist gefährlich und für Herzinfarkte verantwortlich, tierische Fette verstopfen die Adern und Fett macht fett.

Vollkornbrot ist besser als Weißbrot, wegen der gesunden Ballaststoffe. Weißes Fleisch ist gesünder als rotes Fleisch, das Darmkrebs verursachen kann. Fisch muss auch mindestens zweimal die Woche sein, und Milch – ja, wer keine Milch oder Milchprodukte zu sich nimmt, dem splittern bald die Knochen. So weit verbreitet dieses Wissen auch sein mag, so fragwürdig ist es – denn es »**fehlen noch immer fundierte Erkenntnisse über die genauen Zusammenhänge zwischen den Bestandteilen unserer Ernährung und deren Auswirkungen auf den menschlichen Organismus. Diese Erkenntnisse sind aber notwendig, um konkrete, individuelle Ernährungsempfehlungen abgeben zu können**«, erklärte das Bundesministerium für Bildung und Forschung im April 2009. Hat sich daran bis heute etwas geändert? Wissen wir acht Jahre später mehr? Die Antwort lautet kurz und schmerzfrei: Nein. Ungeachtet dessen wird weiter fleißig empfohlen und gemaßregelt, was gegessen und getrunken werden soll.

Trotz der fehlenden Erkenntnisse sind auch die unsichtbaren Inhaltsstoffe leider nicht von diesen Empfehlungen ausgenommen: Bitte täglich ausreichend Vitamin A, C und E aufnehmen, auf die Mineralstoffe Magnesium und Kalzium achten sowie die Spurenelemente Zink und Selen nicht vernachlässigen. Um »ausreichend« versorgt zu sein, greifen viele Menschen gutgläubig zu Vitaminpillen, den sogenannten Nahrungsergänzungsmitteln. Doch mit diesen Präparaten, die teilweise Ausscheidungsprodukte genmanipulierter Bakterien enthalten, tun wir unserer Gesundheit nichts Gutes. Ganz im Gegenteil … Zu dieser Thematik sei Ihnen das »(Nahrungs)Ergänzungskapitel« ab Seite 250 ans Herz gelegt.

Kommt Zeit, kommt Gesundheitsrat ... und geht wieder

Kommen wir nun aber zurück zu den echten Nahrungsmitteln und deren Positionierung als »gesund und ungesund«: Neben den erwähnten populären Ernährungsweisheiten wie »gesundes Obst und Gemüse« und »böses Cholesterin« werden regelmäßig aktuelle Studien publiziert, die altbekannte Lebensmittel in »gesundem Licht« neu erstrahlen lassen. Hauptsächlich wenn gerade Saison ist, wird so manches Früchtchen zum Allheilmittel: Erdbeeren schützen insbesondere im Juni vor »Krebs, Blutgerinnseln und Infarkten, senken den Blutdruck und entschlacken unseren Körper«. Die Lobeshymnen, die wir in der Spargelsaison zum gesundheitsfördernden »Schlankmachergemüse« überall lesen, sparen wir uns an dieser Stelle.

Richtig interessant wird es für den wissenschaftsorientierten Verbraucher jedoch, wenn die Forscher überraschend feststellen, dass die jahrelang als gesund postulierten Lebensmittel den Erwartungen nicht standhalten oder im schlimmsten Fall sogar schädlich sind. Ein Beispiel der jüngeren Vergangenheit: das Olivenöl. Ab Mitte der 1990er-Jahre war die (mediale) Begeisterung groß, wie gesund es doch für die Adern sei: Das Geheimnis seien die einfach ungesättigten Fettsäuren im Olivenöl, eingebettet in die gute mediterrane Küche[1] – die übrigens dazu führt, dass 75 Prozent der

---

1 Eine kurze Frage zum kritischen Hinterfragen: Was halten Sie davon, wenn italienische Mediziner nach Analyse von zwölf Studien zu dem Ergebnis kommen, dass die Basis der Mittelmeerküche ein relativ langes Leben garantiert, selbst wenn jemand an einer chronischen Krankheit leidet? Schmeckt uns Nordlichtern durch den »gesundheitlichen Zusatznutzen« die Mittelmeerküche besser? Vielleicht aber liegt das »mediterrane Gesundheitsgeheimnis« ja nicht in der Küche, sondern auf dem Sofa: Drei Viertel der Griechen und mehr als die Hälfte der Italiener treiben »niemals« Sport (Eurobarometer, April 2010).

angeblich so mediterran-gesund lebenden Griechen laut Welternährungsorganisation FAO übergewichtig sind. Und Kretas Kinder zählen zu Europas dickstem Nachwuchs, gefolgt von den sizilianischen Bambini. Vielleicht ist ja das Olivenöl allzu lecker ... Womit wir wieder beim Thema sind: In den Zeiten des Hypes waren manche Mitbürger sogar so sehr von der »gesundheitsfördernden Kraft« des Olivenöls überzeugt, dass sie das Olio täglich pur löffelten. Anfang 2008 jedoch brachten Wissenschaftler der Universität Münster den Olivennimbus überraschend ins Wanken: Sie publizierten eine Studie, die zeigt, »dass Olivenöl gefäßschädigend ist«.

Dieses Ergebnis fand in der breiten Öffentlichkeit aber kaum Gehör, denn eine Uni Münster hat keinen Kommunikationsetat, der auch nur annähernd dem der Olivenöllobby entspricht. Hellhörig sollten Sie aber trotzdem bei den aus der Studie resultierenden Empfehlungen der Hochschule werden, denn auch hier wird Meinung gemacht: »Gesättigte Fettsäuren heben die schädigende Wirkung der einfach ungesättigten Fettsäuren des Olivenöls wieder auf.« Die Autoren raten daher zu einer ausgewogenen Zusammensetzung der Ernährung mit ungesättigten Fettsäuren aus flüssigen Fetten und gesättigten Fettsäuren, die eher in festen Fetten wie Butter zu finden sind. Oder anders formuliert: Vergessen Sie neben dem Olivenöl die »gute Butter« nicht!

Zur Abrundung des Themas sei ein Bericht im ärztlichen Verbandsblatt *Der Hausarzt* erwähnt, der im Juni 2008 die »Rehabilitation des Olivenöls« verkündete, das »aufgrund der reichlich darin enthaltenen einfach ungesättigten Fettsäuren vor Diabetes schützt«. Und 2011 kam eine französische Studie zu dem Schluss, dass viel Olivenöl Schlaganfällen vorbeugen kann. Schade nur für alle Liebhaber von »nativ extra« oder »nativ vergine«, dass im April 2009 die Zeitschrift *Ökotest* nur zwei von 25 getesteten Olivenölen empfehlen mochte. Wer auch immer in Sachen Gesundheitskraft recht haben mag: Bei den Mengen an Speiseöl, die wir hierzulande verwenden, ist es völlig egal, ob Sie zu Olivenöl, Sonnenblumenöl oder Rapsöl greifen. Aber wie reagieren die Menschen auf solche Ergebnisse? Mit Unsicherheit – denn »gelerntes Gesundes« soll auf einmal schädlich sein? Oder doch nicht? **Wem soll ich was glauben?**

Gesundes Obst oder »Fast Fruit«-Lüge?

Inzwischen werden wie am Fließband immer wieder überraschende Studienergebnisse veröffentlicht, die vermeintlich »gesundes Essen« regelrecht entzaubern. So verblüffte 2007 die weltweit größte, EU-finanzierte Untersuchung namens EPIC, an der mehr als eine halbe Millionen Menschen europaweit teilnahmen, die Ernährungsexperten mit folgender Erkenntnis: Selbst der Verzehr von viel **Obst und Gemüse schützt *nicht* vor Krebs.** »Dass sich mit einem *hohen* Obst- und Gemüsekonsum das Krebsrisiko *nicht* reduzieren lässt«, habe ihn bei den Ergebnissen der EPIC-Studie schon sehr überrascht, resümierte Professor Heiner Boeing vom Deutschen Institut für Ernährungsforschung in Potsdam in der *Ärzte-Zeitung*. Die endgültige **EPIC**-Bestätigung dieser Erkenntnis folgte im **April 2010: kein nachgewiesener Krebsschutz durch Obst- und Gemüseverzehr.** Konsequenterweise gibt Ernährungsexperte Professor Walter Willett von der Harvard Universität daraufhin zu bedenken, dass diese neuen, gründlichen Studiendaten den Aufruf zu einer Ernährung mit mehr Gemüse und Obst nicht rechtfertigen. Und auch für Dr. Rudolf Kaaks vom Deutschen Krebsforschungszentrum hat die neue Studienlage den bislang propagierten Krebsschutz durch Obst und Gemüse widerlegt. Einen weiteren Dämpfer erhielt die Krebsprotektionsthese Ende 2011 mit der Auswertung von 25 Studien durch das University College London: Obst und Gemüse zeigten keinen Schutz vor Darmkrebs. Zeit für neue Kampagnen mit neuen Zielen?

Mehreren aktuellen Untersuchungen zufolge steht nämlich der **Fruchtzucker (Fruktose) in Obst und Fruchtsäften unter Verdacht, schneller dick zu machen als »normaler« Traubenzucker (Glukose).** Laut US-amerikanischen Forschern werde Fruktose sehr viel schneller in Fett umgewandelt als Glukose. Zudem **stimuliere der Fruchtzucker die Einlagerung von Fetten aus der Nahrung,** die der Körper ansonsten für andere Zwecke verwendet. Und die John-Hopkins-Universität in Baltimore ergänzte 2009: **Der Konsum von Fruchtzucker führe zu erhöhter Nahrungsaufnahme. Vergleichbare Ergebnisse verkündete Anfang 2011 die Purnell Oregon Health & Science University: Fruktose steigere den Appetit, was zur Gewichtszunahme führen kann.** Auch das Deutsche Institut für Ernährungsforschung hält Fruchtzucker für einen bedeutenden Dickmacher – sicher auch deshalb, weil viele Durstlöscher »mit der Süße aus Früchten« schmackhaft gemacht werden. Und die Deutsche Gesellschaft für Kinder- und Jugendmedizin warnt vor mehr als einem Glas Fruchtsaft am Tag, da übermäßiger Verzehr Übergewicht verursachen könne. Weiterhin soll der häufig unseren Nahrungsmitteln zusätzlich zugesetzte **Fruchtzucker den Blutdruck stark erhöhen** – diese Entdeckung, die US-Nierenspezialisten im Oktober 2009 machten, wurde Ende

2011 von der Georgia Health Sciences University bestätigt: Teenager, die sich fruktosereich ernähren, wiesen einen erhöhten Blutdruck auf. Gerade mal ein halbes Jahr zuvor überbrachte die Emory University in Atlanta eine weitere Hiobs(t)-Botschaft für Konsumenten fruchtzuckerhaltiger Lebensmittel: **Ein hoher Fruktoseverzehr erhöhe das Risiko für Gefäßkrankheiten, weil die Blutfettwerte steigen.** Zu vergleichbaren Ergebnissen kamen Züricher Forscher im Sommer 2011: Fruchtzucker wirke sich schädlich auf den Fettstoffwechsel aus. Wie die Gesundheitsapostel unter diesen gefährlichen Vorzeichen wohl die Tatsache bewerten, dass die Deutschen Weltmeister im Fruchtsafttrinken sind?

Obst soll also nicht vor Krebs schützen. Fruchtzucker steht im Verdacht, schneller dick zu machen, den Blutdruck zu erhöhen, die Gefäße zu schädigen – und hinzukommt: **Äpfel, Tomaten & Co. versorgen uns laut Greenpeace unterschiedlich hoch mit Schadstoffen.** Die Ökoaktivisten fanden beispielsweise Ende 2006 in 24 von 84 internationalen Proben von Äpfeln, Kopfsalat, Rucola und Tomaten verbotene Substanzen. Tomaten aus Hessen lagen mit zehn illegalen Giftstoffen ganz weit vorne und lieferten unter anderem die köstlich klingende Substanz »Bifenthrin«, welche die Fortpflanzungsfähigkeit beeinträchtigen soll und in Deutschland nicht zugelassen ist. Ebenfalls Ende 2006 enthielten Spanische Paprika laut Untersuchungsamt Stuttgart in 6 von 15 Fällen das Gift »Isofenphos-Methyl«, das die Nerven schädigt.

Wie das Beispiel der hessischen Tomate zeigt, ist der hohe Anteil an Importware zwar nicht allein an der Pestiziddurchseuchung von Salat & Co. schuld, aber immerhin stammen **80 Prozent der in Deutschland verkauften Obst- und Gemüsesorten aus dem Ausland.** Und nur maximal 600 der 1350 weltweit in der Landwirtschaft eingesetzten Pestizide sind laut Greenpeace nachweisbar. Rückstände von immerhin 272 dieser Gifte fanden Chemiker des Kasseler Landeslabors 2008 auf Orangen, Zitronen und Nektarinen. Im selben Jahr bestätigte die Umweltorganisation Greenpeace noch einmal, dass auch deutsches Obst und Gemüse nicht ohne ist. Besonders frische Kräuter und Himbeeren seien über den Grenzwert mit Giften vollgepumpt. Es folgten Feldsalat, Birnen, Rucola, Johannisbeeren und Weintrauben, sodass Manfred Krautter, der Chemieexperte von Greenpeace, warnte: »Viele deutsche Obstbauern und Landwirte verspritzen illegale und hochgefährliche Pestizide, weil es einfach billiger ist. Diese Gifte finden sich im Essen der Verbraucher wieder.«

Ist unser Obst und Gemüse etwa schon derart vergiftet, dass die deutschen Verbraucherzentralen mit *pestizidwissen.de* eine staatlich finanzierte Website zur »Vermeidung einer hohen Pestizidaufnahme« einrichten mussten? Eine weitere Hiobs(t)-Botschaft spricht dafür: »Bei einigen Gemüseproben im deutschen Handel sind die Belastungen sogar so hoch, dass bei **einmaligem** Verzehr gesundheitliche Beeinträchtigungen nicht auszuschließen sind.« So lautet ein Ergebnis des Lebensmittelreports vom Bundesamt für Verbraucherschutz und Lebensmittelsicherheit (BVL), das im Oktober 2008 veröffentlicht wurde. Die dazugehörigen Schlagzeilen der Medien führten der Bevölkerung dann natürlich prompt drastisch vor Augen: **»Obst und Gemüse stark belastet«** oder **»Gift in Obst und Gemüse – Tomaten können krank machen!«** Übrigens waren die Ergebnisse des BVL für Rindfleisch und Räucherspeck deutlich positiver: nur geringfügig belastet ...

Haben Sie nun aufgrund der drohenden Obstgefahr einen Schreck bekommen? **Machen die Medien aus »gesundem Obst«**

schon bald ungesundes »Fast Fruit«? Sicher nicht, dazu besteht kein Anlass, denn Sie wissen ja: Die Deutschen essen doch »viel zu wenig« Obst ... Diese ausgewählten Ergebnisse der »dunklen Seite der Ernährungsmacht« sollen Ihnen auch nicht den Appetit auf Obst und Gemüse verderben, nur weil beides nicht vor Krebs schützt, zu viele Schadstoffe enthalten kann und Fruchtzucker schneller dick machen soll. Denn die Basis des Echten Essens lautet: **Wenn Sie hungrig sind, essen Sie nur, worauf Sie Lust haben und was Sie gut vertragen – das ist und bleibt das wesentliche Auswahlkriterium** *Ihrer* **intuitiv-gesunden Ernährung, basierend auf der Kulinarischen Körperintelligenz** (dazu mehr im folgenden Kapitel). Oder um erneut den Ernährungswissenschaftler Professor Schusdziarra (im Interview mit der BR-Journalistin Johanna Bayer) zu zitieren: »Der Normalgewichtige kann im Grunde essen, was er möchte, und muss auf gar nichts Rücksicht nehmen. Natürlich kann jeder behaupten, dass es für ihn individuell gut ist, wenn er jetzt ein paar Vitamine mehr oder ein bisschen mehr Obst isst. Jedoch fällt das in die Rubrik Religionsfreiheit. Das sind Glaubensbekenntnisse, die jeder haben darf. Aber sie sind nicht medizinisch oder naturwissenschaftlich untermauert.«

Also denken Sie bei der Wahl Ihrer Nahrungsmittel bitte nicht an die Vorbeugung von Krebs, sondern kaufen Sie, was Ihnen schmeckt. Und zu den oben geschilderten Schadstoffrückständen stellte Professor Andreas Hensel, Präsident des Bundesinstituts für Risikoforschung (BfR), im März 2009 in der *Welt* klar: »**In Deutschland kennen wir keine Fälle, bei denen Verbraucher durch Rückstände von Pflanzenschutzmitteln auf Lebensmitteln wie Obst und Gemüse gesundheitlich beeinträchtigt wurden.**« Auch für Langzeitfolgen durch Pestizidrückstände hatte Hensel »derzeit keine wissenschaftlichen Belege« – die es im Übrigen bis heute, 2017 nicht gibt. Für den BfR-Präsidenten ist das gefühlte Risiko durch Pestizidrückstände bei den Verbrauchern um ein Vielfaches höher als das tatsächliche – was seiner Ansicht nach auch damit zu tun hat, dass »bestimmte Verbände oder Organisationen Kampagnen durchführen, mit denen der Verbraucher teils in die Irre geführt wird«. Und das »leider sehr wirksam«. Vielleicht rückt der folgende fiktive Vergleich die Giftbelastung der hierzulande erhältlichen Pflanzenkost ins rechte Licht: In Relation zum Rauch einer Schachtel Zigaretten erscheint die Konzentration so manch giftiger Substanzen in Obst und Gemüse wie einige Tropfen Wein im Bodensee.

Wo wir gerade beim Wein sind: Schenken Sie sich doch – wenn Sie darauf Lust haben! – ein Glas ein, das Sie dann beim Lesen der nun folgenden Beispiele zur »Wissensohnmacht« begleitet!

In vino veritas – wer forschet, der findet

Schwedische Wissenschaftler der Universität Lund gaben im Oktober 2009 bekannt, dass **kleine** Mengen Alkohol, **regelmäßig** konsumiert, unserer Gesundheit schaden. Stopp! Das kennen wir doch ganz anders: **Ein Glas Rotwein am Tag soll gut für unser Herz sein** – *das* haben wir doch durch die Medien gelernt. So bestätigte Anfang 2008 die US-Universität Madison mit einer weiteren Studie, dass »schon ein Glas Wein am Tag das Herz langsamer altern lässt«. Und im Herbst desselben Jahres erfreuten Forscher aus Pasadena rauchende Weintrinker mit folgender Erkenntnis: **Ein bis zwei Gläser Rotwein pro Tag sollen insbesondere männliche Raucher vor Lungenkrebs schützen.** Auch die Botschaft, die auf dem amerikanischen Herzkongress 2011 verkündet wurde, kann (mäßig) trinkende Raucher erfreuen: **Ein bis zwei Drinks am Tag schützen vor möglichen Herzproblemen, die durch das Rauchen verursacht werden.** Den »generellen Herzschutz« von **ein oder zwei alkoholischen Getränken pro Tag »bestätigten« dann im Frühjahr 2011 Wissenschaftler der University of Calgary nach Auswertung von Forschungsergebnissen der vergangenen 30 Jahre.** Welch' schöner, maskuliner Nebeneffekt, dass gemäß weiterer Studien **die gleiche Menge Alkoholika ebenfalls das Risiko einer gutartigen Prostatavergrößerung mindert.** Italienische Herzspezialisten zeigten bereits 2008 auf dem Europäischen Kardiologenkongress, dass sie sogar noch ein paar Gläser weiter sind: Die Auswertung der Gesundheitsdaten von einer Million Menschen habe verdeutlicht, dass *maßvoller* Weinkonsum die Sterblichkeit gegenüber Alkoholverzicht um 19 Prozent senke: *Vier* **Gläser pro Tag lassen Männer länger leben und** *zwei* **Gläser die Frauen.** Daher empfiehlt der Studienleiter der katholischen Universität Campobasso, seine Ärztekollegen sollen »Gesunde und Herz-Kreislauf-Patienten zum Weitertrinken ermuntern, wenn sie bereits regelmäßig leichte bis moderate Weintrinker sind«. Aber selbst Vieltrinker mit bis zu einem Liter Weißwein täglich halbieren offenbar die Gefahr eines Herzinfarkts, wie im November 2009 in der britischen Fachzeitschrift *Heart* zu lesen war.

Auf gut Deutsch: Wer keinen Wein trinkt, stirbt früher. Alkoholverzicht verkürzt das Leben. Selber schuld. Der gute Rote hat eben viele Schutzstoffe, und sein Weingeist verhindert das Verkleben der Blutplättchen, wodurch sich weniger Ablagerungen an den Gefäßwänden bilden. Was aber auch daran liegen könnte, dass die vom Alkohol geschädigte Leber weniger Gerinnungsfaktoren produziert.

Ob Weiß- oder Rotwein, spielt dabei keine Rolle. Für diese Vermutung spricht, dass laut Universität Connecticut **Weißwein das Herz in vergleichbarer Weise wie Rotwein schützt:** »Wir können mit Sicherheit sagen, dass ein bis zwei Gläser Weißwein täglich genauso wirken wie dieselbe Menge Rotwein«, beteuert der Studienleiter. **Nur leider schadet bereits *ein* täglicher Schoppen langfristig der Leber und erhöht das Brustkrebsrisiko bei Frauen,** was die Universität von Oxford Anfang 2009 nach der Datenauswertung von über einer Million Britinnen erneut bestätigte. Dabei steigern Rot- und Weißwein das Risiko gleichermaßen, verkündete fast zeitgleich das Fred-Hutchinson-Krebsforschungszentrum in Seattle. Ist das etwa der Preis fürs Schlanksein und für schöne Haut? Denn nach Auswertung von 31 Studien gab die Universität Navarra Mitte 2011 bekannt, dass eine tägliche moderate Menge an Alkohol vor Verfettung schütze. Bereits im März 2010 kam ein Ärzteteam aus Boston zu vergleichbaren Entdeckungen: **Ein Glas Wein am Tag soll Frauen vor Übergewicht schützen.** Und kurz zuvor präsentierte ein Hautarzt der Universitätsklinik Tübingen folgendes Studienergebnis: **Rotwein bewahre vor Hautschäden durch UV-Licht.**

Nun, wenigstens für die Leber gilt als gesichert, »dass kein risikofreier Schwellenwert für den Alkoholkonsum gesehen werden kann«. Oder vielleicht doch? Denn sowohl Erkenntnissen der University of South Carolina als auch japanischen Studien zufolge soll mäßiger Alkoholkonsum nun auch die Leber vor *Alkoholschäden* schützen.

Fakt ist: Steter Tropfen höhlt den Stein respektive die Leber. Sobald Alkohol in unseren Körper strömt, ändert unser Entgiftungsorgan Nummer eins umgehend seinen Stoffwechsel: Der Abbau des Giftes Alkohol hat höchste Priorität; Fettleber und Zirrhose sind die bekannten Folgen von langfristigem Dauerkonsum. **Daneben soll bereits ein Drink das Schlaganfallrisiko kurzfristig verdoppeln, erklärte die Harvard Medical School in Boston, USA, im Sommer 2010 – und bei mehr als einem Drink pro Tag steige das Risiko des Hirninfarkts generell an, so eine große Übersichtsstudie aus dem Jahr 2011 im renommierten** *British Medical Journal*. Im selben Jahr erschien in diesem Journal auch eine Auswertung der EPIC-Daten, die zeigte, dass bereits ein tägliches Glas Wein die Krebsbildung fördern kann. **Daher sollte Alkohol besser nicht mehr zur Vorbeugung von Herz-Kreislauf-Erkrankungen empfohlen werden** – empfehlen die EPIC-Autoren. Aber wenn nicht mehr zur Vorbeugung getrunken werden soll, dann vielleicht zur »Nachbehandlung« eines Herzinfarkts? Einer US-Studie vom Mai 2012 zufolge ist das gar nicht so abwegig, denn zwei Drinks am Tag sollen die Sterberate nach einem Herzinfarkt senken. Nun, wer moderat trinkt, sollte auch die andere Seite der Studienmedaille kennen: Bereits im Sommer 2010 warnte die Deutsche Hauptstelle für Suchtfragen davor, dass schon geringe Mengen Alkohol das Krebsrisiko steigern können. Und ein Jahr später folgte die Erkenntnis einer Forschergruppe der Europäischen Neurologengesellschaft: Schon wenig Alkohol schädige das Hirn sofort.

Darüber hinaus besteht nach Meinung von Forschern aus Massachusetts »eine lineare Korrelation zwischen Alkoholkonsum und Gehirnvolumen«: **Unser Hirn schrumpft schon bei geringen Mengen Alkohol.** Je mehr jemand trinkt, desto kleiner wird sein Gehirn ... Wie gut, dass wiederum laut Universität Tromso ein bis zwei Gläser Wein pro Woche die Hirnleistung steigern sollen, sodass wir den alkoholbedingten Verlust an grauer Masse ja ausgleichen können ...

Und wenn doch sogar eine ganze Flasche Wein vielleicht das Wachstum von Krebszellen verhindern kann, wie eine weitere verlockende Studie für Vieltrinker ergab – wie viel Wein sollen wir denn dann trinken, damit der »gute Tropfen« der Gesundheit nutzt?

Generell sieht es nach Aussagen von Experten der Deutschen Gesellschaft für Suchtmedizin so aus, dass hauptsächlich der Lebensstil entscheidend ist für den Gesundheitszustand. Das eine oder andere Gläschen Wein spielt in Sachen Gesundheit also eher eine Nebenrolle. Daher sei auch hier die Frage erlaubt: Wer finanziert die zahlreichen »Wein ist gesund«-Studien eigentlich? Wer hat ein Interesse daran, dass wir glauben, mindestens ein Glas Wein am Tag sei gut für die Gesundheit?

Ganz gesunder Gerstensaft

Derartige Erkenntnisse gibt es übrigens ähnlich variantenreich auch für Bier, das ebenfalls sehr gesund sein soll. Apro(st)pos Bier, des Deutschen liebster Alkohollieferant: Laut »neuesten wissenschaftlichen Untersuchungen ist es fast ein Wundermittel gegen diverse Krankheiten – und es steigert sogar die Lebenserwartung und Intelligenz«, so verkündet das Männermagazin *Men's Health* im Mai 2008 beschwingt. Das nationale Gesundheitsinstitut in Kopenhagen habe festgestellt, **dass regelmäßiger Biergenuss das Risiko, einen Herzinfarkt zu erleiden, um die Hälfte senke,** »denn wichtige Inhaltsstoffe des Bieres schützen vor Fettablagerungen in Zellen und Gefäßen« – wahrscheinlich der Grund für Bierbauch oder Fettleber, wo das Fett dann »aus Schutzgründen« strandet. Darüber hinaus helfe der Gerstensaft bei Thrombosen, Osteoporose, Magenproblemen und Nierensteinen. Krebshemmende Wirkung habe das »Flüssigbrot« ebenfalls – und zwar schütze ein ganz besonderer Pflanzenstoff des Bieres bis zu 100-mal stärker vor Krebs als vergleichbare Schutzstoffe in Rotwein, resümiert ein Neurologe der Landesnervenklinik in Graz.

Bei allen gesundheitsfördernden Eigenschaften vergessen Autoren und Experten aber nicht zu betonen, dass Bier »maßvoll« genossen werden sollte. Wobei hier der Begriff »eine Maß voll« besser passen würde, denn **für den im Männermagazin zitierten Freisinger Professor fällt bis zu einem Liter Bier am Tag noch unter den Begriff maßvoll.** Oder anders formuliert: »Männer: Täglich ein halbes Sixpack ist nicht nur ungefährlich, es schützt euch sogar vor vielen Krankheiten, verlängert euer Leben und macht intelligenter.« (Letzteres haben übrigens die Japaner entdeckt.)

Die folgenden Informationen wurden den Lesern dabei leider vorenthalten: Drei kleine 0,33-l-Flaschen Bier am Tag liefern mehr als 400 Kilokalorien, die Leber verfettet auf Dauer und der *tägliche* Konsum dieser Menge Alkohol birgt die Gefahr, abhängig zu werden. Da verwundert es nicht, dass für die Bundesdrogenbeauftragte das Trinkverhalten der Jugendlichen alarmierende Ausmaße annimmt, da es inzwischen »schick ist, mit der Bierflasche in der Hand durch die Stadt zu laufen«. Aber vielleicht ist unsere Jugend einfach nur besser über die Heilwirkungen des Bieres informiert und möchte Gesundes trinken?! Spaß beiseite: Leider haben sich die alkoholbedingten Krankenhausaufenthalte von Kindern und Jugendlichen zwischen 2000 und 2006 mehr als verdoppelt. Und von 2007 bis 2008 stieg die Zahl der 10- bis 20-Jährigen, die aufgrund von Alkoholvergiftungen eingeliefert wurden, erneut um 170 Prozent. Doch anscheinend ist inzwischen eine Trendwende zu beobachten: 2016 gab das Statistische Bundesamt bekannt, dass die Zahlen sowohl beim jugendlichen Alkoholmissbrauch als auch bei den komasauf-bedingten Krankenhauseinlieferungen rückläufig sind.

Das Gesundheitsplus des Bieres in den Vordergrund zu stellen, gleicht einer völlig fehlgeleiteten »Informationspolitik« zur Volksdroge Nummer eins, die von allen Suchtstoffen die meisten Toten verursacht. Es ist nicht nur absolut geschmacklos, sondern auch ohne jegliches Verantwortungsbewusstsein, insbesondere vor dem Hintergrund, dass laut »Drogen- und Suchtbericht« bereits zehn Millionen Deutsche riskant viel Alkohol trinken und im Jahr 2010 psychische Störungen und Verhaltensauffälligkeiten durch Alkohol die zweithäufigste Ursache für einen Krankenhausaufenthalt war. So bezeichnete im April 2011 auch die Deutsche Hauptstelle für Suchtfragen (DHS) die Auswirkung dieser Kampagnen auf den Alkoholkonsum als »dramatisch«. Zwei Jahre zuvor hatte die DHS bereits ein totales Werbeverbot für Alkoholika gefordert. Was ja vielleicht die PR-Abteilungen der Wein- und Biervermarkter freuen würde, denn mit dem frei gewordenen Werbebudget könnten sie den Medien wissenschaftlich frisch gezapfte Gesundheitsthemen verzapfen. Aber Vorsicht, liebe PR-Experten: Der DGE zufolge ist der komplette Verzicht auf Alkohol »die beste Krebsprävention«. Dieser Meinung ist übrigens auch Rachel Thompson, die Wissenschaftskoordinatorin des World Cancer Research Fund. Weitere Bestätigung erhielten DGE und Thompson Mitte 2011 von einer großen US-italienischen Studie: Bereits ein Glas Wein am Abend erhöhe das Risiko für zahlreiche Krebsarten.

»2 a week« statt »5 a day«

Nun kurz zurück zur Freisinger Professorenempfehlung, ein Liter Bier am Tag solle für Männer gesund sein. Man(n) mag es kaum glauben, hat diese Aussage doch ein »lobbyistisches Geschmäckle« so bitter wie Hallertauer Hopfenextrakt. Zieht man eine australische Untersuchung des Winters 2008 zurate, dann gleicht die Bierpropaganda nicht nur Augenwischerei, sondern könnte als äußerst fahrlässig eingestuft werden: »Vier Biere täglich können blind machen«, resümierte Deutschlands größte Tageszeitung *BILD*. Dann sehen die viel trinkenden Männer wenigstens ihre schwabbeligen Fettbrüste nicht mehr, die ihnen durch den langfristigen Bierkonsum wachsen können: Alkohol fördert Muskelabbau und Fettaufbau; die daraus erwachsenen Männerbusen tragen den Fachbegriff »Gynäkomastie«.

Fassen wir abschließend die »Ergebnisse einer Arbeitstagung der Deutschen Hauptstelle gegen Suchtgefahren« zusammen: **»Es gibt *keinen* risikofreien Alkoholkonsum, auch von kleinen Mengen sind negative gesundheitliche Konsequenzen zu erwarten.«** Dem entspricht die klare Aussage von Experten des amerikanischen Heart, Lung and Blood Institute: **»Es gibt *keine* Menge an Alkohol, die als sicher eingestuft werden könnte.«** Daher ist es schlichtweg falsch und gefährlich, Alkohol auch nur ansatzweise als gesund zu propagieren. Vielleicht gilt diese Aussage aber auch nur für bereits geborene Menschen, denn im Oktober 2008 verkündeten Forscher des University College London: **Trinken schwangere Frauen pro Woche ein bis zwei alkoholische Getränke, so zeige der kommende Nachwuchs weniger Verhaltensauffälligkeiten und leichte Vorteile in der geistigen Ent-**

wicklung als bei Abstinenz. Vielleicht ist dieses Wissen bislang aber nur höheren sozialen Klassen vorbehalten, denn laut Bundeszentrale für gesundheitliche Aufklärung trinken mehr Frauen in der Oberschicht während der Schwangerschaft Alkohol als in der Unterschicht. Auf jeden Fall scheint dieses ebenso überraschende wie fragwürdige Studienergebnis sich noch nicht bis zur Drogenbeauftragten unserer Bundesregierung vorgedrungen zu sein. Marlene Mortler sollte ansonsten ihre Pläne überdenken, alkoholische Getränke mit einem Warnhinweis für Schwangere zu versehen. Wie wäre es also stattdessen mit einer an die Obst- und Gemüsepropaganda angelehnten Kampagne: »2 a week« für Schwangere. Denn trinken werdende Mütter konsequent nichts, setzen sie schließlich laut wissenschaftlicher Studien die Gesundheit ihrer Kinder aufs Spiel – oder?! Und im Gegensatz zur »Fünf am Tag«-Kampagne, die keine gesicherte wissenschaftliche Grundlage aufweisen kann, hätte die »2 a week«-Aufklärung gleiche mehrere medizinische Studienergebnisse im Rücken. Denn nicht nur die oben erwähnte »London-Studie«, sondern zwei weitere Forschungsteams aus Bella Italia erbrachten Ende 2009 den »Nachweis«, dass das **Trinken von Rotwein während der Schwangerschaft dem Fötus nicht schade. Auch die Analyse zweier Studien der Boston University ergab Ende 2010, dass gelegentlicher und geringer Alkoholkonsum in der Schwangerschaft wohl keine Schäden bei künftigen Erdenbürgern verursache.**

Spaß beiseite (oder vielleicht besser nicht?): Bei aller kritischen Betrachtungsweise der »wissenschaftlichen Trinkerstudien« und der daraus resultierenden Konsumempfehlungen soll allen *nicht schwangeren* Frauen und Männern ganz sicher nicht die Lust auf Wein und Bier madig gemacht werden. Wenn Sie kein Alkoholiker sind und Ihre Familie nicht genetisch vorbelastet ist, dann trinken Sie Alkohol, wenn Sie darauf Lust haben – denn er ist und bleibt ein reines Genussmittel, das in der »Gesundheitsecke« absolut nichts verloren hat. Übrigens ist der leitende Alkoholforscher Professor Sebastian Müller von der Universität Tübingen in der BILD der Meinung, dass **»unser Körper es sogar besser verkraften kann, wenn man einmal im Monat eine große Menge Alkohol trinkt, als wenn die gleiche Menge regelmäßig über dreißig Tage verteilt wird.«** Auch jüngste US-Trinkgelage mit Ratten (!) sprechen für diese Empfehlung: Die Forscher fanden keine Hinweise, dass übermäßiger Alkoholkonsum die Gehirnzellen beschädigt oder absterben lässt. Na dann: Prost! Allerdings hat auch der kleinste Rausch seinen Preis, und man muss selbst entscheiden, ob man diesen zahlt – oder eben nicht. Auch kein Rausch hat seinen Preis, wenn man dem Studienleiter aus Campobasso Glauben schenken mag: Alkoholverzicht verkürzt ja angeblich das Leben.

Wenn Sie trinken, dann lassen Sie sich bitte auch nicht vom Kaloriengehalt beeinflussen. Allerdings ist klar: »Bier und Wein sind nicht nur flüssige Kalorienbomben, Alkohol regt auch den Appetit an«, wie Ernährungsexperte Professor Iwer Diedrichsen von der Universität Hohenheim auf focus.de erklärt. Wussten Sie, **dass 1 Gramm Alkohol fast genauso viel Energie liefert wie 1 Gramm Fett?** Das ist übrigens ein Grund, warum Alkohollobbyisten die Kennzeichnung alkoholischer Getränke mit Nährwerten verhindern – bislang immer erfolgreich und das in der gesamten EU. Wir müssen ja nicht wissen, dass beispielsweise **eine 0,75-l-Flasche schwerer Rotwein mit etwa 700 Kilokalorien so viel Energie liefert wie knapp 100 Gramm Butter.** Vielleicht würden wir dann weniger trinken. Aber die Deutschen mögen nun mal Wein und Bier – da lassen die zahlreichen Studien, die »wissenschaftlich untermauern«, wie gesund die Volksdroge Nummer eins ist, den täglichen Schluck mit ruhigerem Gewissen die Kehle hinabgleiten. **Ernährungswissen ist Ohnmacht**, die gelegentlich auch durch Alkohol hervorgerufen wird.

Kaffeesatz oder Kaffeestudien lesen?

Noch mehr als Wein und Bier fließt seit Jahren der Kaffee, beispielsweise mit mehr als 160 Litern pro Kopf im Jahr 2014 die deutsche Nummer eins unter allen Getränken (noch vor Mineralwasser). Der anregende Koffeintrunk hat in den letzten Jahren eine äußerst interessante Wandlung vom »Saulus zum Paulus« erlebt. Vielleicht erinnern Sie sich auch noch an das mehr als fragwürdige Lied, das wir in der Schule lernen mussten: *»Sei doch kein Muselmann, der das nicht lassen kann«.* Gemeint ist das Kaffeetrinken, das wir besser lassen sollten, denn Kaffee entzieht unserem Körper Wasser und ist verantwortlich für Bluthochdruck – so dachte man zumindest noch vor einigen Jahren. Inzwischen aber scheint der Imagewandel erfolgreich vollzogen. Es vergeht kaum ein halbes Jahr, in dem keine weitere »gesundheitsfördernde Eigenschaft« des braunen Goldes unter die Leute gebracht wird:

Kaffee soll unter anderem das Risiko von Diabetes, Parkinson und Gicht senken. Utrechter Untersuchungen aus dem Jahr 2010 zufolge erkranken starke Kaffeetrinker auch seltener an Herzkrankheiten. Beeindruckend sind ebenfalls die zahlreichen Krebsarten, vor denen Arabicabohne & Co. laut Studien schützen sollen: weniger Leber-, Darm-, Prostata- und Brusttumoren und sogar Schutz

vor Gehirnkrebs. Und 2011 gesellte sich noch der Schutz vor weißem Hautkrebs und vor Depressionen hinzu. Das Schöne daran:
Je mehr Kaffee Sie konsumieren, desto höher ist im Allgemeinen
der Schutzeffekt – passt ja bestens zu unseren Trinkgewohnheiten
und beruhigt auch exzessive Kaffeetrinker, die folgende Studienergebnisse sicher gerne lesen: Mehr als sechs Tassen am Tag senken die Sterberate um 20 Prozent im Vergleich zu Menschen, die
kaum Kaffee trinken. Wer sogar sieben und mehr Tassen täglich
trinkt, halbiert noch sein Diabetesrisiko, auch wenn er ansonsten
relativ ungesund lebt (Übergewicht, Rauchen, wenig Bewegung).
Gesellt sich zum ungesunden Lebensstil hoher Alkoholkonsum
hinzu, hilft Kaffee ebenfalls: Eine Studie mit über 125 000 Teilnehmern kam zu dem Ergebnis, dass eine Tasse Kaffee am Tag das Risiko einer alkoholbedingten Leberzirrhose um 20 Prozent senkt,
mehr als drei Tassen täglich sogar um 80 Prozent. Ende 2010 bekräftigten US-Forscher die Empfehlung, dass Patienten mit chronischer Lebererkrankung mehr als zwei Tassen Kaffee pro Tag konsumieren sollten. Trinken Sie mehr als sechs Tassen am Tag, sinkt
auch Ihr Gichtrisiko um 60 Prozent. Warum das so ist, wissen die
Wissenschaftler noch nicht genau. Neben dem anregenden Koffein
stehen weitere Inhaltsstoffe im Forscherfokus, denn beispielsweise auf die beeindruckende Reduktion des Gichtrisikos hat Koffein allein keinen Einfluss. Vielleicht liegt es britischen Psychologen
der Durham University zufolge ja auch an den schönen Fantasien
exzessiver Kaffeetrinker, die den Körper so gesund halten: Ab sieben Tassen täglich steigt das Risiko für Halluzinationen um bis zu
300 Prozent. Für die Forscherkollegen der La Trobe University reichen dagegen schon fünf Tassen am Tag, um die Neigung zu Halluzinationen zu erhöhen.

Wer aber nun aufgrund der zahlreichen Schutzwirkungen vor fast allen Volkskrankheiten von einer »Panazee Kaffee« halluziniert, der fällt leider auf den harten Boden der wissenschaftlichen Tatsachen: Es gibt nämlich kein trinkbares Allheilmittel, denn es gibt bislang keinen BEWEIS, dass Kaffee vor irgendeiner Krankheit schützt! Woher aber kommen dann die ganzen Schutzberichte? Alle diese Erkenntnisse über Kaffee stammen aus Beobachtungsstudien, die ausschließlich Vermutungen aufgrund statistischer Zusammenhänge (Korrelationen) zulassen, aber niemals eine Ursache-Wirkungs-Beziehung (Kausalität) belegen. Ob es also am Kaffee liegt, dass Kaffeetrinker beispielsweise einen niedrigeren Blutdruck haben, oder aber daran, dass die Studienteilnehmer ausreichend Schlaf und weniger Stress hatten, das weiß niemand – zu viele Lebensstilfaktoren des »komplexen Systems Mensch« können für die Ergebnisse verantwortlich sein. Daher ist es begrüßenswert, dass der *Spiegel* im Mai 2012 anlässlich einer neuen Kaffeestudie schreibt: »Wie alle Studien, die darauf beruhen, Menschen einmal zu ihren Lebensgewohnheiten zu befragen und dann jahrelang abzuwarten und Daten zu sammeln, gab es auch hier das Problem, dass am Ende niemand sicher sein kann, dass wirklich der Kaffee den beobachteten Unterschied ausgemacht hat. Vielleicht existieren weitere Verhaltensweisen, die Kaffeetrinker von Nicht-Kaffeetrinkern unterscheiden, die nicht erfasst oder beachtet wurden.«

Denn genauso wie der Kaffee selbst könnte beispielsweise die sexuelle Zufriedenheit der Kaffeetrinker des Rätsels Lösung sein: Vielleicht senken viele Orgasmen den Blutdruck dauerhaft, sodass die Sexgesättigten gern viel Kaffee trinken, um wieder in Schwung zu kommen. In diesem Fall wäre also der Sex die Ursache für die blutdrucksenkende Wirkung – und nicht der Kaffee. Natürlich ist auch das alles nur Spekulation, wohlgemerkt, denn wie immer bei Ernährungserkenntnissen gilt das Credo: Nichts Genaues weiß man nicht. Führende Forscher jedoch wissen genau, warum Ernährungsforschung einem Rätselraten auf wissenschaftlich niedrigem Niveau gleicht – die Erklärung dazu folgt ab Seite 77. Aber vorher gibt es noch ein paar amüsant-interessante Studienbeispiele aus der fantastischen Spekulationsküche der Ernährungswissenschaft.

Zunächst jedoch werden noch allen Freunden einer gepflegt-gesunden Tea-Time drei Studientässchen Tee aus dem Jahr 2010 serviert: US-Forscher ermittelten im Rahmen einer Studie bei mehr als 75 000 Frauen, dass bis zu vier Tassen Tee am Tag das Risiko, an Rheuma zu erkranken, um 40 Prozent steigern. Weiter ergab die Analyse von 13 Studien mit über 700 000 Teilnehmern: Teekonsum könnte das Darmkrebsrisiko moderat erhöhen. Und eine asiatische Langzeitstudie an 54 000 Japanerinnen kam zu dem Ergebnis, dass selbst zehn Tassen grüner Tee das Risiko nicht senken, an Brustkrebs zu erkranken.

»Fast Fruit« die Zweite

Zur Erinnerung: Kaffee soll vor Gicht schützen. Dafür muss nun der Fruchtsaft seine Birne für die Harnsäurekristalle in den Gelenken hinhalten. Kein Witz: **»Gicht durch Fruchtsäfte«** betitelte das *Deutsche Ärzteblatt* im Februar 2008 einen Studienbericht, der zeigte, dass bereits ein tägliches Glas fruchtzuckerhaltiger Fruchtsaft das Gichtrisiko um 45 Prozent ansteigen lässt. Gönnen wir uns zwei Gläser Fruchtsaft pro Tag, steige das Risiko um beachtliche 85 Prozent. Aber es wird noch besser: **Der häufige Verzehr von**

Obst, bekanntermaßen eine Hauptquelle des Fruchtzuckers (Fruktose), erhöhe ebenfalls das Gichtrisiko, sodass auch frisch gepresste Obstsäfte in dieser Hinsicht keine Alternative zu Fruchtsaft(getränken) seien. Diese Warnung vor Orangensaft als »Gichttreiber« wurde Ende 2010 im US-Ärzteblatt *JAMA* bekräftigt. Und schenkt man einer weiteren Untersuchung von 2008 im Medizinjournal *Archives of Internal Medicine* Glauben, dann erhöhen zwei Gläser Fruchtsaft am Tag auch das Diabetesrisiko um 31 Prozent, unabhängig vom Körpergewicht.

Das arme Obst – schützt nicht vor Krebs, ist mit Schadstoffen belastet, kann schneller dick machen und fördert sogar Gicht und Diabetes. Was denn nun: Ist es gesund, oder sind wir Opfer der gesundheitsschädlichen »Fast Fruit«-Lüge? Dazu passt die Ratlosigkeit der Wissenschaftler, die der in Fachkreisen geschätzte und Ihnen aus diesem Buch bereits bekannte Professor der Universität Hohenheim, Hans Konrad Biesalski, 2007 in der *taz* wie folgt zusammenfasste: **»Bis heute konnte nicht genau definiert werden, was der Ratschlag, viel Obst und Gemüse zu verzehren, überhaupt heißen soll.«** Dem widerspricht auch nicht die Deutsche Gesellschaft für Ernährung (DGE), die auf ihrer Website zwar rät, »viel Obst und Gemüse zu essen« und auch die »Fünf am Tag«-Kampagne propagiert, ein paar Zeilen später aber klarstellt, dass »für konkrete Zufuhrempfehlungen oder Bedarfsangaben die wissenschaftlichen Grundlagen fehlen«.

Auch andere Erkenntnisse der DGE zum Start der Kampagne »Fünf am Tag« stimmen nachdenklich, warum uns der Verzehr von viel Obst und Gemüse überhaupt empfohlen wird: **»Einen unmittelbaren Nachweis, dass eine Intervention mit Gemüse und Obst das Risiko für Krebs oder auch andere chronische Erkran-**

kungen senkt, gibt es derzeitig nicht. **Ebenso fehlen beobach-tende epidemiologische Daten, die belegen, dass eine Änderung der Ernährungsgewohnheiten im Sinne einer Erhöhung des Obst- und Gemüseverzehrs im Erwachsenenalter das Erkran-kungsrisiko für Krebs und andere chronische Erkrankungen zu senken vermag.«**

Der Vollständigkeit halber werfen wir abschließend noch einen Blick in die umfangreiche DGE-Stellungnahme »Obst und Gemü-se in der Prävention chronischer Krankheiten«, veröffentlicht 2007 und 2012: Es bestehe eine überzeugende Evidenz, dass die Erhö-hung des Obst- und Gemüseverzehrs das Erkrankungsrisiko für Herz-Kreislauf-Krankheiten, Schlaganfall und Hypertonie reduzie-re. Nun also doch belegte »Schutzwirkungen«? Wenn überhaupt, ziemlich vage, denn laut DGE sagt diese Bewertung weder etwas über den Grad der Risikominderung noch über die Verzehrmengen aus, die zur Erreichung der beabsichtigten Effekte notwendig sind. Also: Es soll eine Wirkung geben, aber wie viel wovon was in wel-chem Ausmaß bewirken kann, das ist unbekannt. Alles klar? Wie wäre es als Fazit mit einer altbewährten englischen Volksweisheit: *An apple a day keeps the doctor away.* Oder beherzigen Sie besser die folgenden Empfehlungen der DGE aus den Ende 2008 überarbeite-ten *Zehn Regeln zum vollwertigen Essen*: »Vielseitig essen, nichts ist verboten, und lassen Sie Platz fürs Genießen.« Essen Sie einfach, was Ihnen schmeckt. Denn ob, wie und für wen welche Mengen von welchem Gemüse und Obst gesund sind – mit Sicherheit kann das niemand sagen. Sicher aber steht in einer Studie des Ernäh-rungsforschers Professor Volker Schusdziarra aus dem Jahr 2009 geschrieben, dass Obst neben Gemüse gerade bei Fettleibigen we-sentlich zur Kalorienaufnahme beitrage (»böser« energiereicher

Fruchtzucker!). **Der ständige Appell an Adipöse, noch mehr Obst und Gemüse zu verzehren, »erscheint in Anbetracht dieser Daten nicht sehr realistisch«.** Gefährliche Dickmacher Obst und Gemüse? Gesund oder ungesund?

Der (Süß)Stoff, aus dem die Träume sind – die der Hersteller

Vielleicht sind ja statt Obst und Fruchtsäften kalorienarme Diätgetränke gesünder, denn gemäß Autoren der »Gicht durch Fruchtsäfte«-Studie ist deren Konsum zumindest nicht mit einem erhöhten Gichtrisiko assoziiert. **Süßstoffgesüßt**, versteht sich, denn wir haben durch jahrelange »Aufklärungsarbeit« der Hersteller und deren Lobbyverbände gelernt: Süßstoffe machen süß, aber nicht dick, weil sie keine Kalorien enthalten. Doch zum Leidwesen aller Süßstoffsüßer haben US-Wissenschaftler der Purdue University in Indiana festgestellt, dass der Verzehr des kalorienlosen Zuckerimitats deren Testratten nicht schlank hielt, sondern genau das Gegenteil bewirkte: **Die Tiere, deren Nahrung mit Süßstoffen gesüßt war, wurden dicker als die Ratten, die echtes zuckersüßes Futter fraßen.** Der Erklärungsansatz ist so einfach wie einleuchtend. Die Autoren Swithers und Davidson vermuten, dass Süßstoffe den Stoffwechsel des Körpers durcheinanderbringen. Der Körper hat gelernt: »süß = Kalorien«. Gibt es nun keine Verbindung mehr zwischen Süße und Kalorien, fährt der Körper bei süßen Mahlzeiten irgendwann die Verdauung nicht mehr auf das normale Maß hoch: **Die Nährstoffe werden schlechter verwertet, und der Körper verlangt nach mehr Kalorien. Das führt im End-**

effekt zu erhöhter Nahrungsaufnahme und Gewichtszunahme. Letzteres bestätigte Mitte 2011 erneut eine Studie der University of Texas.

Diese Ergebnisse sprechen übrigens für die Tatsache, dass die gleichen Süßstoffe, die uns als Schlankmacher verkauft werden, in Europa seit vielen Jahren erfolgreich in der Schweinemast eingesetzt werden.

Die Purdue-Studien werden auch von Forschungen des Lübecker Adipositas-Experten Professor Achim Peters gestützt. Auch seine Ergebnisse verdeutlichen, dass Süßstoffe den gesunden Stoffwechsel beeinflussen: »Süßstoffe täuschen das Gehirn, sodass der Mensch letztlich doch mehr Kalorien zu sich nimmt.« **Da unser Gehirn fast ausschließlich Zucker zur Energiegewinnung verbraucht, verunsichern die »Falschsignale« der Kunstsüße unser Denkorgan:** In Erwartung »seiner« Energie stellt es den Stoffwechsel um und merkt erst später, dass es getäuscht wurde. Unser Hirn kann sich damit nicht mehr auf den Süßreiz als sicheres Signal »Jetzt kommt Zucker!« verlassen. Bei einer derartigen Verunsicherung reagiert der Körper mit vermehrtem Verlangen nach Nahrungsaufnahme, eine ganz normale physiologische Reaktion. Dieser »Notversorgungsmechanismus« wird plausibel, wenn man folgendes weiß: Der Eigenbedarf des Gehirns an Zucker ist immens. Obwohl seine Masse nur 2 Prozent unseres Körpergewichts ausmacht, verbraucht unser Oberstübchen etwa die Hälfte der täglich zugeführten Kohlenhydrate! Neben dieser erhöhten Zufuhr »ist das Sparen von Energie eine andere sinnvolle Verhaltensanpassung – wie es die Ratten von Swithers und Davidson ja auch getan haben«, erklärte Peters im März 2009. Für den Lübecker Professor sind die Ergebnisse dieser und anderer Tierversuche weitere Argumente dafür, von Süßstoffen abzuraten. Das Resümee der Purdue-Wissenschaftler macht klar, warum: »**Unsere Daten zeigen, dass der Verzehr von Speisen, die künstliche Süßstoffe enthalten, zu einem erhöhten Gewicht und Fettsucht führen kann, weil sie grundlegende physiologische Prozesse stören.**«

Das scheint übrigens auch der Fall zu bleiben, wenn der Süßstoff wieder durch normalen Zucker ersetzt wird. Also für immer »süßstoffgeschädigt«? Nicht unbedingt. Auf jeden Fall ist eine »Renaturalisierung« unserer Sinne wünschenswert, zumal davon auszugehen ist, dass unser Körper mittel- bis langfristig lernfähig ist und »echt« und »falsch« nach geraumer Zeit wieder zu unterscheiden weiß. Denn nur »süß« durch Zucker aktiviert das Belohnungszentrum und erzeugt ein Sättigungsgefühl – im Gegensatz zu »süß« durch Süßstoffe, die keinen der beiden Effekte haben.

Ein Verzicht auf diese körpertäuschende Kunstsüße ist auch deshalb zu empfehlen, weil es keinen Beweis für deren »Schlankhalterqualitäten« gibt, weshalb sie ja eingesetzt werden: Bislang liegt keine seriöse wissenschaftliche Studie vor, welche die Bedeutung von künstlichen Süßstoffen für die langfristige Gewichtserhaltung untersucht hat. Stattdessen kam Anfang 2017 eine weitere Publikation (*Plos Medicine*) über die Analyse zahlreicher Einzelstudien zu folgendem Fazit: Süßstoffe sollten nicht als Teil einer »gesunden Ernährung« empfohlen werden. Denn erstens wisse man zu wenig über die langfristigen Folgen von Süßstoffverzehr – und zweitens existierten keine Beweise, dass künstlich gesüßte Getränke beim Abnehmen helfen. Ganz im Gegenteil: Vorangegangene Studien aus den USA haben gezeigt, **dass seit der Einführung der Diäterfrischungsgetränke die Zahl der fettleibigen Amerikaner deutlich gestiegen sei.** Wofür die oben erwähnte Purdue-

Studie einen plausiblen Erklärungsansatz bietet. Besorgniserregend ist in diesem Zusammenhang die Tatsache, dass der Konsum zucker- oder kalorienreduzierter Getränke hierzulande von 2003 bis 2007 um über 50 Prozent anstieg – vielleicht einer der Gründe, warum auch die Deutschen immer dicker werden? Und vielleicht bald früher sterben? Denn gemäß Ergebnis der über einen Zeitraum von 23 Jahren hinweg getätigten Leisure World Cohort Study mit über 10 000 Senioren starben diejenigen Studienteilnehmer am ehesten, die Lightcola oder andere Diätlimonaden tranken. Ob Light tatsächlich das Leben verkürzt? Wie auch immer, diese Entwicklung zu vermehrtem Konsum kunstgesüßter Getränke bietet auch deshalb Grund zur Sorge, weil andere Forschergruppen einen Zusammenhang zwischen dem Genuss dieser Diätgetränke und einem erhöhten Risiko für Fetteinlagerungen im Bauchbereich, Insulinresistenz, Bluthochdruck und Nierenschäden sehen. Weitere Warnmeldungen lieferte ein amerikanisches Forscherteam im September 2009: Das Diabetesrisiko der Light-Trinker war um 67 Prozent erhöht. Und mehrere Forschungen der University of Miami ergaben 2011 ein um 61 Prozent gesteigertes Schlaganfallrisiko und ein um 43 Prozent erhöhtes Risiko für Gefäßerkrankungen bei Konsumenten von Diät-Softdrinks – die normalen zuckerhaltigen Limonaden erwiesen sich in dieser Hinsicht als risikofrei.

Lassen Sie sich nicht »verlighten«

Noch Zweifel an der Wissensohnmacht? Wenn Sie noch immer an die Erkenntnisse der Ernährungswissenschaft glauben, lesen Sie bitte weiter. Die folgende Untersuchung mit menschlichen Probanden (Studienteilnehmern), welche die Purdue-Studie bestätigt, führt unser modernes Ernährungswissen bis zur Lächerlichkeit ad absurdum: **Fettarme Lightprodukte »verlighten« im Vergleich zu vollwertigem Essen dazu, fast 30 Prozent mehr Kalorien aufzunehmen. Übergewichtige Menschen treffe dieses industrielle Täuschungsmanöver besonders hart, nähmen sie doch dadurch bis zu 45 Prozent mehr Kalorien auf als bei herkömmlicher Ernährung,** resümieren die Autoren der Studie der Cornell University im US-Bundesstaat New York. Zwei Gründe kommen für dieses Paradoxon infrage: Erstens wissen viele Menschen nicht, dass fettarm nicht zwangsläufig kalorienarm bedeutet und essen guten Glaubens an die Hersteller umso mehr von dem Produkt. Und zweitens lässt sich der Körper – wie im Falle des Süßstoffs – nicht von kalorienreduzierter Lightkost täuschen. Er holt sich die Kalorien, die er braucht, dann eben mit einer weiteren Mahlzeit, sodass unterm Strich häufig mehr gegessen wird. »Am Ende hat man mehr Kalorien zu sich genommen als sonst«, warnt auch Professor Diedrichsen von der Universität Hohenheim auf *focus.de*. Sogar der TÜV Rheinland verkündete im Januar 2009, dass Lightprodukte nicht schlank machen, sondern im Gegenteil das Hungergefühl steigern. Andere Forscher vermuten, dass durch den Konsum kalorienarmer Lebensmittel insbesondere bei Kindern und Jugendlichen ein bedenklicher »geschmackskonditionierender« Prozess stattfindet: Der Körper wird in seiner Fähigkeit gestört, den Energiegehalt von Lebensmitteln und die Menge bereits zugeführter Kalorien richtig einzuschätzen. Die Folge: übermäßige Energiezufuhr. Auch der unabhängige Verbraucherinformationsdienst *aid* (seit 2017 BZE Bundeszentrum für Ernährung) empfahl im November 2009 den Verzicht auf Süßstoffe bei der Ernährung von Kindern, da die Kunstsüße ungünstig für die Geschmacksbildung sei. »**LightProdukte täuschen die Verbraucher**«, lautete der Titel eines weiteren Artikels, in dem der *aid* Anfang 2011 zu Lightprodukten aufklärte. Dazu passen zwei Meldungen, die einige Monate später erschienen: Für die Harvard School of Public Health sind »Chips die Nummer eins unter den Dickmachern«. Swithers und Kollegen der Purdue University fanden obendrein heraus, dass Light-Chips dicker machen als normale Kartoffelchips.

Verwässerte Empfehlungen zum Trinken

Wenn Sie nun vor lauter (un-)gesunder Kraft zahlreicher Nahrungs- und Genussmittel ins Schwitzen gekommen sind, dann vergessen Sie bitte nicht: täglich 1,5 bis 2 Liter Wasser trinken! Oder vielleicht vergessen Sie diesen »gesunden Ratschlag« doch besser, denn es gibt auch dafür leider keinen gesicherten Beweis. In einem der renommiertesten Forschungsjournale weltweit, dem *British Medical Journal*, war im Sommer 2011 zu lesen: Die Empfehlung, mindestens zwei Liter Wasser am Tag zu trinken sei nicht nur Unsinn, sondern sogar widerlegter Unsinn und nicht mehr als ein »reiner Mythos«. Auch Forscher der University of Pennsylvania School of Medicine suchten bereits 2008 nach der wissenschaftlichen Evidenz dieser äußerst populären Empfehlung, deren Ursprung bis heute unbekannt ist. Dabei kamen die Studienleiter, zwei Experten für Nierenerkrankungen, zu folgendem Ergebnis: Fundierte Belege für den Nutzen größerer Mengen Trinkwasser existieren nur bei Athleten, Menschen mit speziellen Erkrankungen und extrem trockener Hitze. Sind Sie gesund und leben außerhalb der Wüstenzone? Dann wüssten die Studienleiter nicht, warum Sie so viel Wasser trinken sollten. Davon abraten würden sie aber auch nicht, denn es gibt wiederum keinerlei Belege dafür, dass eine zusätzliche Aufnahme von Wasser ohne Nutzen ist:

»Es ist einfach so, dass es generell an Beweisen mangelt, was die aufgenommene Menge Flüssigkeit und die daraus resultierenden gesundheitlichen Effekte anbetrifft.« Unter normalen Bedingungen reicht unser Durstgefühl aus, um uns zu signalisieren, wann wir etwas trinken sollen – das sagen beispielsweise die Professoren Hanns-Christian Gunga, Physiologe an der Berliner Charité, und Johannes Mann, Nierenexperte vom Klinikum Schwabing in München. Trinken, wenn der Durst kommt – eine gute Empfehlung, denn **»reichliches Trinken kann zu Jodverlusten führen«**, gab die Universität Bonn Anfang 2011 bekannt. Und da wir in einem Jodmangelgebiet leben, solle man dieses Ergebnis nicht auf die leichte Schulter nehmen, erklärte Studienleiter Professor Thomas Remer. Also trinken Sie am besten nur dann, wenn Sie durstig sind. Denn im Gegensatz zu Kamelen können wir Menschen nicht auf Vorrat trinken.

Aber Vorsicht bei Mineralwasser: Das beliebteste Erfrischungsgetränk der Deutschen ist mit Hormonen belastet, die dem weiblichen Sexualhormon Östrogen ähneln, teilten Frankfurter Forscher der Goethe-Universität im März 2009 mit. Es sei jedoch nicht klar, ob davon eine Gesundheitsgefährdung ausgehe. **»Allerdings mussten wir feststellen, dass Mineralwasser hormonell betrachtet in etwa die Qualität von Kläranlagenabwasser aufweist«**, erklärte einer der Wissenschaftler, Ökotoxikologe Martin Wagner. Sollten Sie also besser Leitungswasser trinken, um die unerwünschte Hormonzufuhr niedrig zu halten? Vielleicht, denn die vom Umweltbundesamt geförderte Studie ergab auch, dass Leitungswasser geringer belastet ist.

Fleisch, Salz, Ballaststoffe, Milch – der Glaube verzehrt Berge

Noch immer Zweifel an der Wissensohnmacht? Dann entzaubern wir einfach noch vier weitere populäre Ernährungs(nase)weisheiten im Schnelldurchlauf: Die Europäische Organisation zur Krebsvorbeugung erklärte im Jahr 2000 nach der zusammenfassenden Auswertung aller relevanten Studien, dass **kein Zusammenhang zwischen Darmkrebs und Fleischaufnahme bestehe.** Auch gemäß der EPIC-Studie sei es *nicht* erwiesen, dass der Verzehr von rotem Fleisch (Rind, Schwein, Kalb, Lamm) mit einem erhöhten Risiko für Darmkrebs einhergehe. Ganz im Gegenteil, wie die Universität Oxford im März 2009 ergänzte: Die Analyse der Essgewohnheiten von über 60 000 Briten ergab, dass **Vegetarier signifikant häufiger an Darmkrebs erkranken als Fleischesser – der Fleischverzicht erhöhe das Tumorrisiko um mehr als ein Drittel.** »Solche Ergebnisse würden der bisherigen Auffassung widersprechen, dass Fleischkonsum gefährlich für den Darmkrebs ist«, meinte dazu Professor Werner Hohenberger, Ex-Präsident der deutschen Krebsgesellschaft in *Der Standard.*

Einige Tage später erzeugte gleich die nächste Studie der Nationalen Gesundheitsforschungsinstitute der USA ein riesiges Rauschen im medialen Blätterwald: Fleischesser sterben früher. Was jetzt? Kein Darmkrebs, aber trotzdem früher tot, wer der Fleischeslust frönt? Die amerikanische Studie hat nach Auswertung der Daten von über 500 000 Menschen ergeben, dass zwischen 11 und 16 Prozent der Männer und Frauen *vielleicht* länger gelebt hätten, wenn sie weniger rotes Fleisch gegessen hätten. Die Autoren kamen zu diesem Ergebnis, nachdem sie zehn Jahre vor der Datenanalyse *einmal* die Essgewohnheiten abfragten und daraus den Fleischkonsum abschätzten. Einschränkend gaben die Forscher auch zu bedenken: **Bei den ehemaligen und aktiven Rauchern bestand ein statistischer Zusammenhang zwischen dem Verzehr von verarbeitetem rotem Fleisch und einer erhöhten Sterberate an Krebs, *nicht* aber bei den lebenslangen Nichtrauchern.** Ist vielleicht das (Ex-)Rauchen schuld am frühen Tod – und nicht Currywurst, Schinken und Bolognese? Das wird Ihnen niemand mit Sicherheit sagen können. Die US-Studie aber sagt Ihnen noch: Wer viel weißes Fleisch isst, verringert sein Sterberisiko. Welch' Überraschung, dass im Mai 2010 eine erneute »Rotfleisch-Entwarnung« folgte: Wissenschaftler der Harvard School of Public Health kamen nach Analyse von 20 Studien mit 1,2 Millionen Teilnehmern zu der Erkenntnis, dass »unbehandeltes rotes Fleisch« kein Risikofaktor für Herzerkrankungen und Diabetes sei – Schweineschnitzel, Lammrücken oder Rindersteak sind also »nicht ungesund«. Dafür packten die Harvard-Forscher jetzt aber die Wurst am Zipfel, deren Zusatzstoffe angeblich krank machen sollen. Fast erwartungsgemäß kannibalisierten die Forscher dann Mitte 2011 ihre eigene »harvardsche Wurst-Fokussierung« mit der nächsten Studie: Rotes Fleisch erhöhe das Diabetesrisiko, egal ob Wurst oder Steak. Und Anfang 2012 legten die Harvadianer nochmals nach: Der Verzehr von rotem Fleisch lasse das Sterberisiko ansteigen.

Ist Ihnen der ganze Studienhickhack rund ums Fleisch etwa Wurst? Gut so. Denn zur besseren Einordnung dieser Ergebnisse hilft der folgende Hinweis: Alle aufgeführten »Fleischstudien« sind **Beobachtungsstudien** – wie das übrigens bei fast allen »wichtigen« Ernährungsforschungen (Seite 94ff) der Fall ist. Diese Art der Untersuchung erlaubt jedoch, wie bereits erwähnt, **kei-**

ne Aussage über Ursache und Wirkung (**Kausalität**) der isolierten statistischen Zusammenhänge (**Korrelationen**). Denn bei Beobachtungsstudien ist die Wahrscheinlichkeit sehr hoch, dass andere Gewohnheiten aus dem 99,9%igen »Restleben« der Probanden abseits ihres Fleischkonsums die eigentliche Ursache sind: Fleischliebhaber rauchen studiengemäß häufiger, trinken mehr Alkohol, sind dicker und bewegen sich nicht so viel wie Menschen, die wenig Fleisch und Wurst essen. Hinzu kommen zahlreiche Lebensstilfaktoren, die in den Studien nicht berücksichtigt werden: die großen Unbekannten, die sogenannten »Confounder« ... Wer is(s)t zufriedener, hat das bessere Sexleben, die gesünderen Gene, atmet die frischere Luft, erfreut sich mehr am Leben und so weiter und so fort? Wer oder was steckt also wirklich hinter den kolportierten »Killer-Fleisch«-Hypothesen, die auf statistisch-wackligen Krücken gestützt daherkommen? Keiner weiß es.

Wie auch immer: Genauso wenig wie rotes Fleisch Darmtumoren verursacht, schützt der Verzehr faserhaltiger Nahrung davor. Die Auswertung von 13 Studien mit fast 800 000 Teilnehmern, die 2005 im renommierten Medizinjournal *JAMA* veröffentlicht wurde, kam zu folgendem Ergebnis: **Ballaststoffe bieten keinen Schutz vor Darmkrebs.** Stattdessen soll fetter Fisch vor Darmkrebs schützen, teilte die Universität Jena im März 2009 mit. Lautet also die Schlussfolgerung der hier aufgeführten Studien: »Zum Schutz vor Darmkrebs essen Sie besser Fleisch und Fisch statt Gemüse und Körner«?

Das Salz in der Studiensuppe servieren Forscher aus aller Welt mit weit über 50 Studien: **Bis heute gelang es nicht, einen eindeutigen und ursächlichen Zusammenhang zwischen Salz und hohem Blutdruck nachzuweisen.** Die Ursachen für krankhaft erhöhten

Blutdruck seien bei rund 90 Prozent der Patienten unklar, erklärt die Deutsche Hochdruckliga. Und das für seine unabhängigen Analysen hoch geschätzte *Institut für Qualität und Wirtschaftlichkeit im Gesundheitswesen (IQWiG)* kam im Juli 2009 nach Auswertung von 62 Studien zu der Erkenntnis: Menschen mit Bluthochdruck könnten durch salzarme Kost ihren Blutdruck zwar etwas senken, aber: **Keine der Studien liefere Belege für einen positiven Einfluss auf Folgeerkrankungen oder Sterblichkeitsrisiko bei dauerhaft erhöhtem Blutdruck.** Auch ist nicht bekannt, ob weniger Salz eine Reduktion der Medikamenteneinnahme ermöglicht. Besteht statt des Wunschs »weniger Salz = mehr Gesundheit« etwa eine Verbindung zur steigenden Zahl depressiver Menschen, die den Salzmythos verinnerlicht haben und daher sorgfältig salzarm essen? Das wäre denkbar, denn Forscher der Universität Iowa verkündeten Anfang 2009, »dass auch ein Salzdefizit und das Verlangen danach zu den wichtigsten Symptomen führen kann, die man mit Depressionen verbindet«. Vielleicht mangelt es Deutschland wegen der Phobie vor dem »weißen Gift« sogar an Nachwuchs: **Eine zu salzarme Ernährung könne die Lust auf Sex dämpfen und Erektionsstörungen auslösen. Daneben leide wahrscheinlich auch die Fruchtbarkeit darunter,** erklärten französische Forscher nach der Analyse zahlreicher Studien fast zeitgleich zu ihren Kollegen aus Iowa. Vielleicht finden sich genau da die eigentlichen Gründe für die Salzverzicht-Propaganda prüder Sittenwächter öffentlicher Institutionen, die in den USA das Salz gar zu einer »gesundheitsschädlichen Substanz« erklären möchten: weniger Salz = weniger »böser Sex«!? Aber Achtung: **Salz kann von unserem Körper nicht gebildet werden, Salz ist also essenziell und überlebenswichtig, es ist so wichtig wie Flüssigkeit.** Die Lust auf Salz ist ein Urinstinkt.

Für Forscher der Universität Melbourne aktiviert der Hunger nach Salz gar den gleichen Belohnungsmechanismus im Hirn wie bei der Einnahme von Drogen. Zu wenig Salz bringt unseren Körper also in arge Schwierigkeiten – so wurde Ende 2010 auf dem Kongress der Europäischen Gesellschaft für Bluthochdruck eine Studie vorgestellt, derzufolge eine salzarme Ernährung Infektionen und Entzündungen begünstigt. Und im Frühjahr 2011 überraschten Forscher der niederländischen Universität Löwen die Fachwelt mit einer Studie im angesehenen US-Ärzteblatt *JAMA*, die folgende Ergebnisse lieferte: **Eine salzarme Diät sei nicht nur nutzlos, sondern erhöhe deutlich das Risiko, an einer Herz-Kreislauf-Erkrankung zu sterben.** Ebenfalls im *JAMA* erschien einige Monate später eine vergleichbare Studie der McMaster Universität in Ontario: **Zu wenig Salz im Essen erhöhe das Sterberisiko von Bluthochdruckpatienten.** Bis weit ins Jahr 2016 hinein »beglückten« zahlreiche neue Publikationen die Salzdiskussion – so titelte beispielsweise die Deutsche Gesellschaft für Endokrinologie in einer Pressemeldung anlässlich einer neuen *JAMA*-Studie im August 2016: »**Zu wenig Kochsalz erhöht das Risiko für Herz-Kreislauf-Krankheiten«.** Und weiter im Text: »Bei Menschen ohne Bluthochdruck steigt das Risiko für Herzinfarkt und Schlaganfall nicht mit hohem Salzkonsum, sondern eher mit zu wenig Salz pro Tag.«

Fakt ist, dass bei gesunden Menschen in Sachen Salzkonsum gilt: Überdosieren kann man in der Regel nicht, denn unser Körper bestimmt seinen Bedarf durch den »Salz-Appetit«. Erstens haben wir unseren guten Geschmack, sodass uns versalzenes Essen nicht mehr mundet. Zweitens reagiert unser Körper im Falle des »Übersalzens« mit starkem Durst – wir trinken dann mehr und scheiden die überschüssige Menge wieder aus. Es spricht also nichts dagegen, dass das Salz auch das »Salz in der Suppe« bleibt ...

Ein letztes Beispiel für die Wissensohnmacht widmet sich dem natürlichen Nahrungsmittel junger Kälber: Die ewigen Predigten der Milchpäpste haben uns eingetrichtert, nur Milch- und Milchprodukte lieferten das nötige Kalzium für starke Knochen. Aber das vergessen Sie besser gleich und betrachten stattdessen bitte die Etiketten von Mineralwasser. Dort sehen Sie Kalziumgehalte von bis zu 500 mg pro Liter – die Hälfte des Tagesbedarfs eines Standardmenschen. Interessant: Unser Körper kann das »Wasserkalzium« besser aufnehmen, als Kalzium aus fester Nahrung, und teilweise sogar besser als aus Milch, fand Professor Wolfgang Marktl von der Medizinischen Universität Wien heraus. Neben Wasser enthalten auch zahlreiche Gemüse wie Brokkoli, Grünkohl und Hülsenfrüchte nennenswerte Mengen des Knochenminerals. **Statt Mangelpropaganda wegen Milchverzicht ist eher Vorsicht geboten: Zu viel Kalzium kann Prostatakrebs, Herz-Kreislauf-Erkrankungen und Osteoporose (Knochenschwäche) fördern. Fettreiche Milchprodukte stehen außerdem unter Verdacht, das Alzheimer-Risko zu erhöhen. Und einer Studie der Bostoner Harvard-University aus dem Jahr 2010 zufolge steigert der vermehrte Konsum fettreicher Milchprodukte auch das Risiko für Herzkrankheiten signifikant. Die University of Maryland gab im gleichen Jahr sogar bekannt, dass Senioren, die viel fetthaltigen Käse und Milch essen, das höchste Sterberisiko aufweisen.**

Übrigens: In Japan und China, wo traditionell wenig bis gar keine Milch getrunken wird, sind die Osteoroseraten deutlich niedriger als hierzulande. Auch in Deutschland beginnt der zelebrierte Zusammenhang »viel Milch = starke Knochen« zu bröckeln wie

Hüttenkäse: »**Wir konnten [bei den untersuchten Kindern und Jugendlichen] keinen spezifischen Zusammenhang zwischen Milchkonsum und Knochenmineralgehalt feststellen**«, betonte Dr. Lars Libuda, Autor der seit 1985 laufenden Langzeitstudie DO-NALD des Forschungsinstituts für Kinderernährung (FKE) im Dezember 2008. Diese Aussage stammt aus einer Pressemeldung des FKE, die einen statistischen Zusammenhang zwischen »weichen Knochen und Softdrinks bei Kindern und Jugendlichen« zur Diskussion stellt. Bewiesen ist nichts, begründet ebenfalls nicht, es gibt nur statistische Hinweise. Alle Medien, die diese Meldung aufgegriffen haben, entfernten konsequent das auf dieser Seite verwendete »Milchzitat«. Aber warum? Vielleicht, weil sich »Böse Limo macht weiche Knochen« besser in das gelernte Ernährungswissen einfügt als »Gute Milch macht keine starken Knochen«? Auch hätte die Entzauberung der Milch als »Kinderknochenstärker« die Aufmerksamkeit der Leser wahrscheinlich von den »skelettschmelzenden« Softdrinks abgelenkt. Wie lautet Ihre Meinung? In Zusammenhang mit dem Thema »Übergewicht bei Kindern« ist auf jeden Fall die Meinung von Professor Karl Zwiauer von der Abteilung für Kinder- und Jugendheilkunde am Landesklinikum St. Pölten sehr interessant, der im April 2011 erklärte: Insbesondere ein erhöhter Konsum von zu viel Milcheiweiß in den ersten Lebensjahren führe zur verstärkten Ausschüttung eines Wachstumsfaktors, der die Bildung von Fettzellen und Fettspeicherung fördert. **Dicke Kinder? Die Milch macht's?!** Bei älteren Kindern und Jugendlichen hingegen stehen Milch und Milchprodukte in Verdacht, Akne zu verschlimmern oder gar auszulösen – so das Ergebnis einer umfangreichen Studie der Universitäts-Hautkliniken New York und Chicago. Diese akneanregende Wirkung der Milch wurde Anfang

2012 von italienischen Forschern bestätigt. Etwa zur gleichen Zeit gab das Universitätsklinikum Tübingen bekannt, dass »eine gesteigerte Aufnahme von Milchfett zu erhöhten Blutzuckerwerten, einer verminderten Gehirnaktivität und weniger Bewegung« führe. Was bei einer vergleichbaren Aufnahme von Rapsöl nicht der Fall sei.

Das alles scheint den EU-Bürokraten egal, denn seit Mai 2010 wird in Deutschland eine Kinder-Milchkampagne mit Eurogeldern gefördert, die »täglich drei Portionen Milchprodukte« propagiert (5-am-Tag ist ja schon vergeben). Möchten die Fördergeld verteilenden Europapolitiker vielleicht aus rein monetären Gründen den Kuhmilchkonsum ankurbeln, damit börsennotierte Großunternehmen wie die Nordmilch AG nicht länger deutschlandweit die meisten EU-Agrarsubventionen von über 50 Millionen Euro jährlich erhalten (im Jahr 2009) ...?

Böse Eier, fiese Fette!?

Doch Vorsicht – vielleicht erhöht der erhöhte Milchkonsum den kindlichen Cholesterinspiegel! Das wäre fatal, oder? Fatal wäre auf jeden Fall, wenn der »böse Bube« Cholesterin in diesem Kapitel fehlen würde ... daher noch ein paar Zeilen zu einem **lebenswichtigen Stoff**, ohne den in unserem Körper nichts läuft: **Das meiste Cholesterin bildet unser Körper je nach Bedarf selbst**, denn wir brauchen viel davon. Eine seiner Hauptaufgaben besteht darin, unseren Köper zusammenzuhalten: Cholesterin ist zentraler Bestandteil der Zellwände. Darüber hinaus benötigt insbesondere unser Gehirn viel von diesem unersetzlichen »Zellkitt« – mit bis zu 20 Prozent Cholesterin in der Trockenmasse ist es das cholesterinreichste Organ des Menschen. Weiter stellt unser Körper aus Cholesterin beispielsweise Vitamin D her sowie die Sexualhormone Östrogen und Testosteron. Interessant sind auch mögliche Schutzwirkungen, die beispielsweise das Universitätsklinikum Jena im April 2012 entdeckte: »**Cholesterin schützt vor den lebensbedrohlichen Folgen einer Lungenentzündung.**« Und US-Forscher gaben etwa zur gleichen Zeit bekannt, dass ein hoher Cholesterinspiegel mit einem niedrigen Risiko für Vorhofflimmern (einer Herzrhythmusstörung) einhergehe. So weit, so gut. Seinen schlechten Ruf hingegen hat Cholesterin, weil es sich auch an den Wänden unserer Blutgefäße ablagern und diese dann verengen kann. Daher gilt der Stoff als »Risikofaktor« für Herz-Kreislauf-Erkrankungen. Einen wissenschaftlichen Beweis aber, dass ein zu hoher Cholesterinspiegel allein einen Herzinfarkt verursacht, den gibt es bislang nicht.

Was es aber gibt, das ist die folgende, inzwischen medizinisch-wissenschaftlich allgemein anerkannte Erkenntnis: **Unsere Ernährung hat nur einen geringen Einfluss auf den Cholesterinspiegel, denn bis zu 90 Prozent des benötigten Cholesterins bildet unser Körper selbst.** Außerdem ist es gar nicht möglich, den Körper durch eine hohe Zufuhr mit Cholesterin zu »überladen«, denn die Aufnahmekapazität im Darm ist begrenzt. Mit dieser Erkenntnis wird auch die »Cholesterinbombe Hühnerei« rehabilitiert – und 2011 im *European Journal for Clinical Nutrition* bestätigt: Eier sind **keine** Gefahr für unser Herz-Kreislauf-System. Wer gesund ist, muss sich also nicht den Kopf zerbrechen, wie viel Cholesterin im Essen drin ist. Unser Körper wird's schon regeln ... und wie er das macht, bestimmt die genetische Veranlagung. Auch diesbezüglich wird weiter fleißig geforscht, und so entdeckten deutsche und dänische Wissenschaftler 2010 ein Gen, das maßgeblich an der Regulation des Cholesterinspiegels beteiligt ist. Und Forscher der University of Cincinnati erklärten im selben Jahr, dass das Hungerhormon Ghrelin über seine Wirkung im Gehirn für eine Steuerung der Cholesterinmenge im Blut sorgt. Übrigens ergab 2011 eine Untersuchung von über 50 Mumien, die bis zu 3500 Jahre alt waren, dass schon die alten Ägypter an Gefäßverkalkungen litten – und das, obwohl sie sich gesund ernährt und mehr bewegt hatten als wir Menschen der Neuzeit. Wie der Cholesterinspiegel scheint wohl auch die Gefäßverkalkung genetisch bedingt zu sein und wäre demnach keine Folge des heutigen Lebensstils ...

So ist es mehr als begrüßenswert, dass seit Ende 2016 in den offiziellen US-amerikanischen Ernährungsrichtlinien nicht mehr vor cholesterinhaltigen Lebensmitteln gewarnt wird. **Nahrungs-Cholesterin sei unbedenklich und keine Gefahr für die Gesundheit.** Eier & Co. scheinen damit endgültig »rehabilitiert«. Die Autoren begründen den »Rausschmiss« damit, dass in der vorliegenden wissenschaftlichen Literatur kein nennenswerter Zusammenhang zwischen Cholesterin in der Nahrung und Cholesterin im Blut zu erkennen sei. Wenn das die Erklärung ist, was wird dann wohl alles noch dem Cholesterin folgen und aufgrund mangelnder Evidenz aus den Leitlinien verbannt werden ...? Ein »frittierfettheißer« Kandidat sind die – bis dato vermeintlich bösen – gesättigten Fettsäuren. So ergaben zwei unabhängige Metaanalysen (Universität Cambridge 2014, 72 Studien, und im *British Medical Journal* 2015, 73 Studien): Tierische Fette (gesättigte Fettsäuren) hätten **keinen** Einfluss auf Herzkrankheiten und Sterblichkeit. Damit bestätigten die Forscher eine vorherige Auswertung von 57 Studien, laut derer **kein** Zusammenhang (Korrelation) zwischen Fleischverzehr und Herz-Kreislauf-Erkrankungen erkennbar sei. Darüber hinaus mahnte ein Kardiologe des Croydon University Hospitals, London, 2014 im renommierten *British Medical Journal (BMJ)*, dass der Mythos von gesättigten Fetten (aus Fleisch) als Verursacher von Herz-Kreislauf-Erkrankungen »zerstört« werden müsse …

Dem entspricht auch die erste große Metaanalyse ausschließlich von RCT (»randomised clinical trials«), also hochwertiger klinischer Studien, die im Januar 2017 ergab: Der tägliche Verzehr von mehr als einer halben Portion (+35 g) rotem Fleisch (verarbeitet und unverarbeitet) habe keinen Einfluss auf die wesentlichen Risikofaktoren für Herz-Kreislauf-Krankheiten (LDL/HDL/Total-Cholesterin, Triglyceride, Blutdruck). Für diese Metaanalyse, die im Topjournal der American Society for Nutrition, dem *American Journal of Nutrition* publiziert wurde, analysierten die Autoren 945 Studien, von denen 24 RCT ihre Qualitätskriterien erfüllten und ausgewertet wurden. Die Wissenschaftler, die ihre Studie als »erste RCT-Metaanalyse dieser Art« sehen, fanden auch keinen Hinweis darauf, dass ein deutlich höherer Fleischkonsum als 35 g/Tag die KHK (Koronare Herzkrankheit)-Risikofaktoren beeinflussen könnte.

Zum Abschluss dieses Themenkomplexes sei noch eine weitere Großstudie von Anfang 2017 (*Preventive Medicine*) erwähnt, bei der mehr als 267 000 Australier hinsichtlich des härtesten (und klarsten) aller Studienendpunkte beobachtet wurden: Die Wissenschaftler konnten keinen Unterschied der Sterblichkeit (~17 000 Todesfälle) feststellen zwischen Menschen, die sich fleischhaltig ernähren, und solchen, die sich vegetarisch beziehungsweise in diversen vegetarischen Formen ernähren (Vegetarier, Flexitarier [≤ 1xWoche Fleisch], Fischvegetarier).

Cholesterin, Fleisch und tierische Fette sind nun also doch nicht mehr »ungesund« und bringen einen doch nicht früher ins Grab? So wird es wohl sein ...

Wer hat von meinem Tellerchen gelesen?

Die Sache mit der »Gesundheitskraft« einzelner Nahrungsmittel ist die: Wer suchet, der findet – denn es gibt für zahlreiche Lebensmittel und einzelne Stoffe positive wie negative Erkenntnisse. An dieser Stelle sei an ein zentrales Zitat von Professor Biesalski erinnert: »Die meisten Studien sind medial völlig überbewertet. Zu jeder Studie findet sich alsbald eine Gegenstudie.« Die Frage ist: Wer bezahlt welche Forschung, um anschließend mit medialer Vehemenz gewisse »spektakuläre Eigenschaften« eines Nahrungs- oder Genussmittels in die Köpfe der Menschen zu bringen (und andere Studien im Archiv verschwinden zu lassen)?

Grundsätzlich gilt: Nahrungsmittelstudien liefern aufgrund des wissenschaftlich schwachen Designs als vorausschauende oder rückblickende »**Beobachtungsstudien**« wenn überhaupt nur *Hinweise*, also statistische Zusammenhänge (**Korrelationen**). Diese Verknüpfungen lassen jedoch maximal Vermutungen zu, aber niemals *Beweise* (**Kausalitäten**). Und diese Beweise wird es auch nie geben – denn um Ernährungs- und Lebensstilfaktoren wissenschaftlich zu analysieren, gibt es keine bessere Möglichkeit als Beobachtungsstudien. Eine echte Erforschung von Ursache-Wirkungs-Beziehungen (Kausalitäten) ist jedoch nur mit klinischen Studien möglich: plazebokontrolliert (wirkfreies Studienmittel als Kontrolle), doppelblind (weder Arzt noch Teilnehmer wis-

sen, was sie bekommen), randomisiert (ganz wichtig: die zufälli-
ge Verteilung der Probanden in die einzelnen Gruppen), crossover
(die Gruppen werden gewechselt) – so wie es die evidenzbasierte
Medizin verlangt. Solche Untersuchungen kann und wird es aber
nicht geben, denn Vergleichsstudien mit »Plazebo-Nahrungsmit-
teln« sind nicht realisierbar: Die Wissenschaftler können nun mal
niemanden doppelblind fleischlos ernähren und ein Steakplazebo
auf den Teller legen, um zu überprüfen, ob Fleisch Diabetes oder
Krebs fördert. Anders als in der Medizin, wo Wirkstoffe gegen Pla-
zebo getestet und Lebensstil-Störfaktoren (confounder) minimiert
werden, können Ernährungswissenschaftler also nur **beobachten**
und statistische Verknüpfungen errechnen, um als abschließende
Forschungserkenntnis **Hypothesen** und Vermutungen aufzustel-
len. Das gleicht dann häufig einem Rätselraten auf wissenschaftlich bemitleidenswertem Niveau. An dieser Stelle sei an die »Panazee Kaffee« mit seinen zahlreichen Gesundheits-Korrelationen
erinnert (Seite 50 ff). Weiteres statistisches Strickwerk lautet: Voll-
korn schützt den Darm, Fleisch verursacht Krebs, Rotwein schützt
das Herz. Lachhaft? Nein, denn das haben eben die Beobachtungsstudien ergeben. Genauso gut aber könnten Forscher den folgenden Zusammenhang finden: Frühstück in gefütterten Pantoffeln
macht dick. Lachhafte Korrelation? Dann amüsieren Sie vielleicht
ja noch zwei Beispiele vom Mai 2011 – oder sind diese statistischen Zusammenhänge gar nur fürs Buch erfunden? Entscheiden
Sie selbst ... Forschungen der Universität Illinois zufolge spielt das
Auto die Schlüsselrolle bei der Entwicklung der Adipositas-Epide-
mie. Die Zunahme der täglichen Fahrtstrecken stimme 99-prozen-
tig mit dem US-Adipositas-Anstieg seit 1985 überein. Eine Reduktion der täglichen Autokilometer von 33 auf 13 – und fettleibige

Amerikaner wären bald Geschichte. Diese freigeistige Verknüpfung zweier Beobachtungen scheint den Europäern eher egal ... denn Autofahren dürfte als Grund für die folgenden »dickmachenden EPIC-Erkenntnisse« nicht infrage kommen: Wer jahrelang mehr als zwei Drinks pro Tag konsumiert, hat einen um 1 cm größeren Bauchumfang (im Vergleich zu sehr-wenig-Trinkern), teilte das Deutsche Institut für Ernährungsforschung mit. Diese beiden Studien gibt es übrigens – Sie ahnen es – tatsächlich. Genauso wie folgende Korrelation: Mit steigendem Konsum von Bio-Kost war in den USA ein linearer Anstieg der Autismus-Fälle im Zeitraum 1998 bis 2007 verbunden.

Grundsätzlich gilt für alle Beobachtungsstudien, die Ernährung in Zusammenhang mit Krankheiten oder Leben und Tod bringen: Die daraus resultierenden, sehr schwachen Ergebnisse sind zudem noch außerordentlich fehleranfällig, weil sie auf den unüberprüfbaren Angaben der Studienteilnehmer basieren – um beispielsweise Nahrungsgewohnheiten »prospektiv« (vorausschauend) festzuhalten, müssen die Studienteilnehmer fortlaufend alles aufschreiben, was sie wann gegessen und getrunken haben. »**Ein großes Problem der Ernährungsstudien ist es, zu erfassen, was die Leute tatsächlich essen**«, da sind sich die Ernährungsforscher einig. Denn auch die befragten Menschen lassen sich ungern auf ihre Teller und in ihr Privatleben schauen. Und so wird aus schlechtem Gewissen heraus gerne gemogelt. Es findet ein sogenanntes »underreporting« statt: Gerade übergewichtige Personen tendieren dazu, nicht alle verzehrten Lebensmittel anzugeben, besonders wenn diese energiereich sind. Außerdem wird beim Notieren des Verzehrten aus zwei Gläsern Bier gern nur noch ein Gläschen oder aus einer halben Tafel Schokolade ein kleines Stück. Und die

Menge an verzehrtem »gesundem Obst und Gemüse« wird kulant nach oben korrigiert. Weiterhin ändert sich häufig das Essverhalten gerade bei sehr gesundheitsbewussten oder übergewichtigen Testpersonen, wenn sie jeden Tag alles akkurat abwiegen und notieren müssen.

Ernährungsstudien – außer Hypothesen nichts gewesen?

Noch schwieriger sind rückblickende Untersuchungen. Erinnern Sie sich denn noch genau daran, was Sie vor drei Monaten, drei Jahren oder gar vor drei Jahrzehnten gegessen haben? Oftmals wird zu Beginn einer Studie nur **einmal** abgefragt, was die Teilnehmer essen. Zehn Jahre später erfolgt dann die statistische Verknüpfung einzelner Essgewohnheiten mit aufgetretenen Krankheiten oder gar der Lebenserwartung. Die Aussagekraft solcher Studien tendiert dabei gegen Null. Nichtsdestotrotz werden daraus Ernährungsmeldungen wie »Ballaststoffe verlängern das Leben«, erschienen im Februar 2011 nicht etwa in einem Boulevardblatt, sondern im *Deutschen Ärzteblatt*. Diese »Einmal-vor-zehn-Jahren-Essgewohnheiten-abfragen-Studie« wird in der *Ärzte-Zeitung* gar als die »größte Studie zum Zusammenhang zwischen Ballaststoffen und Lebenserwartung« gekürt. Für Professor Gerd Antes vom Deutschen Cochrane-Zentrum, das die Qualität wissenschaftlicher Studien bewertet, ist es »fachlich unbegreiflich, derartige Studien zu unterstützen«, die sich beispielsweise mit dem Nutzen von Tomaten für die Herzgesundheit befassen. Weiter stellte der Cochrane-Experte in der *Süddeutschen Zeitung* klar, dass die »Er-

nährungswissenschaften in einer bemitleidenswerten Lage«
seien, weil »Studien in diesem Bereich von vielen unbekannten
oder kaum messbaren Einflüssen abhängig sind.« Deshalb kann
kein Forscher wirklich erklären, worauf sein entdeckter statistischer Zusammenhang eigentlich basiert, wie beispielsweise »Kaffeetrinker haben weniger Diabetes.« Für Walter Krämer, Professor
für Statistik an der Universität Dortmund, sind die zahlreichen
Ernährungserkenntnisse aus Beobachtungsstudien »mit großer
Wahrscheinlichkeit nur Artefakte einer schlampig ausgewerte-
ten Statistik«, die mittels schlagzeilenträchtiger Pressemeldungen
unters Volk gebracht werden. Und diese »Pressemitteilungen der
akademischen Zentren oder medizinischen Journale sind oftmals
fälschlich und euphemistisch verklärt«, warnt Professorin Gabriele Meyer vom Deutschen Netzwerk Evidenzbasierte Medizin. Für
Krämer lassen die zahlreichen »Lebensmittel-Schutz-Spekulatio-
nen«, die aus den epidemiologischen Beobachtungsstudien resultieren, nur einen Schluss zu: »Viel Lärm um so gut wie nichts!« Das
Gleiche gilt übrigens auch für Ernährungserkenntnisse, die statt
gesundheits- krankheitsfördernde Eigenschaften von Lebensmitteln propagieren. Diese »Tartarenmeldungen« wie »Rotes Fleisch
fördert Herzinfarkte« oder »Schokolade erhöht Depressionsrisiko«
gehören genauso ins Reich der Spekulationen wie der kolportier-
te Kaffee-Diabetes-Zusammenhang. Denn auch hier liegen keine
wissenschaftlichen Beweise vor, sondern nur statistische Zusammenhänge aus »bemitleidenswerten« epidemiologischen Untersuchungen. Daher gilt: **Ernährungsbeobachtungsstudien liefern
ausschließlich Hypothesen, jedoch niemals einen Ursache-Wir-
kungs-Beleg.**

*Fazit: Wissenschaftlich belastbare Aussagen zur »gesundheitlichen Wirkung« von Essgewohnheiten oder gar einzelnen Lebensmitteln sind aus forschungstechnischen Gründen de facto nicht möglich. Das »Versuchstier essender Mensch« ist zu kompliziert. Und noch weitere Faktoren machen klare Aussagen zum »Gesundheitseffekt« von Lebens- und Genussmitteln nicht gerade leicht: Jeden Tag aufs Neue entsteht eine außerordentlich komplexe Mischung an Nahrung im menschlichen Körper. Niemand weiß, welche Inhaltsstoffe womit, wie oft und in welchen Situationen wozu reagieren, geschweige denn, was diese »unbekannten Endprodukte« in unserem Organismus alles bewirken. Hinzu kommt: Jeder Mensch hat einen einzigartigen Körper und einen unvergleichbaren Lebensstil – und damit auch einen individuellen Stoffwechsel. Weiterhin befindet sich das »lebende System Mensch« in ständigem Umbau und zeichnet sich durch einen extrem hohen Grad an Komplexität aus, der sich darüber hinaus durch Interaktion mit seiner Umwelt stetig wandelt. Wie sollen die Forscher unter diesen Voraussetzungen sicher sagen können, auf welches Zusammenspiel der verschiedenen Nahrungsbestandteile die beobachteten statistischen Zusammenhänge zurückzuführen sind? Ganz abgesehen von den »restlichen« Lebensumständen, die unser Befinden beeinflussen? So wundert die folgende Feststellung des Deutschen Instituts für Ernährungsforschung nicht: »Ergebnisse aus kontrollierten Langzeitstudien, in denen Menschen lebenslang eine vorgegebene Ernährungsweise verfolgen, gibt es nicht.« Macht nichts, dann wird eben weiter **beobachtet** und **statistisches Strickwerk** als wissenschaftliche Wahrheit vorgegaukelt …*

Ostereier sind die besseren Medikamente

Genießen Sie an dieser Stelle nun ein ausgewähltes Beispiel, wie auf Basis statistischer Zahlenspielereien »gesundheitsförderndes Ernährungswissen« unters Volk gebracht wird. Kurz vor Ostern 2010 erfreute das Deutsche Institut für Ernährungsforschung (DIfE) alle Schokohasenliebhaber mit folgender Meldung: »**Langzeitstudie bestätigt: Schokolade kann das Risiko für Herz-Kreislauf-Erkrankungen senken**«. Bereits ein tägliches kleines Stückchen von 6 Gramm senke das Schlaganfallrisiko um fast die Hälfte. Diese Menge entspricht etwa *einem* der 16 Stücke einer Tafel Ritter Sport. Einen Tag vor Gründonnerstag legte die Deutsche Gesellschaft für Kardiologie-, Herz- und Kreislaufforschung (DGK) noch ein zweites PR-Ei ins öffentliche Osternest. Unter Bezugnahme auf die DIfE-Meldung hieß es: »**Ostereier können die Gesundheit fördern.**« Die Schokostudie belege, dass ein kleines Stück Schokolade den Blutdruck senken und Herzerkrankungen vorbeugen könne. Die Gründe für die zartschmelzende Gesundheitskraft lägen vor allem in der dunklen Schokolade, die den Blutdruck besonders senke und deshalb besonders herzgesund sei. Und im August 2011 lieferte die DGK aufgrund einer weiteren Beobachtungsstudie dann noch ein starkes Stück Eigen-PR: »**Regelmäßiger Schokoladengenuss kann Herz-Kreislauf-Risiko stark verringern.**« Nun ist es aber auf einmal egal, welche Schokolade man zu sich nimmt: Riegel, Drinks, Kuchen und Schokodesserts schützen alle gleichermaßen stark. Doch zurück zu Ostern 2010 und dem Deutschen Institut für Ernährungsforschung: Die DIfE-Schoko-PR-Meldung erschien nach Veröffentlichung umgehend in zahlreichen Medien – kein Wunder, so schön schokoladig gesund und dann noch kurz vor

Ostern von einem staatlich geförderten Institut lanciert. Wundern hingegen sollten die folgenden Erkenntnisse: **Eine wissenschaftliche Bestätigung der propagierten Wirksamkeit von Schokolade gibt es nicht.** Es liegt kein wissenschaftlicher Nachweis vor. Es gibt allein einen statistisch isolierten Zusammenhang. Man hätte beispielsweise auch danach suchen können, wie sich das bereits angeführte »Frühstück in gefütterten Pantoffeln« auf das Schlaganfallrisiko auswirkt. Das heißt konkret: **Warum Menschen, die im Durchschnitt 6 Gramm Schokolade täglich essen, nur halb so viel Schlaganfälle haben, das weiß kein Mensch.** Vielleicht ist ihr gesamtes 99,9%iges »Restleben« neben der Schokolade dafür verantwortlich? Das ist wohl eher der Fall. Denn sieht man sich die Studiendaten genauer an, kommt Folgendes zum Vorschein: **Weniger als ein Viertel der Befragten aßen die »gesunde Dunkle«. Fast 60 Prozent der Studienteilnehmer verzehrten Vollmilchschokolade,** die erstens kaum dunkle Kakaowirkstoffe enthält und zweitens durch die Milch den – wenn überhaupt noch vorhandenen – Effekt der Blutdrucksenkung sogar hemmt. Dementsprechend mager fiel auch die beobachtete Senkung des Blutdrucks aus: 1 mmg Hg (Systole) und 0,9 mm Hg (Diastole) (also statt 153/97 beispielsweise 152/96) – ein guter Arzt würde dazu sagen: »Für die Prognose beim Patienten unbedeutend.« Und die Deutsche Hochdruckliga stellt klar: **»Klinisch nicht relevant.«** Schoko-Studienleiter Dr. Brian Buijsse aber sagt: »Da Schokolade deutliche Auswirkungen auf den Blutdruck zu haben schien, gingen wir von der Hypothese aus, dass der Verzehr von Schokolade das Risiko insbesondere von Schlaganfällen senken würde.« Und genau das habe man in den Studiendaten gesehen. Für die DGK hat die Studie den postulierten Schutzeffekt sogar »belegt«.

Noch einmal kurz zur Erinnerung: Belegt ist gar nichts. Ganz im Gegenteil – mit dem hier vermittelten Hintergrundwissen vor Augen schmilzt die konstruierte Wirksamkeit wie ein Schokoei in der heißen Mittagssonne: Kaum dunkle Schokolade, unbedeutende Blutdrucksenkung und minimal verzehrte Mengen sollen also das Schlaganfallrisiko um fast 50 Prozent senken? Und diese »Bestätigung« erfolgt ganz ohne Beweis, sondern nur aufgrund eines statistisch isolierten Zusammenhangs, der praktisch nichtssagend ist? Beeindruckend gewagt, **denn damit spricht das DIfE dem täglichen Ministück Schokolade eine stärkere therapeutische Wirksamkeit zu als blutdrucksenkenden Medikamenten, deren wissenschaftlich belegte Senkung des Schlaganfallrisikos »nur« 42 Prozent beträgt.** »Ich würde noch keine Empfehlung geben, dass Menschen Schokolade essen sollen, um ihren Blutdruck zu senken, das ist zu früh«, relativierte Studienleiter Buijsse im *aid*-Artikel *»Das Missverständnis der gesunden Schokolade«*. Dem entspricht auch der Schluss, zu dem Experten der Universität von Adelaide kamen, die nach Analyse von 13 Schoko-Studien im Sommer 2010 bekannt gaben: **Zur Vorbeugung gegen hohen Blutdruck eigne sich Schokolade nicht.** Wenn Sie sich jetzt zu Recht fragen, was das DIfE denn nun mit der Schokomeldung bezwecken wollte, haken Sie doch einfach mal nach: *presse@dife.de.* Falls keine Antwort kommt, könnte das daran liegen, dass die DIfE-Mitarbeiter nun aus tiefer Überzeugung Schokolade essen – und deshalb möglicherweise an Depressionen leiden. Denn nur einen Monat nach der »Ostereier«-Meldung wies eine Studie der University of California darauf hin, dass **Depressive mehr Schokolade essen.** Die Forscher rätseln aber immer noch, ob die Süßigkeit die Krankheit verbessert, verstärkt oder sogar auslöst. Nun, vielleicht sinkt zumindest das Schlaganfallrisiko der depressiven Menschen – wobei das wiederum ein gefährlicher Trugschluss sein könnte, denn einer *JAMA*-Studie Ende 2011 zufolge fördern Depressionen das Schlaganfallrisiko. Vielleicht vergleichen wir hier jedoch nur Äpfel mit Birnen – und sollten stattdessen diese beiden Früchte besser essen, denn gemäß statistischen Beobachtungen der Wageningen University schützen gerade diese »weißfleischigen« Obstsorten vor Hirninfarkt (Schlaganfall) …

Studienergebnisse: absolut relativ und oft geschönt?

Neben dem »Verschweigen des fehlenden Ursache-Wirkung-Nachweises« wie bei der Schokostudie können die Datendarsteller noch auf weitere statistische Taschenspielertricks zurückgreifen. So wird beispielsweise bei der medial wirksamen Veröffentlichung von Studienergebnissen statt der aussagekräftigen *absoluten* Wahrscheinlichkeit häufig die *relative* Wahrscheinlichkeit kommuniziert – deren Werte klingen »besser«, wecken aber leider falsche Hoffnungen. Als Beispiel sei eine Untersuchung zur Mammografie des Max-Planck-Instituts für Bildungsforschung genannt: Das relative Risiko, an Brustkrebs zu sterben, wird durch Mammografie um 25 Prozent verringert. Absolut betrachtet reduziert das »Brustscreening« die Anzahl der Frauen, die an Brustkrebs sterben, um 0,1 Prozent. Hintergrund der Zahlenspielerei: Ohne die Röntgenuntersuchung zur Früherkennung von Brustkrebs sterben vier von 1000 Frauen an Brustkrebs, mit Mammografie drei. Also stehen sich bei *einem* verminderten Todesfall Werte von 25 und 0,1 Prozent gegenüber. Relativ gut, absolut uninteressant (rein statistisch betrachtet!). »Dennoch werden auch heute der Öffentlichkeit fast ausschließlich relative Risiken mitgeteilt und damit eine Überschätzung des Nutzens von Behandlungen bewusst in Kauf genommen. Relative Werte entsprechen größeren Zahlen als absolute Daten und wirken dadurch eindrucksvoller. Das ist einer der Gründe, warum sie bevorzugt werden«, resümiert der Autor der Untersuchung, Prof. Gerd Gigerenzer, einer der renommiertesten deutschen Psychologen. Zu vergleichbaren Ergebnissen kam Anfang 2011 eine Cochrane-Analyse aller Studien, die sich mit dem Einfluss von Statistiken auf Ärzte und Patienten befasste: »Menschen, denen Informationen anhand des relativen Risikos vermittelt werden, sind eher bereit, ein Medikament zu nehmen und eine Behandlung zu beginnen«, so Dr. Elie Akl, Studienleiterin der Universität Buffalo in New York. Und das, obwohl wir die absolute Wahrscheinlichkeit besser verstehen als die relative ...

Fragen Sie daher doch gelegentlich bei den Medien und »Ernährungsexperten« nach, von *welcher* Wahrscheinlichkeit bei »vielversprechenden« Studienergebnissen berichtet wird. Wie wichtig diese Frage zum besseren Verständnis »kulinarischer Horrormeldungen« ist, das zeigt der Infokasten anlässlich der WHO-Wurst-Warnung (Seite 100).

»Aber in diesem Buch werden doch auch viele Untersuchungen (ohne Klarstellung der Wahrscheinlichkeit) zitiert«, werden Sie jetzt hoffentlich kritisch anmerken. Richtig, denn die meisten dieser Studien sollen Ihnen nur einen generellen Blick auf die »andere Seite« der Forschung ermöglichen, die keinen so hohen Bekanntheitsgrad genießt wie die vielen »Dies und jenes ist gesund«-Studien – denn mit diesen Untersuchungen, die »gesunde« Nahrungsmittel entzaubern, kann kein Geld verdient werden.

Wie aber bereits in der Einleitung zu diesem Kapitel erwähnt: Sie lesen sowohl hier als auch im weiteren Verlauf dieses Buchs *keine* wissenschaftliche Beweisführung, um mit einer Studie eine andere zu widerlegen und Ihnen neue »Wahrheiten« aufzutischen. Das Resümee ist und bleibt daher:

Vertrauen Sie *keinen* Studien, sondern Ihrer absolut einzigartigen Kulinarischen Körperintelligenz, die über Hunger und Lust für die intuitiv richtige Auswahl Ihrer Nahrungsmittel zur optimalen Nährstoffversorgung sorgt! (Dazu mehr im folgenden Kapitel.)

In Sachen Essen und Trinken zählt nicht nur in puncto Menge: »Weniger ist manchmal mehr.« Und so schön es auch ist, viel zu wissen – auch und insbesondere beim Wissen und seiner Anwendung gilt diese Devise. Weiteres Gewicht verleiht dieser Empfehlung die Tatsache, dass **exklusiv von Unternehmen unterstützte Ernährungsstudien eine vier- bis achtfach höhere Wahrscheinlichkeit haben, günstige Ergebnisse zu erzielen, als von nicht kommerziellen Geldgebern finanzierte Untersuchungen.** So lautet das Ergebnis der Bewertung von 206 Studien zu Limonaden, Fruchtsäften und Milchprodukten (wobei übrigens nur bei 54 Prozent die Finanzierung deklariert war).

Weiter scheinen Forscher auch gern an ihren eigenen Daten zu drehen, denn positive Studien sind für den persönlichen Erfolg wichtiger als Negativergebnisse. So präsentierte ein schottischer Forscher Ende 2009 die Analyse von 21 »Glaubwürdigkeitsstudien«, in denen Wissenschaftler das Vorgehen ihrer Kollegen bewerteten: **14 Prozent der Forscherkollegen würden Daten fälschen, 72 Prozent geringfügig manipulieren.** Ein prominenter Fall der Datenfälschung wurde 2012 publik: Einer der Auftragsforscher der

Universität von Connecticut, der zahlreiche positive Studien zum Herzschutz durch Rotwein publiziert hat, soll in über 140 Fällen Forschungsdaten erfunden oder gefälscht haben. Diese und andere »Datenmassagen« liegen auch darin begründet, dass der Druck, positiv zu publizieren, sehr hoch ist. In Fachkreisen spricht man von »publish or perish«: **veröffentliche oder hau ab.** Als erfolgreicher Forscher gilt eben nur, wer viele Fachartikel mit positiven Ergebnissen publiziert. Eine hohe Zahl derartiger Publikationen steigert darüber hinaus die Chance auf einen gut bezahlten Job und frische Fördergelder. Hinzu kommt der Konkurrenzdruck der Wissenschaftler untereinander, positive Studien zu fabrizieren: Je mehr Forscher in einem Bundesstaat arbeiten, desto mehr Studien haben positive Ergebnisse. So lautet das Resultat der Untersuchung eines Verhaltensforschers der University of Edinburgh im April 2010.

Interessant ist außerdem, dass laut *ZEIT*-Aussage des Journalistikprofessors Michael Haller von der Universität Leipzig **jede zweite Meldung auf den Wissenschaftsseiten der Zeitungen falsch** sei. Zur Leserbefriedigung dominierten pseudowissenschaftliche Artikel, da selten eine Kontrolle der Ergebnisse stattfinde: »Eine wissenschaftskritische Berichterstattung gibt es im deutschen Sprachraum kaum.« Stattdessen übernehmen viele Medien der Einfachheit halber aufmerksamkeitsstarke PR-Meldungen über Forschungsergebnisse ohne Überprüfung der Hintergründe, der Datenbasis und der wissenschaftlichen Glaubwürdigkeit. **Professor Ingrid Mühlhauser von der Universität Hamburg präsentierte auf einem Kongress des Instituts für Qualität und Wirtschaftlichkeit im Gesundheitswesen, wie gehaltlos die Versprechungen derartiger Meldungen zum Einfluss bestimmter Lebensmittel auf Gesundheit und Lebenserwartung sind: We-**

der Diäten mit niedrigem Fettanteil oder Folsäure und B-Vitamine noch moderater Alkoholkonsum konnten das Versprechen, zur Krebsvorbeugung oder zur Senkung des Risikos von Herz-Kreislauf-Erkrankungen beizutragen, halten – genauso wenig wie Kalzium und Vitamin-D-Konsum oder Omega-3-Fettsäuren und Fisch.

Auch die Fachmedien für Ärzte tragen ihren Teil zur Meinungsmache bei, wie folgendes Beispiel verdeutlicht: Im August 2008 betitelte die *Ärztliche Praxis* einen Studienbericht mit der Aussage »Omega-3-Fettsäuren schützen vor Demenz«. Bei Personen, die **mindestens dreimal pro Woche fettreichen Fisch** verzehrten, lag die **Rate stummer Hirninfarkte um ein Viertel niedriger** als bei Fischverweigerern. Die Nachricht an die Doktoren ist klar: Lachs, Makrele & Co. sind generell gesund. Das stimmt aber leider nicht ganz. Warum, erfährt der lesende Arzt jedoch nicht in der *Ärztlichen Praxis*, sondern erst, wenn er auch den entsprechenden Studienbericht in der *Ärzte-Zeitung* kennt: »Ähnlich viele stumme Hirninfarkte wie Fischabstinenzler hatten auch solche Teilnehmer, die ihren Fisch gebraten oder gegrillt bevorzugten.« Also leistet gemäß dieser Studie, wenn überhaupt, nur *roh* verzehrter Fettfisch einen potenziellen Beitrag zum Hirnschutz und nicht die stark erhitzten Varianten – oder? Nicht zwingend, denn es könnte auch noch der gebackene Fisch sein. Ende 2011 kam eine Studie der University of Pittsburgh zu der Erkenntnis, dass gerade **gebackener** oder **gegrillter** Fisch vor Alzheimer schützen soll – nicht aber der **gebratene** Flussbewohner. Kriegen Sie das maritime Durcheinander noch gebacken? Egal, denn für Ihre Gesundheit als komplexes Ergebnis aus Genen, Lebensstil und Umweltbedingungen ist dieser eine Faktor Fisch wie alle anderen isolierten Einzelparameter der Ernährung völlig irrelevant.

1, 2, 3 – knapp an der Wahrheit vorbei

Als Digestif dieses Kapitels folgt noch ein ausgewähltes Beispiel gelenkter **»Drei-Stufen-Kommunikation«**, das zeigt, wie unreflektiert bewusst platzierte Aussagen oftmals von der Medienmaschinerie übernommen werden. **Stufe 1:** Ein Gesundheitsportal gibt beim namhaften GfK-Marktforschungsinstitut eine Befragung in Auftrag. Aufgrund der Ergebnisse trägt die dazugehörige **Pressemeldung** des Gesundheitsportals die Schlagzeile »Mann isst ungesund – jeder Dritte verzehrt häufig Fast Food«. Die ungesunde Ernährung liege möglicherweise auch an der fehlenden Fähigkeit zur Eigenversorgung, da »vier von zehn Männern sagen, sie könnten überhaupt nicht kochen«. Solche Ergebnisse sind ein gefundenes Fressen für manche Medien, um unser schlechtes Ernährungsgewissen zu füttern. So folgt **Stufe 2:** Die größte deutsche **Nachrichtenagentur** macht aus diesem Pressetext beispielsweise eine eigene Meldung und nennt die GfK als Quelle. Die oben genannten Daten werden übernommen, aber der Titel lautet jetzt: »Männer mögen Döner, Pommes, Hamburger.« **Stufe 3:** Genau diese Meldung findet sich dann in den **Medien** wieder. So weit, so gut, aber warum lesen Sie das hier?

Schauen Sie sich die Angaben bitte noch einmal näher an, dann werden Sie Folgendes feststellen: Auf mehr als zwei Drittel der Männer trifft es *nicht* zu, dass sie mehrmals pro Woche Fast Food essen. Und sechs von zehn Männern *können* kochen (30 Prozent gaben sogar an, dass sie sehr gern kochen). Der Pressetext müsste also eigentlich eine ganz andere Nachricht transportieren: **Männer ernähren sich gesund, denn sechs von zehn Männern essen nicht mehrmals pro Woche Fast Food und können kochen.** Nur wurde hier die Minderheit zur Schlagzeile gemacht, weil es in den konstruierten Grundtenor unserer Gesellschaft passt: »Wir ernähren uns ja so ungesund.« So steigen die Chancen auf Abdruck in den Medien. Warum bemerken die Nachrichtenagenturen und Medien diese Datenverzerrung nicht? Oder wollen sie es gar nicht bemerken? Vielleicht, denn es ist einfach zu verlockend, Meldungen »seriöser Absender« ohne tiefer gehende Überprüfung zu übernehmen. Vielen Redaktionen fehlt, wie bereits angerissen, in unserer schnelllebigen Gesellschaft schlichtweg auch die nötige Zeit zum kritischen Hinterfragen und Recherchieren. Mit einem Paradebeispiel für dieses System des »blinden PR-Vertrauens« hat ein ZDF/arte-Team jene Redaktionen böse ins offene Messer laufen lassen (siehe Infokasten Seite 105 ff.)

Ein kleines abschließendes Beispiel unterschwelliger Meinungsmache findet sich in Zeitungsartikeln anlässlich einer Marktforschung des größten deutschen Apothekenverbands: »90 Prozent der Frauen gaben an, auf ihre Ernährung zu achten. Bei den Männern sind es nur 80 Prozent.« **Nur** 80 Prozent. Armes, ungesundes Deutschland.

Fazit: Kein gesunder Mensch braucht Ernährungswissenschaft – und noch weniger deren Empfehlungen für eine »gesunde« Ernährung, die maßgeblich auf statistischen Zahlenspielereien ohne jegliche Beweiskraft basieren; denn Ernährungsforschung gleicht Rätselraten auf wissenschaftlich-niedrigem Niveau (siehe dazu auch den Infokasten »Best-of«-Statements«).

Vergessen Sie daher am besten alles, was Sie über »gesunde« Ernährung zu wissen glauben. Es gibt kein gesundes Essen für alle, denn jeder Mensch is(s)t anders.

Vermeiden Sie, Ihr Essverhalten maßgeblich über den Verstand zu steuern und vorwiegend deshalb Nahrungsmittel zu konsumieren, weil Sie glauben, sie seien gesund. Und schließen Sie andere Lebensmittel nicht aus, nur weil diese von Ernährungsaposteln mit dem Stempel »ungesund« abgestraft werden.

Stark verarbeitete Lebensmittel und Getränke mit den Bezeichnungen »light«, »Diät«, »ohne Zucker«, »kalorienarm« und »fettreduziert« können die Kulinarische Intelligenz Ihres Körpers stören, welche ihn dazu befähigt, den Wert von Nahrungsmitteln korrekt einzuschätzen. Machen Sie daher den verstandesbefreiten, rein gefühlsmäßigen Geschmackstest und probieren Sie unbedingt auch die »echten Versionen« dieser Produkte. Entscheiden Sie anschließend ehrlich und im wahrsten Sinne aus dem Bauch heraus, was Ihnen besser schmeckt.

Das Zitat des amerikanischen Wissenschaftsjournalisten Michael Pollan bringt es auf den Punkt:

»Je mehr Gedanken sich meine Landsleute in den letzten 30 Jahren über die richtige Ernährung gemacht haben, desto dicker und kränker sind sie geworden.«

Nach dem nächsten Kapitel machen Sie sich hoffentlich keine Gedanken mehr über Ihr Essen, sondern vertrauen auf Ihre **Kulinarische Körperintelligenz**, die über den Instinkt **Hunger** mit seiner Begleitemotion **Lust** gezielt diejenigen Nahrungsmittel auswählt, die Sie benötigen. Denn nur Ihr Körper weiß, welche Nährstoffe Ihnen fehlen.

Aller guten Korrelationen sind 3

Erinnern Sie sich noch an die beiden fiktiven Special-Interest-Medien *Mein Steak* und *Das Vegetariermagazin* aus Kapitel 1, die selektiv für ihre Leserschaft berichteten? Nun wird aus Science-Fiction Realität:

Sicher haben Sie es auch schon (oft genug) gehört: Vegetarier haben weniger Darmkrebs und leben länger. Fleisch fördert Darmtumoren und bringt früher ins Grab. Natürlich alles belegt durch: Studien. Und tatsächlich: Diese Zusammenhänge wurden in einigen Forschungsarbeiten beobachtet. So zeigte 2013 eine US-Studie, dass Vegetarier länger leben als Fleischesser [1]. Und 2015 ergab eine weitere Untersuchung, dass bei Menschen, die kein rotes Fleisch essen, weniger Darmkrebsfälle auftreten [2]. So weit, so gut – zumindest für die Vegetarierlobby, denn: Die gesunde Langlebe-Botschaft ist damit durch Studien belegt. Nun existieren aber noch weitere, nicht minder glaubwürdige Beobachtungsstudien, die ein etwas anderes Bild der Wahrheit zeichnen. So war in einer Publikation der University of Oxford 2016 zu lesen: Weder Vegetarier noch Veganer leben länger als Menschen, die auch Fisch und Fleisch essen – ergo: kein Unterschied in puncto Sterblichkeit [3]. Und die Auswertung von 27 unabhängigen Studien aus Amerika, Asien, Europa und Australien, 2015 publiziert im renommierten *Journal of the American College of Nutrition*, zeigte: Der Konsum von rotem Fleisch ist bei Dickdarmkrebs ein unbedeutender Faktor [4] – also auch hier: kein Unterschied zwischen Veggies und Omnivoren (Alles-Essern) bezüglich Darmkrebs. Damit hätten sich zwei positive und zwei neutrale Studien gegenseitig kannibalisiert – und keine hat Recht …

Doch es gibt ja noch einen dritten Ergebniszweig der Korrelationen: Die statistischen Zusammenhänge können nicht nur positiv oder neutral, sondern auch negativ (invers) sein. Dementsprechend – wer suchet, der findet – hat die moderne 360°-Ökotrophologie natürlich auch folgende Beobachtungen zu bieten (die Vegetarier unter den Lesern sollten jetzt »ganz stark« sein): 2013 brachte das Flaggschiff der ernährungswissenschaftlichen Beobachtungsdampfer namens EPIC folgendes Endergebnis mit von seiner Forschungsreise: Fleischesser leben am längsten, und zwar die moderaten [5]. Und bereits 2009 ergab die Oxford-Analyse besagter EPIC-Studie: Vegetarier haben häufiger Darmkrebs als Fleischesser [6]. Was macht man nun damit? So viele Ergebnisse in alle möglichen Richtungen. Das bringt den Menschen doch nur durcheinander! Richtig. Daher wird selektiert – und zwar je nach Ernährungsideologie und jede Richtung für sich.

Welche Wahrheit hätten's denn gern?

Mit obigem Dreifach-Beispiel wird schnell klar, wie der Hase läuft, also wie Wahrheiten »generiert« werden: Je nachdem, mit welchen der drei Korrelationssträngen positiv, neutral oder negativ man sympathisiert respektive welche Ergebnisse man zwingend benötigt, um eine Ideologie aufrechtzuerhalten, dementsprechend selektiv fällt die Auswahl aus.

»Vegetarier haben weniger Darmkrebs und leben länger!«, frohlocken die Pflanzenkostlobbyisten.

»Es gibt keinen Unterschied zwischen Fleischessern und Vegetariern weder bei Darmkrebs noch bei der Lebenslänge«, konstatiert der neutrale Ernährungswissenschaftler.

»Wer Fleisch isst, hat weniger Darmkrebs als Vegetarier und lebt länger als die Fleischverzichter«, freuen sich die Steak-Aficionados.

Diese »Wahrheiten-Trilogie« lässt sich problemlos auf nahezu alle gängigen Streitfragen oder vermeintliche Wahrheiten »moderner Ernährung« übertragen. Zu viel Salz ist ungesund? Zu wenig auch. Ballaststoffe schützen den Darm? Zu viel unverdaulicher Ballast kann zu Blähungen, Krämpfen und Bauchschmerzen führen. Fast-Food und Schokolade machen dick? Warum haben dann – natürlich stets studiengemäß – Jugendliche, die am häufigsten Burger und Pommes [7] oder Schokolade essen [8], einen niedrigen BMI und wenig Körperfett? Ganz einfach: Weil Ernährungsforschung dem Lesen einer Glaskugel gleicht.

[1] Vegetarian Dietary Patterns and Mortality in Adventist Health Study 2; *JAMA* Intern Med. 2013;173(13):1230-1238.

[2] Vegetarian Dietary Patterns and the Risk of Colorectal Cancers; *JAMA* Intern Med. 2015;175(5):767-776.

[3] Mortality in vegetarians and comparable nonvegetarians in the United Kingdom; Am J Clin Nutr. 2016 Jan;103(1):218-30.

[4] J Am Coll Nutr. 2015 May 5:1-23; Red Meat and Colorectal Cancer: A Quantitative Update on the State of the Epidemiologic Science (published online [5. Mai 2015]).

[5] BMC Med. 2013 Mar 7;11:63. Meat consumption and mortality – results from the European Prospective Investigation into Cancer and Nutrition.

[6] Am J Clin Nutr. 2009 May;89(5):1620S-1626S; Cancer incidence in vegetarians: results from the European Prospective Investigation into Cancer and Nutrition (EPIC-Oxford). »... but the incidence of colorectal cancer was higher in vegetarians than in meat eaters.«

[7] Fast-food consumption and body mass index in children and adolescents: an international cross-sectional study, BMJ-Open 2014;4:e005813, doi:10.1136/bmjopen-2014-005813.

[8] Association between chocolate consumption and fatness in European adolescents. Nutrition. 2014 Feb;30(2):236-9. Epub 2013 Oct 17.

Ernährungswissenschaft-
liche Hintergrundinfos –
»Best-of«-Statements

»Bemitleidenswerte Ernährungs-
forschung«

Der desolate Zustand ökotrophologischer Forschung ist in der Fachwelt schon lange bekannt. So erklärte der Direktor des deutschen Cochrane-Zentrums, das die Qualität wissenschaftlicher Studien bewertet, **Prof. Gerd Antes** bereits 2011: »Die Ernährungswissenschaften sind in einer bemitleidenswerten Lage. Studien in diesem Bereich sind von vielen unbekannten oder kaum messbaren Einflüssen abhängig. Deswegen gibt es immer wieder völlig widersprüchliche Ergebnisse.« [1] Nur ein Jahr später ergänzte sein »Studienbewertungskollege« vom staatlichen IQWiG (Institut für Qualität und Wirtschaftlichkeit im Gesundheitswesen), **Dr. Klaus Koch**, zur Kernschwäche von Ernährungs-Beobachtungsstudien: »Epidemiologische Studien können normalerweise keine Beweise liefern. Punkt.« [2] Daher ist für **Prof. Gabriele Meyer**, ehemalige Vorsitzende des DNEbM e.V. (Deutsches Netzwerk Evidenzbasierte Medizin) und aktuell Mitglied im Sachverständigenrat von Bundesgesundheitsminister Hermann Gröhe, klar: »Beobachtungsstudien sind nicht geeignet, präventive oder therapeutische Empfehlungen abzuleiten.« [3] Meyers Nachfolgerin als Vorsitzende des DNEbM e.V., **Prof. Ingrid Mühlhauser**, Gesundheitswissenschaftlerin an der Uni Hamburg, erklärte Mitte 2016: »Beobachtungen, auch groß angelegte, sind keine ausreichende Grundlage für eine moderne Medizin.« [4] Einer der Gründe: Beobachtungsstudien liefern ausschließlich **Korrelationen** (statistische Zusammenhänge), jedoch niemals **Kausalitäten** (Ursache-Wirkungs-Beziehungen/ Beweise). »Zusammenhänge zu beobachten heißt noch nicht, Ursachen zu erkennen«, so Mühlhäuser [4].

Auch in zahlreichen wissenschaftlichen Publikationen wurde jüngst immer wieder auf die systemimmanente Kernschwäche der Ernährungsforschung hingewiesen: Viele ihrer Ergebnisse seien »völlig unglaubwürdig« – und auch eine »weitere Million Beobachtungsstudien« würde keine endgültigen Lösungen liefern [5]. Aufgrund zahlreicher Schwächen dieser Untersuchungen werden Politiker zu »größerer Vorsicht bei Ernährungsempfehlungen« angemahnt, da diese primär auf Beobachtungsstudien basieren, die nicht durch klinische Studien bestätigt wurden [6].

»Nicht genügend wissenschaftliche Evidenz«

Dem entsprechend war es nur eine Frage der Zeit, bis im Februar 2016 **Prof. Peter Stehle**, Präsidiumsmitglied der DGE e.V. (Deutsche Gesellschaft für Ernährung) öffentlich offenbarte, dass die Ernährungsforscher ein Problem haben: »Wir können nicht genügend wissenschaftliche Evidenz liefern.« Denn das sei »tatsächlich schwierig, das Liefern von Belegen.« Die beobachteten Ergebnisse der Ernährungsforschung seien daher »argumentativ natürlich sehr, sehr schwach. Aber das war immer so und wird so bleiben.« Denn zu diesen Studien, die harte Evidenz, also Beweise für beispielsweise gesunde Ernährung liefern, erklärt Stehle: »Solche Interventionsstudien wird es nie geben.« Auch auf die Frage, wie hoch der Einfluss der Ernährung auf die Gesundheit (Verfassung) ist, spricht Stehle Klartext: »Das lässt sich nicht quantifizieren. Niemand weiß das.« [7]

»Gesunde Ernährung? Kann man nicht so genau definieren«

Ach wie gut, dass jemand weiß, warum das niemand weiß - so erklärte der wissenschaftliche Vorstand des DIfE (Deutsches Institut für Ernährungsforschung), **Prof. Tilman Grune**, im August 2016: »Gesunde Ernährung kann man gar nicht so genau definieren.« [8] Sein Kollege **Medizinprofessor Achim Bub** vom Max-Rubner-Institut (MRI), dem Bundesforschungsinstitut für Ernährung und Lebensmittel in Karlsruhe, stellte nur einen Monat später klar: »Wir wissen herzlich wenig über Ernährung.« [9] **Dr. Walter Burghardt**, Ernährungsmediziner am Universitätsklinikum Würzburg und Vorstandsmitglied im Bundesverband deutscher Ernährungsmediziner konkretisierte kurz danach: »Wissen wir denn tatsächlich so genau, was wir brauchen? So weit ist die Medizin noch nicht.« [10] Dieses Kernproblem des »fehlenden Wissens« ist grenzübergreifend bekannt und benannt: »Einerseits wird ständig propagiert, wie wichtig eine gesunde Ernährung ist. Auf der anderen Seite hat die Ernährungswissenschaft bis heute keine schlüssigen Studien für die optimale Ernährung vorgelegt«, mahnte **Prof. Jürgen König**, Leiter Ernährungswissenschaften, Universität Wien im Oktober 2016. [11] Sein österreichischer Kollege **Prof. Gerald Gartlehner**, Leiter des Departments für Evidenzbasierte Medizin (EbM) der Donau-Uni Krems, erklärt die zwei wesentlichen Gründe für diesen Mangel an schlüssigen Studien: »Gute Ernährungsstudien sind sehr schwierig durchzuführen, da viele unterschiedliche Faktoren einen Einfluss haben und das Ergebnis verzerren können. Wir wissen etwa, dass Menschen, die sich ausgewogen ernähren, auch eher Sport treiben und mehr auf ihre Gesundheit achten. Zudem fehlt es in diesem Bereich an finanzieller Power.« [12] Und so fragte die FAZ zu Recht: Was ist denn nun wirklich ein gesundes Essen für den Normalbürger? „Tatsächlich weiß das auch heute niemand", erklärte der Ernährungsmediziner Prof. Hans Konrad Biesalski von der Universität Hohenheim im September 2017 [12.1.]

»Folgen Sie dem Gespür für den eigenen Körper«

Dementsprechend dünn ist auch das Fazit zu gesunder Ernährung von Experten der Hochschule Fulda: So erklärt **Prof. Christoph Klotter**: »Meiner Meinung nach kann heutzutage ohnehin keine allgemeine Ernährungsempfehlung mehr ausgesprochen werden. Jeder Organismus verstoffwechselt Nahrung unterschiedlich.« Und weiter: »Es ist schwierig, genau zu sagen, was gesunde Ernährung ausmacht und was nicht. Viele vermeintliche Erkenntnisse sind ins Schwanken geraten ... Daher können wir nicht sagen, was alle Menschen unbedingt zu sich nehmen sollen.« Statt allgemeiner Regeln empfiehlt Klotter: »Wenn jeder für sich herausfindet, was gut für ihn ist, finde ich das fantastisch.« [13; 13.1] Seine Fuldaer Hochschulkollegin **Prof. Jana Rückert-John** ergänzt: »Was am Ende dann bleibt, ist, sich ausgewogen zu ernähren.« Dabei solle man von allem essen und die »Lust und den Spaß am Essen im Zuge des ganzen Gesundheitswahns nicht verlieren.« [14] Wie einfach das geht, erläuterte **Dr. Margareta Büning-Fesel**, Vorstand des aid Infodienstes und Leiterin des von Bundesminister Christian Schmidt 2017 eröffneten Bundeszentrum für Ernährung, im Mai 2016: »Ich bin überzeugt davon, dass jeder Mensch in der Lage ist, die für ihn beste Ernährung für sich zu entdecken. In erster Linie sollte man dabei seinem Geschmack folgen. Und dem Gespür für den eigenen Körper.« [15] Im März 2017 ergänzte Büning-Fesel die eigentliche Gretchenfrage und »die sollte sein: Was ist gut für mich – und was nicht?« [16] Hingegen sollten »gesundheitsbezogene Aussagen über Ernährung stets mit einer gesunden Portion Skepsis betrachtet werden«, so **Dr. Rainer Spenger**, Geschäftsführer des österreichischen Vereins für Konsumenteninformation (VKI). [12] Prof. König bringt es Ende Mai 2017 auf den Punkt: »Wer ein bisschen über seine Ernährung nachdenkt, braucht keine Ernährungspyramide, sondern nur den gesunden Hausverstand.« [17] Seine Schweizer Kollegin, **Prof. Christine Brombach**, ZHAW Zürcher Hochschule für Angewandte Wissenschaften, liefert dazu die passende praktische Empfehlung: »Essen Sie, was Sie wollen, aber in vernünftigen Mengen.« [18]

Das letzte Wort gebührt SPD-«Gesundheitsminister in spe« **Prof. Dr. Karl W. Lauterbach**, der im März 2017 auf die Frage eines WDR-5-Reporters, ob man sagen könne, »Die einzig sinnvolle Ernährung, die gibt es nicht?« antwortete: »Das kann man auf jeden Fall sagen. Das ist klar.« [19]

QUELLEN:

[1] *Süddeutsche Zeitung*, »Falsche Früchtchen«

[2] *Spiegel ONLINE*, »Überschätzte Gesundheitsstudien: Wer zu viel glaubt, bleibt dumm«

[3] *Novo Argumente*, »Ernährungsregeln – wo bleiben die Daten?«

[4] *brand eins*, »Das Vertrauen in die Medizin sollte erschüttert werden«

[5] Implausible results in human nutrition research – Definitive solutions won´t come from another million observational papers or small randomized trials

[6] Limitations of Observational Evidence: Implications for Evidence-Based Dietary Recommendations

[7] *Bonner General-Anzeiger*, »Der Verbraucher versteht das Wort Risiko nicht«

[8] *Märkische Allgemeine*, »Wissenschaft in Potsdam«

[9 *Lübecker Nachrichten*, »Nahrungsergänzung? Braucht kein Mensch!«

[10] *Main-Post*,»Gesunde Ernährung: Auch mal ein paar Gummibärchen«

[11] *Süddeutsche.de*, »Ernährungswahn«

[12] *Der Standard*, »Ernährung: Boom, Mythen und Gerüchteküche«

[12.1] *FAZ*, Eine einzige fette Lüge

[13] *doccheck*, »Brotzeit schlägt Steinzeit«

[13.1] *Spiegel ONLINE*, »Keine Religion aus dem Essen machen«

[14] *n-tv.de*, »Günstiges Essen ist Wohlstandsindikator«

[15] *GEO Wissen - Gesunde Ernährung*, Nr.1 2016, Seite 111

[16] *Badische Zeitung*, »Ernährungsirrtümer – gibt es gesundes und böses Essen?«

[17] *Der Standard*, »Essen: Was uns aufbaut, was uns schadet«

[18] *bluewin.ch*, »Wir leben in einer Mampf- und Fress-Gesellschaft«

[19] WDR 5 *Funkhausgespräche*, »Wenn Ernährung zur Sünde wird«

WHO-Wurst-Warnung:
Krebsrisiko um bis zu 1% erhöht!

Kommt Ihnen beim Lesen obiger Headline etwas merkwürdig vor? Der Wert von «bis zu 1%« Risikosteigerung wirkt sehr mickrig bis irrelevant. Warum also diese (frei erfundene) Schlagzeile? Weil sie zeigt, was die WHO im Oktober 2015 eigentlich hätte kommunizieren müssen, als sie die Welt vor Wurst warnte: die absolute Wahrscheinlichkeit. Da die absoluten Werte im Bereich »Ernährungsgefahren« jedoch stets sehr niedrig ausfallen, bediente sich auch die WHO des statistischen Taschenspielertricks der relativen Wahrscheinlichkeit. Denn nur so konnte die Weltgesundheitspolizei sicher sein, die gewünschte massive mediale Aufmerksamkeit und globale Berichterstattung zu generieren. Doch das war nicht alles an »Merkwürdigkeiten« – rücken wir der WHO-Wurst-Warnung mal dichter auf die Pelle …

Ende Oktober 2015 lancierte die WHO eine Pressemeldung, in der sie »verarbeitetes Fleisch« (also Wurst, Frikadellen, Würstchen & Co.) als »krebserregend« für Darmtumoren einstufte – und zwar in der höchsten Kategorie 1, zusammen mit Tabak, Asbest, Plutonium – also richtig böse Sachen. Über 800 Studien hätten die WHO-Experten analysiert – und dabei das konkrete Zahlenspiel errechnet: 50 Gramm Wurst am Tag erhöhen das Darmkrebsrisiko um 18 Prozent. Der globale Medienaufschrei war massiv, auch die Deutschen, Österreicher und Schweizer wurden auf fast allen namhaften TV- und Radiokanälen sowie online und per Zeitung vor der gefährlichen Krebs-Wurst gewarnt! Doch neben dem kollektiven Wurst-Wahn wurden auch kritische Stimmen laut, die dem »WHO-Braten« nicht trauten. Und das völlig zu Recht.

Panik-Rechnung geht so ...

Neben zahlreichen Ministern und Verbänden – mit nicht immer »uneigennützigen« Interessen (es ging ja schließlich um die Wurst und damit um den Umsatz) – die die Unsinnigkeit und Ungerechtigkeit der WHO-Warnung beklagten, schrieben auch einige Redakteure kritische Berichte, in denen sie die Hintergründe der öffentlich bekannten WHO-Berechnungen offenbarten. Darüber hinaus kürten deutsche Statistikprofessoren um Walter Krämer die WHO-Wurst-PR »50 Gramm Wurst am Tag erhöhen das Darmkrebsrisiko um 18%« als »Unstatistik des Monats« (eine Aufklärungsinitiative des Rheinisch-Westfälischen Instituts für Wirtschaftsforschung RWI e.V.): »Was bedeuten diese 18%? Heißt das, dass von je 100 Menschen, die 50 g Wurst täglich zu sich nehmen, 18 mehr an Darmkrebs erkranken? Nein! Denn bei dieser Angabe handelt es sich um ein relatives Risiko. Um die Meldung der WHO richtig einordnen zu können, benötigt man jedoch das absolute Risiko, an Darmkrebs zu erkranken, welches bei ungefähr 5% liegt (daran zu sterben: zwischen 2,5 und 3%). Im Klartext bedeutet ›18% mehr‹ also, dass sich das absolute Risiko von etwa 5% auf 6% erhöht. Das hört sich schon etwas weniger dramatisch an. Jedoch haben nur wenige Medien (darunter beispielsweise die *FAZ* am 28. Oktober) auf den Unterschied zwischen dem relativen und absoluten Darmkrebsrisiko eines übermäßigen Wurstkonsums verwiesen und damit nicht zu der derzeitigen Wursthysterie beigetragen. Relative Risiken sind ein bewährtes Mittel, die Gefahr zu übertreiben und Menschen Angst zu machen.«

Ein weiteres Rechenbeispiel auf *Spiegel ONLINE* trägt ebenfalls zur Erhellung (und Erheiterung) bei: »Laut Robert Koch-Institut hat eine 45-jährige Frau in Deutschland durchschnittlich ein Risiko von 0,3 Prozent, in den folgenden zehn Jahren an Darmkrebs zu erkranken. Nehmen wir ein 36 Prozent höheres Risiko an, weil sie pro Tag 100 Gramm mehr Wurstwaren isst als ihre Altersgenossinnen im Durchschnitt (2x50g Wurst = 2x18% = +36%). Dann hat die 45-Jährige ein Risiko von 0,4 Prozent, in den kommenden zehn Jahren Darmkrebs zu entwickeln.« Auch hier schließt sich der Kreis zur Überschrift dieses Kapitels: Das absolute Risiko erhöht sich gar nur von 0,3 Prozent auf 0,4 Prozent – also um »beeindruckende« 0,1 Prozent. Auch diese Zahl hätte man statt »bis zu 1%« in der Kapitelüberschrift nehmen können. Aber 0,1 Prozent Risikoerhöhung ist ja de facto nahe Null und damit fast nichts ... *What do you say, WHO?*

Erst die PR, dann die Publikation!

Doch diese bewusste statistische Täuschung von Medien und Verbrauchern ist längst nicht alles, was kritischen Analysten der WHO-Wurst-Warnung spanisch vorkommt. Damit dieser Infokasten nicht zu lang wird, nachfolgend nur Stichworte des »Best of Public Cheating«:

- Es liegen nur schwache Korrelationen vor, nicht ein Mü (My) Kausalität (Ursache-Wirkungs-Beziehung)
- Die Daten zum Wurstverzehr basieren, wie alle Ernährungsangaben, auf den unüberprüfbaren und oft fehlerhaften Eigenangaben der Probanden (Studienteilnehmer). Ob die Angaben stimmen und wer wie viel von welcher Wurst gegessen hat, weiß niemand
- Die WHO-PR kommuniziert die relative statt absolute Wahrscheinlichkeit
- Erst wenn relative Risiken (RR) den Faktor 10 überschreiten (+ 1000 Prozent, wie beispielsweise beim Rauchen), sind Ursache-Wirkungs-Beziehungen auch bei Korrelationen sehr

wahrscheinlich und plausibel. Hier, bei der »Causa Wurst«, liegt das RR bei 1,18 (= +18 Prozent)

- Die WHO spricht von 800 Studien. So viele existieren jedoch nicht zum Thema »Darmkrebs und Fleischkonsum«. Eine Meta-Analyse hatte 2015 gerade mal 25-30 »Goldstandard-Studien« zu dieser Korrelation gefunden und ausgewertet (es kam – wie erwartet – nichts dabei raus)
- Aktuelle Studien zeigen keinen Zusammenhang zwischen Darmkrebs und Fleischverzehr
- Gesamtkrebsrate und Gesamtsterblichkeit wurden in der WHO-PR nicht erwähnt. Vielleicht bekommen Wurstesser zwar mehr Darmkrebs, aber erkranken seltener an anderen Krebsarten und leben länger?
- »Paradoxerweise« hat das derzeitige Flaggschiff der Ernährungsstudien, EPIC, gleich in zwei unabhängigen Analysen überraschende Ergebnisse geliefert, die so gar nicht ins Bild des WHO-Wurst-Wahns passen: Vegetarier haben häufiger Darmkrebs als Fleischesser (2009). Moderate Fleischesser leben länger als Vegetarier (2014)
- Es gibt keine und es wird systembedingt nie belastbare Interventionsstudien geben, die den Beweis »Wurst ist krebserregend« aufzeigen könnten
- Die WHO ruderte nach der derben Kritik von allen Seiten schon ein paar Tage nach ihrer PR zurück: Sie verlange ja nicht, dass man gar keine Wurst und Würstchen mehr essen solle …
- *Last but not least*: Zum Zeitpunkt des PR-Tsunamis, den die WHO Ende 2015 lostrat, lag noch keine Vollpublikation vor. Die Datengrundlage blieb also unklar. Niemand außerhalb der WHO konnte demnach auf konkreter Datenbasis nachprüfen, anhand welcher Rechnungen die WHO ihre Warnun-

gen ableitete. Zum Zeitpunkt der Erstellung dieser Zeilen, die Sie gerade lesen, vertröstete die WHO auf Nachfrage noch immer mit einer »Verzögerung der Publikation« – das war im Juni 2017. Also fast zwei Jahre später sind die WHO-Aussagen noch immer nicht unabhängig überprüfbar! Die Veröffentlichung sei frühestens »Ende 2017 geplant«.

Alter, Du machst Krebs!

Was man noch wissen sollte: Krebs ist in der Regel niemals auf einen einzigen ursächlichen Faktor zu reduzieren, schon gar nicht auf geringe Mengen (50-100 Gramm) eines einzigen Lebensmittels. Hier spielen zahlreiche individuell-multikausale Lebensstilfaktoren in einem extrem komplexen Zusammenhang die entscheidende Rolle, beispielsweise: Gene (Ergbut), erblich-familiäre Vorbelastung, Fettleibigkeit, Bewegungsarmut, Rauchen, Drogen, Alkohol, Stress, psycho-soziale (Un-)Zufriedenheit, Schadstoff-Aussetzung, Immunitätsstärke, psychische und körperliche Verletzlichkeit, Lebensleid, Traumata und Arbeitsbelastung. Aber selbst das Meiden der bekanntesten Risikofaktoren »kann das Darmkrebsrisiko allenfalls um ein Viertel senken«, erklärte die Deutsche Gesellschaft für Gastroenterologie, Verdauungs- und Stoffwechselkrankheiten DGVS e.V. im November 2015.

Bei den oben aufgeführten Risikofaktoren fehlt noch ein sehr relevanter, und zwar einer, der heutzutage fast jeden »betrifft«: das Alter. Gemäß Robert Koch-Institut RKI erkranken in Deutschland pro Jahr circa 63 000 Menschen an Darmkrebs – dabei sind mehr als 50% bei der Diagnose über 70 Jahre alt. Der Bundesverband der Internisten BDI e.V. stellt klar:»Meist entwickelt sich Darmkrebs ohne erkennbare Ursache ... Das Alter leistet einen nicht zu unterschätzenden Beitrag zur Entwicklung des Darmkrebses. Ab dem 50. Lebensjahr steigt das Risiko erheblich an. 90% der Darmkrebsfälle treten nach dem 50. Lebensjahr auf.« Die steigende Lebenserwartung ist demnach ein ganz wesentlicher Faktor für Darmkrebs, um nicht zu sagen: der stärkste Einflussfaktor! Darüber hinaus stellt das Deutsche Krebsforschungszentrum DKFZ klar:»Eine besondere Diät gegen Darmkrebs gibt es nicht.« Und der BDI klärt grundsätzlich auf:»Meist entwickelt sich Darmkrebs ohne erkennbare Ursache.«

Warum aber macht die WHO den Menschen Angst vor ein, zwei Scheiben Wurst auf dem Brot?»Jetzt vor Wurst zu warnen ist Panikmache. Die Veröffentlichung der WHO reiht sich jedoch nahtlos ein in vergangene Kampagnen gegen Glyphosat und Pflanzenschutzmittel aller Art, in denen ebenfalls Minigefahren aus einem riesigen Universum von Gesundheitsrisiken willkürlich herausgegriffen worden sind.« Es sei traurig, aber wie es aussehe, verkomme die Weltgesundheitsorganisation immer mehr zu einem billigen Propagandakanal radikalgrüner Weltverbesserungsfantasien, resümierte einer der »Unstatistiker des Monats«, Professor Walter Krämer, TU Dortmund, in der *Wirtschaftswoche*. Und was meinen Sie?

Arte/ZDF zeigen, wie es/sie geht: Eine Wissenschaftslüge geht um die Welt

Im Sommer 2015 strahlten das ZDF und Arte eine Koproduktion aus, die das System der Diätlügen offenbarte. Grundlage war die Schlagzeile »Schokolade macht schlank«, die von April bis Mai 2015 in zahlreichen deutschen, amerikanischen, französischen und weiteren Medien weltweit zu lesen war – wohlgemerkt in seriösen, namhaften und einem breiten Publikum bekannten Qualitätsmedien mit hohen Auflagen und Reichweiten. Doch diese Schlagzeile war ein Fake, eine Fehlmeldung, sie war ein Test der ZDF/arte-Redaktion, wie leicht es ist, völlig frei erfundenen Ernährungsnonsens zu verbreiten. Bei diesem Aufklärungsbeitrag, der das Geheimnis hinter dem Vorhang der meisten »seriösen wissenschaftlichen« Studien der Diätbranche lüftete, war der Autor dieses Buchs als Ernährungswissenschaftler und PR-Experte beratend tätig und stand als Interviewpartner zur Verfügung.

Worum ging es konkret? Zuallererst hat sich das Redaktionsteam mit Experten unterhalten, um wesentliche Diätgrundlagen und Medien-Mechanismen durchzudeklinieren. Schlank im Schlaf, Low Carb, die Apfelessig-, Chili-Ingwer- oder Haferflockendiät – die Menschen glauben an die absurdesten Diäten. Also machte das ZDF/arte-Team ein »böses Experiment« und zeigte, wie angebliche Wissenschaft gutgläubige, abnehmwillige Menschen mit falschen Versprechungen ins Bockshorn jagt. Wie lief das nun ab?

Phase 1: Die Zubereitung des Beitrags

Die Autoren kreierten eine sehr schlechte, aus wissenschaftlicher Sicht gar hochgradig peinliche »Studie«. Dazu wurde eine

Zusammenfassung erstellt, die auf den ersten Blick der standardisierten Studiendarstellung entspricht. Verfasst wurde dieses »Paper« natürlich auf Englisch und mit vielen Fachbegriffen gespickt, denn das erhöht die Lesehemmschwelle (insbesondere der Redaktionen, die chronisch unter Zeitdruck stehen). In der Studiendarstellung blieb vieles im Dunkeln oder es wurde sehr nebulös formuliert-fabuliert. Ergänzend haben findige Statistiker ein paar schwer verständliche, aber seriös aussehende Blender-Grafiken gebastelt und in das Paper integriert. Nun war alles »angerührt« und »ready to publish«. Dann suchten die »Autoren« nach einem wissenschaftlichen Journal, das ihre Studie publiziert. Die redaktionellen Hintermänner und -frauen wussten jedoch, dass diese Schrottstudie niemals den Review-Prozess eines auch nur halbwegs seriösen Journals bestehen würde. Ergo musste Plan B her: Sie kauften sich mit ihrer Studie in ein halbseidenes Journal ein, bei dem keine besondere Prüfung des wissenschaftlichen Materials erfolgte, und schon wurde aus dieser megaschlechten »Schoko-Diät-Studie«, um nicht zu sagen Real-Life-Science-Fiction, eine echte wissenschaftliche Publikation.

Phase 2: Bereit zum Auftischen

Nun lag also die eingekaufte Publikation auf dem Tisch; aber niemand kannte das »Wunderwerk«. Daher war das Ziel, die Ergebnisse großflächig unters Volk zu bringen. Dazu bedienten sich die Autoren des bewährten Handwerkszeugs: der PR-Mitteilung. So erstellten sie einen Text eigens für Redakteure, um ihnen das Thema schmackhaft zu machen. Für die entsprechende Pressemeldung dachten sich die ZDF/arte-Journalisten eine attraktive Headline aus, um das Interesse ihrer KollegInnen zu wecken: »Schoko statt Jojo – Studie: Schokolade wirkt als Diät-

Turbo«. Schokolade macht schlank? Das interessiert die Leser! Nun, »mal langsam«, sollte jeder investigativ-kritische Redakteur denken, »ist die PR-Meldung denn auch seriös?« Auch daran hatten die Autoren gedacht: Als Absender fungierte das deutsche »Institute of Diet and Health« – eine Non-Profit-Organisation, die »weder von der Industrie beauftragt noch finanziert wurde«. Ein fingiertes Institut, das es natürlich nie gab.

Und nun passierte folgendes: Vielen Journalisten, die häufig unter Zeitdruck stehen und daher keine Zeit (und/oder keine Lust) hatten, dieser Ernährungs-PR kritisch auf den Zahn zu fühlen, reichten derartige »Seriositäts-Parameter«, um die »Schoko-macht-schlank«-Meldung ungeprüft abzuschreiben – ohne sich vorher die »Originalarbeit« anzuschauen, ohne dem Studienleiter vorher essenzielle Fragen zu seiner Forschung zu stellen oder selbst zu recherchieren (denn dann wäre der Täuschungsversuch sofort aufgeflogen!). Und schon lasen die Menschen in den Medien auf der ganzen Welt Schlagzeilen wie »Neue Studie: Schokolade hilft beim Abnehmen« oder »Schoko statt Jojo! Wer Schokolade isst, bleibt schlank«. Die Botschaft war lanciert, die Mission erfüllt, der TV-Beitrag hatte sein »Skandal-Futter« und konnte ausgestrahlt werden ...

Wie lautet die Botschaft dieser Aktion? Ganz einfach: Jede Ernährungsstudie muss kritisch betrachtet werden, die Daten müssen genau unter die Lupe genommen werden. Denn alle Ernährungsstudien sind per se schwach, manche aber sind einfach sehr schlecht, grottenschlecht bis hin zu (digitalem) Papiermüll. Und die Moral von der Geschicht? Liebe Journalisten: Ernährungs-PR einfach abschreiben, das soll man nicht!

»Echtes Intuitives Essen« – jeder Mensch is(s)t anders!

Vertrauen Sie ihrer Kulinarischen Körperintelligenz

»Wenn eine Idee anfangs nicht absurd klingt,
besteht keine Hoffnung für sie!«
Albert Einstein, Physiker

Um eines vorwegzunehmen: Die folgenden »Ideen« sind *natürlich* keineswegs absurd. Vielleicht mögen sie aufgrund der wachsenden Distanz zu unserem körpereigenen, intuitiven Ernährungssystem und wegen des heutzutage geltenden »Wissens« auf den ersten Blick ein wenig absurd erscheinen. Aber die Tatsache, dass es kein standardisiertes Essverhalten geben kann, weil jeder Mensch anders ist und isst, klingt doch gar nicht so absurd, oder ?

Du bist, was Du isst – diesen Spruch kennt fast jeder. Ernähren Sie sich mit »gesundem Essen«, dann sind Sie gesund. Essen Sie wenig, dann bleiben Sie dünn. Essen Sie viel, werden Sie dick, essen Sie nichts, sind Sie bald ein Nichts. Das eingangs erwähnte Sprichwort hat zweifellos seine Berechtigung. Jedoch stellt erst die Umkehr dieser Volksweisheit eine Kernaussage des »Echten Intuitiven

Essens« dar: **Du isst, was Du bist.** Ein grundsätzlich gesunder Organismus hat nach vielen Jahren abwechslungsreicher Ernährung gelernt, welche Nahrungs- und Genussmittel zu welcher Zeit benötigt werden – denn seinem »internen Ernährungssystem« sind die verschiedenen Inhaltsstoffe von Speis und Trank inzwischen bestens bekannt. Unser Körper weiß die Nahrung daher besser zu bewerten als unser rationaler Verstand und besser als jeder »externe« Ernährungsberater, der sich mit theoretisch geschätzten *Durchschnittswerten* zur Versorgung auskennt. Warum ist das so?

Gleich und gleich gesellt sich gern. Gestatten, Geschwister Gehirn!

Unser Körper weiß Bescheid, **weil wir mit zwei außerordentlich leistungs- und lernfähigen Gehirnen ausgestattet sind,** die ständig miteinander kommunizieren und wissen, welches Essen gut für uns ist. Sie haben richtig gelesen, es sind *zwei*: Neben unserem Kopfhirn spielt das »Gehirn im Bauch« eine wesentliche Rolle für unser Überleben. Und das ist keine esoterische Spinnerei, sondern nennt sich schulmedizinisch »enterisches Nervensystem«. Konkret bedeutet das: Unser Darm wird von etwa 100 Millionen Nervenzellen umschlossen – genauso viele, wie das gesamte Rückenmark enthält. Dieses »Gehirn« in der Darmwand wurde evolutionär weit vor dem Kopfhirn angelegt, um durch instinktive Hungergefühle die Nährstoffversorgung und damit das Überleben zu sichern. Insgesamt betrachtet ist unser Darm sogar das älteste Organ und entwickelte sich lange vor Herz, Haut oder Lunge. Im Laufe der Zeit hat die Evolution dem »alten Hirn« einen großen Zwilling »spendiert«: unser Gehirn im Kopf. Beide arbeiten exakt mit den gleichen Zelltypen, Mechanismen und Botenstoffen.

Darmhirn und Kopfhirn sind sozusagen Kopien – unten die kleine Ausführung, oben die große Version. Kein Wunder, denn die zwei Kommandozentralen weisen denselben »Stammbaum« auf: In der embryonalen Entwicklung wandert ein Teil der Zellansammlungen der sogenannten »Neuralleiste« in den Kopf, der andere Teil in den Bauchraum. Die stete Verbindung zwischen den verwandten Zellstrukturen wird durch eine »Standleitung« namens Vagusnerv gewährleistet. So tauschen sich die Gehirne ständig aus und lernen voneinander. Insbesondere »Big brain« profitiert von den zahlreichen Informationen aus der Tiefe des Bauches: **90 Prozent der ausgetauschten Informationen werden vom Darm an den Kopf übermittelt.** Viele dieser »Bauchgeschichten« werden direkt in unser emotionales Zentrum gespeist: ins limbische System, wo auch unser Belohnungszentrum sitzt. Was »erzählt« nun das Darmhirn unserem Gehirn im Oberstübchen? **Sehr viel davon hat mit Emotion und Intuition zu tun – denn das Gehirn im Bauch ist auch Quelle psychoaktiver Substanzen, die unsere Gemüts- und Stimmungslage beeinflussen.** Sie kennen die Sprichworte, die diese Fähigkeiten des Darmhirns verdeutlichen: »Der Ärger schlägt mir auf den Magen«, »Das habe ich aus dem Bauch heraus entschieden«, »Liebe geht durch den Magen« oder »Sie hat Schmetterlinge im Bauch«. In diesem Buch interessiert uns aber die lebenswichtigste Aufgabe des Gehirns »down under«: **die Analyse der Nahrung und die Speicherung dieser Information als Erinnerung in der körpereigenen Nahrungsmittel- und Nährstoffdatenbank.**

Um die Leistung der neuralen Darmanalysten besser einzuschätzen, werfen wir einen tieferen Blick auf und in unser **Verdauungs-**

organ: Seine Länge entspricht der einer ausgewachsenen Anakonda – etwa **acht Meter**. Dabei fasziniert die Größe der Kontaktfläche mit der Nahrung: Würden wir den Darm ausrollen, wäre mehr als ein kompletter Tennisplatz bedeckt – das menschliche Verdauungsorgan hat eine **Oberfläche von 400 Quadratmetern!** Doch hier wird nicht gespielt, sondern nonstop im 24-h-Betrieb gearbeitet: Unser Verdauungssystem zerlegt Berge an Essen und Trinken, analysiert die Inhaltsstoffe, speichert diese Informationen und gewährt den Nährstoffen Einlass (oder auch nicht). **Im Lauf eines 75-jährigen Lebens passieren 30 Tonnen feste Nahrung den Darm, hinuntergespült mit 50 000 Litern Flüssigkeit.** Millionen von chemischen Verbindungen müssen dabei analysiert und verarbeitet werden, lebenswichtige Stoffe genauso wie Gifte und Fremdkörper. Unterstützung erhält der Verdauungstrakt von Milliarden fleißigen »Zeitarbeitern«, unseren Darmbakterien. Dabei arbeiten die kleinen Helfer auf engstem Raum, denn **das menschliche Darm-Mikrobiom (auch »intestinale Mikrobiota«; früher sagte man: Darmflora) gilt als das am dichtesten besiedelte aller bekannten Ökosysteme.** Diese gigantisch große Bakterien-Gesellschaft, bestehend aus tausend Spezies von bis zu 100 Billionen an der Zahl (zehnmal mehr Zellen, als der menschliche Körper besitzt), kümmert sich um den Abbau von Abfall- und unverdaulichen Ballaststoffen, erzeugt Vitamine und unterstützt die Abwehr von krank machenden Bakterien. Ganz nebenbei erwähnt: Unser Darm ist auch unser größtes Immunorgan. Mit 70 Prozent aller Abwehrzellen unseres Körpers erledigt er die Verteidigung gegen Billionen ungebetener Eindringlinge, die versuchen, sich durch unser Verdauungssystem in den Körper zu schmuggeln. Eine große Anzahl an Abwehrzellen steht dazu in direkter Verbindung mit dem Darmhirn.

Um zu gewährleisten, dass Versorgung und Verteidigung unser Überleben sichern, kann das Darmhirn im Gegensatz zu *allen* anderen Organen autonom entscheiden: **Es»denkt«, fühlt und handelt selbstständig und völlig unabhängig, denn es muss weder von unserem Bewusstsein noch vom»großen Bruder« Befehle entgegennehmen.** Selbst wenn wir wollten, wir sind nicht in der Lage, unser Darmhirn mit unserem Verstand zu beeinflussen. Die Natur wird wissen, warum ... Vielleicht auch deshalb, damit die 90 Prozent der Informationen, welche die Schaltzentrale der Verdauung lebenslang an den Kopf sendet, nicht »vernünftig« manipuliert werden. Es geht schließlich um nicht weniger als unser Überleben.

Konkret: Kulinarische Körperintelligenz

Vereinfacht ausgedrückt, arbeiten die beiden eng verschalteten Gehirne wie folgt zusammen: Wir nehmen eine Mahlzeit zu uns. Unser Verdauungssystem zerlegt die Nahrung in ihre Bestandteile. **Das Darmhirn analysiert dabei als »intelligenter Vorkoster« die einzelnen Inhaltsstoffe und speichert alle Informationen in seinem eigenen Gedächtnis ab – mit den gleichen Substanzen, die auch im Kopfhirn für das Speichern unserer Erinnerungen benutzt werden.** Diese Qualitätskontrolle und Klassifizierung der Nahrung in »sehr gut, gut, geht so« oder »schlecht, gefährlich« wird an unser Kopfhirn gesendet, das die Bauchinfos ebenfalls speichert. **Alle Informationen werden dabei immer auch ins limbische System, in unser Gefühlszentrum, eingespeist, wo die Daten des Darmhirns mit Emotionen verknüpft werden** (beispielsweise »schmeckt mir sehr, habe ich große Lust drauf, gibt mir ein gutes Gefühl«). Aus dieser Vielzahl an Erinnerungen fordert unser Körper mittels der dazugehörigen gespeicherten Geschmacksempfindungen die benötigten Nährstoffe mit entsprechender biologischer Wirkung. Wir fühlen diese Forderung mit unserem Instinkt Hunger und seiner Begleitemotion »Lust auf Essen«. Damit wir diese **essen**ziellen Bedürfnisse zur Lebenserhaltung befriedigen, lockt und motiviert uns unser Belohnungszentrum mit guten Gefühlen. Denken Sie nur an die Vorfreude aufs Essen, die Erwartung des Wohlgefühls während und nach der Mahlzeit: »Da hab ich aber jetzt richtig Lust drauf!« Denn nachdem wir vom Körper geforderte Nahrung gegessen haben, fühlen wir uns wohl. Nach einem guten Essen sind wir satt und zufrieden. »Essen und Trinken hält Leib und Seele zusammen«, ergänzt der deutsche Volksmund. Und die Franzosen wissen seit Generationen: »Das Glück kommt beim Essen.«

Unsere *Sinne,* »Schmecken, Riechen und Fühlen«, unser *Bewusstsein,* unser *Gefühls- und Belohnungszentrum im Kopf* und unser *Darmhirn* stehen also in ständiger Kommunikation miteinander, damit wir intuitiv die *richtige* Nahrung essen. So gewährleistet unser Körper in Rückkopplung mit dem gesamten Versorgungszustand, stets die lebensnotwendigen Nährstoffe zu bekommen, die er mittels Hunger und Lust einfordert. Ein zentraler Faktor in diesem System sind die »kulinarischen Erinnerungen«, die mit jeder Mahlzeit wachsen. Damit das gesamte Ernährungssystem immer auf dem neuesten Stand ist, aktualisiert das Bauchhirn unser Kopfhirn ständig mit frischen Erinnerungen.

Konkret: **Die Kulinarische Körperintelligenz ist das intuitive Wissen Ihres Körpers über den Wert von Nahrung.** Was tut ihm gut, was verträgt er und was nicht? Welche Kost benötigt er wann, was hat für ihn einen besonders hohen Stellenwert? Welche

Nahrungsmittel braucht er oft, welche selten – all das spüren Sie über Hunger und Lust, die beiden »internen Kommunikationsinstrumente« Ihrer Kulinarischen Körperintelligenz.

Jeder Mensch is(s)t anders

Im Lauf der Jahrtausende hat die Evolution dieses menschliche Ernährungssystem in der »Krone der Schöpfung« zur Perfektion entwickelt und in unserem Erbgut verankert. Mit Anbeginn jedes neuen Lebens und allen künftigen Mahlzeiten nähren wir dieses System mit Informationen – so wächst unsere ganz persönliche Nährstoffdatenbank, katalogisiert im menschlichen Genussgedächtnis. Unser Körper liefert die hochkomplexe, modernste »Hardware«, und wir speisen mit den Mahlzeiten die »Software« ins System. Die daraus resultierende **Kulinarische Körperintelligenz** ist bei Erwachsenen so umfangreich und einzigartig bestückt, wie wir alle ein Unikat sind. Darum gilt: Es gibt so viele gesunde Ernährungsweisen, wie es Menschen gibt, denn: **Jeder Mensch is(s)t anders.** Dementsprechend verspürt jeder hungrige Homo sapiens zu unterschiedlichen Zeiten ein *individuelles* Verlangen nach ganz bestimmten Nahrungsmitteln, das aus diesem Körperwissen resultiert und der optimalen Versorgung mit Nährstoffen dient. Die unterschiedlichen Bedürfnisse nach Nahrung hängen dabei von zahlreichen Faktoren ab: **Herkunft, Tradition, Kultur, Gesellschaft, Erziehung** – und natürlich vom **Angebot an Nahrung**, aus dem wir schöpfen. Die **Asiaten** essen anders als die **Afrikaner**, die wiederum anders essen als die **Europäer**. Innerhalb Europas speisen **Spanier** nicht wie **Engländer** und nicht wie wir **Deutschen**. Und schauen wir uns im eigenen Land um, so sehen wir: **Bayern** isst anders als **Hamburg, Pfälzer Traditionen** unterscheiden sich von **Berliner Essgewohnheiten.** Deklinieren Sie nun noch die **Regionen, Provinzen** und **Städte** bis in die **Küchen einzelner Familien** hinunter, dann wird klar, wie individuell die Bedürfnisse nach Essbarem aufgrund der erwähnten Faktoren sind. Hinzu kommen **soziale, geschlechtsspezifische, ökonomische, jahreszeitliche** (Tageslichtdauer, Temperatur) und **intellektuelle** Aspekte, die unser Essverhalten beeinflussen. Auch das **Alter,** der **gesellschaftliche Status** oder die **religiöse Ausrichtung** spielen eine Rolle. Ist das nötige Geld vorhanden, beeinflussen darüber hinaus **ökologische, ideologische** und **sozialverträgliche** Kriterien den Kauf von Nahrungsmitteln.

Aber wo auch immer wir in Deutschland oder anderen Ländern mit Überangebot leben, eines bleibt gleich: Befriedigen wir das Bedürfnis »Hunger« wunschgemäß, dann essen wir nach den individuellen Lustsignalen unseres Körpers, die der Lebenserhaltung dienen. Wir essen so, wie wir »gestrickt« sind: *Du isst, was Du bist.* **Das ist Echtes Essen, das von intuitiven Gefühlen geleitet wird – nicht vom Verstand.**

Unzertrennlich: Hunger & Lust

Das mächtigste Steuerrad unseres Körpers **zur Deckung des täglichen Nährstoffbedarfs durch Echtes Essen** ist der Instinkt Hunger mit seiner Begleitemotion Lust. Die Facetten an Hungergefühlen mit den damit verbundenen Veränderungen in der sensorischen Wahrnehmung sind beeindruckend. Wie duftet ein knuspriges Brathähnchen, wenn Sie Hunger haben? Und wie riecht derselbe Broiler, wenn Sie satt sind? Oder gehen Sie hungrig an einer Bäckerei vorbei – und Ihre Nase wird Ihnen zeigen, was Lust auf frisches Brot bedeutet. Wenn der Magen knurrt, lenkt das Doppelhirn Ihre Aufmerksamkeit zielstrebig auf alles Essbare in Reichweite. Maßgeblich daran beteiligt ist das limbische System, eine entwicklungsgeschichtlich alte Hirnregion, deren Prozesse evolutionär betrachtet für unser Überleben sehr wichtig waren und es noch heute sind. Das limbische System steuert insbesondere unser Belohnungszentrum und ist für die Verarbeitung von Emotionen und Triebverhalten zuständig:»Iss, was Dir schmeckt, und ich belohne Dich mit Wohlgefühl.« So lautet sein Angebot, wenn Ihr Körper lebenserhaltende Nährstoffe fordert. **Essen Sie also nur *dann*, wenn Sie wirklich Hunger haben, denn nur mit aktiviertem Belohnungszentrum wird Lebenserhaltung durch Essen zum echten Genuss.** Dieses Körperwissen, das jeder kennt, wurde 2008 nochmals wissenschaftlich bestätigt: Forscher der McGill University in Montreal konnten zeigen, dass der »Motor der Nahrungsaufnahme«, das Hunger auslösende Hormon Ghrelin, auch auf Belohnungszentren im Hirn wirkt und so für die Verstärkung des lustbetonten Essdrangs sorgt. Die Forscher schließen aus dieser doppelten Wirksamkeit von Ghrelin, dass »Nahrungsaufnahme zur Aufrechterhaltung der Energieversorgung und lustbetontes Essen miteinander verbunden sind«. So stellt unser Körper sicher, dass wir essen und überleben. Versuche mit Mäusen bestätigen diesen lebenswichtigen Zusammenhang zwischen Hunger und Lust: Nager mit blockiertem Belohnungssystem zeigen so wenig Interesse an Nahrungsmitteln, dass sie innerhalb von vier Wochen verhungern. Es muss also was dran sein: **Hunger und Lust gehören zusammen.**

»Wahren Hunger kennt unsere Wohlstandsgesellschaft nicht«, behauptete jedoch der Ernährungsmediziner Professor Hans Hauner von der Technischen Universität München im Interview mit Deutschlands größter Apothekenkundenzeitschrift *Apotheken Umschau*. Das trifft sicher auf diejenigen zu, die rein aus gelernter Routine essen und nicht, weil sie »wahren Hunger« verspüren. **Insofern sollten nicht die Uhrzeit oder andere externe Faktoren bestimmen, wann Sie essen, sondern stets Ihr Körpergefühl »Hunger«.** Wenn Sie morgens nichts essen wollen, dann lassen Sie es, auch wenn das Frühstück gern als »die wichtigste Mahlzeit des Tages« propagiert wird. Sie sind in diesem Fall übrigens kein Exot, denn etwa ein Drittel aller Bundesbürger frühstückt nicht gern. Generell gilt: Kein Mensch braucht ein Frühstück ohne Hunger. Ob Morgenstund´ nur Kaffee oder auch Eier mit Speck im Mund hat, hängt allein von Ihren frühmorgendlichen Vorlieben ab. Wenn die Kollegen »Mittag machen« und Sie nichts essen wollen, dann essen Sie eben zu einer anderen Zeit, zu der *Sie* hungrig sind. Jeder kann, aber keiner muss in Gesellschaft essen, das ist weder gesünder noch ungesünder, sondern sollte auf Ihren Vorlieben beruhen – ausgenommen Pflichtveranstaltungen und treu sorgende Eltern, die ihr Essverhalten ohnehin natürlich gewollt auf das ihrer Kinder einstellen.

Für diese elterliche Flexibilität beim Essen sorgt allein schon die Biologie des Menschen, denn der Nachwuchs ist die Garantie zur Weitergabe der eigenen Gene und zur Sicherung der Existenz der gesamten Spezies. Ergo lautet der Körperauftrag: Die Versorgung des Nachwuchses hat höchste Priorität. Jedoch sind die »Einschnitte« in das individuelle Essverhalten von Mama und Papa hierzulande sicher nicht so gravierend, dass **essen**zielle emotionale und körperliche »Esseinbußen« zu erwarten wären. Flexible Eltern und Kinder finden bei uns genügend »Schnittmengen« an Zeiten und Mahlzeiten, die allen Generationen schmecken. Und wenn nicht, nimmt man sich eine kurze Auszeit in seiner persönlichen »Essoase«. Denn generationsübergreifend gilt: Wenn Sie beispielsweise abends hungrig sind, dann essen Sie auch nach 20 Uhr. Es gibt keine magische Stunde am Abend, nach der Essen schneller dick macht. Diese »Volksweisheit« wurde in der Weihnachtsausgabe 2008 des *British Medical Journal* erneut entzaubert: Keine Studie habe diesen Mythos jemals bestätigt. Die Erklärung ist einfach: In Bezug auf Ihr Gewicht kommt es allein auf die Energiebilanz, also die verzehrte *Gesamtmenge im Verhältnis zum Verbrauch* an, und nicht darauf, *wann* Sie essen (siehe auch Kapitel 5: Das »Rein-Raus-Prinzip«). **Also essen Sie nur, wenn Sie Hunger haben. Je stärker der Hunger, desto größer die Lust am Essen – und desto besser schmeckt Ihnen Ihre Mahlzeit.** Das Gefühl des intensivierten Geschmacks bei wachsendem Hunger kennt eigentlich jeder aus alltäglicher Erfahrung – aber die wissenschaftliche Bestätigung darf natürlich auch nicht fehlen: So hat die University of Maryland im Sommer 2010 verkündet, dass der Hunger unseren Geschmackssinn besonders für zuckerhaltige Nahrung verstärkt. Und Forschungen der Universität Cincinnati vom April 2011 zufolge schärft das Hungerhormon Ghrelin auch unseren Geruchssinn für Nahrung (Sie erinnern sich sicher an das »duftende Brathähnchen« von Seite 116). Französische Forscher entdeckten ein Jahr später die gelebte Selbstverständlichkeit, dass Hunger den Blick fürs Essen schärft.

Interessant sind darüber hinaus die folgenden »positiven Nebenwirkungen« des körperlichen Hungers, die seine essenzielle Funktion zur Lebenserhaltung untermauern: **Echter Hunger stärkt**

die Abwehrkräfte. Forscher der Uni Bonn gaben Anfang 2010 bekannt, dass unser Körper in Hungersituationen vermehrt Stoffe produziert, die Krankheitserreger vernichten – sozusagen führt der Hunger zur Herstellung körpereigener Antibiotika. Dieses »Immunbooster«-System scheint ein sehr altes und damit bewährtes Körperprogramm zu sein, das direkt mit unserem Ernährungsstatus zusammenhängt und unabhängig vom restlichen Immunsystem gesteuert wird. Doch das ist nicht alles: **Wer echten Hunger hat, der ist aufmerksamer und bewegt sich mehr,** gaben Züricher Forscher Ende 2009 bekannt. Um gesund zu bleiben, brauche der Körper richtig sättigende Mahlzeiten und dann die Möglichkeit, in den anschließenden kleinen »Fastenperioden« wieder echten Hunger auf die nächste Mahlzeit zu entwickeln. Müssen Sie wichtige Entscheidungen treffen? Dann essen Sie sich vorher satt. Denn eine Studie der University of South Dakota ergab Anfang 2010: **Ein voller Bauch denkt langfristig, Sie können satt besser in die Zukunft planen.** Im Hungerzustand denkt es sich eben nicht sehr weit über die nächste Mahlzeit hinaus ...

Essen ist ein vielfältiges Erlebnis

Ergo: Essen Sie, bis Sie richtig satt sind. Denn das ist Sinn und Zweck der Nahrungsaufnahme – verbunden mit einem entspannenden Wohlgefühl als körperliche »Belohnung« zur Lebenserhaltung. Dieses wohlige Sättigungsgefühl wird fast immer durch die Produktion des Glückshormons Serotonin verstärkt – besonders bei süßem und fettreichem Essen. Wenn Sie hingegen häufig aufhören, bevor Sie satt sind, züchten Sie sich ein unterschwelliges, andauerndes Hungergefühl, das sich irgendwann in Heißhunger und Fressattacke seinen Weg bahnt. Genießen Sie jede Mahlzeit mit allen Sinnen, mit maximaler Aufmerksamkeit, und lassen Sie sich nicht großartig ablenken: Wenn Sie essen, dann essen Sie (in den letzten Jahren hat sich dafür der Begriff »Achtsames Essen« etabliert). Idealerweise nehmen Sie sich die Zeit zum Genießen, die Sie benötigen – ohne Hektik, ohne Zeitdruck. Letzteres gilt es gerade in unserer schnelllebigen Gesellschaft zu beherzigen, die per se häufig viel Stress verursacht. Daher muten Sie Ihrem Körper nicht noch zusätzlich hastig hinuntergeschlungene Speisen zu. Gönnen Sie sich entschleunigende Auszeiten zum Genießen. Kosten Sie Ihre Mahlzeiten voll aus. Ihr Körper wird es Ihnen danken.

Die Stärke Ihres Hungers bestimmt übrigens auch Ihre »Kau-Schluck-Frequenz«. Also essen Sie *ohne* Zeitdruck einfach nach Ihrem natürlichen Körpertempo – und nicht etwa »schön langsam«, auch wenn es gern als gesund dargestellt wird. Sie werden mit fortschreitendem Verzehr Ihrer Mahlzeit natürlicherweise langsamer, Ihr Hunger wird weniger, Ihr Körper reduziert die Essgeschwindigkeit kontinuierlich – aber bitte stören Sie Ihr natürliches Tempo nicht verstandesgesteuert. Sollten Sie sich aufgrund einer hohen Verzehrgeschwindigkeit sehr viel mehr als nötig gegönnt haben, dann seien Sie sicher: Bei Echten Essern kommt der nächste Hunger dann eben später, weil die zugeführte Energie länger anhält.

Wenn möglich (also kein Dogma! Wie übrigens alles hier ...), bevorzugen Sie weitgehend naturbelassene, unverarbeitete Nahrungsmittel, denn auch das kann den geschmacklichen Genussfaktor oftmals erheblich steigern. Genauso wie eine ansprechende »Essthetik«, die Ihren persönlichen Vorlieben entspricht – denn Ihr Auge isst mit. Wenn das, was Sie sehen, Ihnen bereits das Wasser im Mund zusammenlaufen lässt, so haben Sie beste Voraussetzungen für Genuss mit *allen* Sinnen geschaffen. Dazu gehört selbstverständlich auch der Geruch, einer Ihrer schärfsten Sinne zur Bewertung des Essens. Unsere Nase hat als einziges Sinnesorgan einen direkten Draht ins limbische System. Düfte aktivieren daher ohne Umwege sofort unsere Emotionen und Triebe, die instinktiv wissen, was gut für uns ist. Vertrauen Sie also Ihrer Nase und riechen Sie an Nahrungsmitteln und Mahlzeiten. **Je mehr Sie neben Ihrem Geschmack auch Ihre Sinne Sehen, Riechen und Tasten bei der Auswahl Ihrer Nahrungsmittel einsetzen, desto mehr schärft sich Ihr intuitives Gespür für Qualität und Unterschiede der zahlreichen Leckereien, die uns zur Verfügung stehen.**

Sorgen Sie zudem für Abwechslung auf Ihrem Teller, probieren Sie Neues und kombinieren Sie Bewährtes mit Exotischem, um Ihr ganz persönliches Nährstoff- und Genussspektrum kontinuierlich zu erweitern. Für den industrieunabhängigen Verbraucherdienst *aid* (seit 2017 BZE, Bundeszentrum für Ernährung) ist das gar die »goldene Ernährungsregel«: den Geschmack trotz aller gesund/ungesund-Meldungen nicht aus den Augen verlieren, variantenreich essen und **Vieles ausprobieren.** Neues auszuprobieren hat übrigens einen angenehmen Nebeneffekt: Ihr Hirn sorgt dafür, dass Ihnen »Neuland entdecken« Spaß macht, denn auch dabei wird das Belohnungszentrum aktiviert. Unser Überangebot an verfügbaren Nahrungsmitteln macht es leicht, Unbekanntes zu erforschen und so künftige Bedürfnisse vielfältig, aber noch gezielter zu befriedigen. Gleichzeitig entwickelt sich Ihr Genussgedächtnis weiter: **Sie lernen durch Neuentdeckungen immer mehr Nahrungsmittel kennen und erweitern so Ihre Kulinarische Körperintelligenz.** Dementsprechend pulst Ihr Körper seine akuten Bedürfnisse nach bestimmten Nährstoffen über die Gefühle Hunger und Lust künftig noch gezielter in Ihr Bewusstsein.

Sie kennen sicher folgendes Phänomen: Sie haben zwar selten, aber immer wieder Hunger und Lust auf etwas Spezielles, das Sie sonst kaum essen. In diesem Moment spüren Sie, wie Ihre Kulinarische Körperintelligenz ganz gezielt bestimmte Nahrungsmittel fordert. Als Beispiel: Viele Menschen lassen Salat & Co. gern links liegen. Doch alle paar Wochen (oder Monate) wird das Bedürfnis nach einem ordentlichen Teller Frischkost so groß, dass sie den Salatteller ihren »normalen Mahlzeiten« vorziehen. Danach ist der Hunger auf die gewohnt-bewährte Kost, die täglich genussvoll sättigt, wieder dominant. Kurzum: Ihr Körper hat sich geholt, was er nur gelegentlich braucht, und geht jetzt wieder zum »lebenserhaltenden Tages(s)geschäft« über.

»Ich sterbe vor Hunger« – dann essen Sie Ihr Leibgericht!

Die Steigerung der »normalen« hungrigen Lust auf Nahrung ist die »Gier nach Genuss«. Dieses starke, evolutionär verankerte Verlangen nach Essen spüren wir, wenn wir dem Hungergefühl nicht sofort nachgeben, sondern es ausreizen, bis wir (metaphorisch) »vor Hunger sterben«. Ihr Körper wird alles Nötige tun, um Sie davon zu überzeugen, dass Essen genau *jetzt* gut wäre: Das Belohnungssystem arbeitet noch aktiver. Sie spüren, wie der potenzielle Lustgewinn mit dem Hungergefühl steigt und welche emotionale Belohnung Sie erwartet, wenn Sie das Bedürfnis zu essen *jetzt* befriedigen. Sie erinnern sich: Ihr limbisches System wird Ihre Aufmerksamkeit immer stärker aufs Essen fokussieren wie bei einem hungrigen Tier auf der Jagd. Und damit Sie auf dieser Jagd nach der lebensnotwendigen Mahlzeit weder ängstlich noch zögerlich, sondern zielstrebig sind, vertreibt das Hungerhormon Ghrelin auch Angst und Depressionen und schärft unseren Geruchs- und Sehsinn für Nahrung. Unter derartigen »Jagdumständen« kann Ihre Wahrnehmungsfähigkeit für die Umwelt leiden, weil Ihr Körper ein wichtiges Ziel hat, dem im Hungerzustand vieles untergeordnet werden muss: **essen zur Lebenserhaltung**. Aber dafür ist die gefühlte Belohnung danach besonders groß – sozusagen das spürbare »Vielen Dank für die Nährstoffe«.

Haben Sie Lust auf einen lukullischen Tipp, der das Belohnungssystem Ihres Körpers noch ein Stückchen weiter ausreizt? Dann machen Sie sich beim Akt der »elementaren Bedürfnisbefriedigung zur Lebenserhaltung« frei von gesellschaftlich-sozialen Regeln und Konventionen. So können Sie die bevorstehende Ausschüttung der körpereigenen Glückshormone noch steigern. Was heißt das konkret? **Lassen Sie Ihren Hunger »über sich hinauswachsen«, gönnen Sie sich eines Ihrer Lieblingsessen und genießen Sie die Leckerei *ohne* gelernten Anstand, frei von Normen, *ohne* Tischmanieren – einfach den archaischen Instinkten folgend: Die Gier regiert.** Jeder Bissen wird zur Wonne, die zum befreienden Stöhnen aus der Tiefe des Bauches einlädt. Machen Sie beim Kauen die Augen zu, lehnen Sie sich zurück und genießen Sie bei vollem Bewusstsein Ihrer Sinne, wie Ihr Körper die Lebenserhaltung namens Essen mit einem Feuerwerk an intensiven Geschmackserlebnissen und Wohlgefühl belohnt. Dieses stark lustbetonte Essen ist ein ganz besonderes emotionales Geschenk der Natur, das wir nicht verschmähen, sondern dankend und mit Respekt ausleben sollten – je öfter, desto besser. Es versteht sich von selbst, dass diese extreme Form des »verstandesbefreiten Essens« nur in privater Umgebung möglich ist; entweder allein oder mit Ihrer Familie und Freunden, die genau die gleiche Form dieser urinstinktiven, lebenserhaltenden Lustbefriedigung zelebrieren möchten. Begrüßenswert ist daher auch die Empfehlung des Ernährungspsychologen Professor Christoph Klotter von der Hochschule Fulda im *BR*: »Ich denke, es wäre ganz gut, auch mal exzessiv zu essen. Ich finde es schlimm, wenn Menschen ständig Maß halten. Denn Grenzerfahrungen gehören dazu.« In diesem Sinn: Testen Sie Ihre Genussgrenzen aus!

Um Missverständnissen vorzubeugen, sei an dieser Stelle der folgende Hinweis erlaubt: Mit dem Ausleben der gesteigerten Esslust soll nicht zur »sechsten Todsünde Völlerei« animiert werden. Es geht allein um die Lebenserhaltung in einer extremen Situation, indem Sie Ihr körperliches Bedürfnis »starker Hunger« befriedigen und so Ihrem Körper die benötigten Nährstoffe liefern. Hunger: So lautet das Stichwort auch und insbesondere beim Ausleben der gesteigerten Esslust – *beginnen* Sie Ihre Mahlzeit nur dann, wenn Sie (extrem) hungrig sind, und nicht aus anderen Gründen. Dass Sie am Ende vielleicht mehr gegessen haben, als nötig war, ist gerade unter den überoptimalen Versorgungsbedingungen in »Schlaraffia Germania« fast normal, evolutionär nachvollziehbar und in der Regel auch kein Problem für Echte Esser (dazu lesen Sie später mehr). Eine passende Weisheit des griechischen Philosophen Sokrates verdeutlicht auch hier die Kernaussage: **»Lebe nicht, um zu essen, sondern iss, um zu leben.«**

Essen und Sex und ...?

Was kann uns neben dem Echten Essen einen *täglichen* vergleichbaren Genusskick zur Lebenserhaltung bieten? Außer unserem zweitwichtigsten Urtrieb, der Sexualität, wohl nichts. Das mag auch daran liegen, dass Essen und Sex von denselben, sehr alten Regionen unseres Gehirns gesteuert werden. Diese Erkenntnis wurde Ende 2008 von Professor Tamas Horvath bestätigt, einem der weltweit führenden Wissenschaftler auf diesem Gebiet, der an der Eliteuniversität Yale forscht. Aus Ihrer eigenen Erfahrung können Sie seine Forschungsergebnisse sicher gefühlt bestätigen: Sie wählen Ihren wahren Lebens- oder Sexualpartner schließlich nicht mit dem Verstand aus, sondern Ihre Emotionen und Ihre Intuition entscheiden, oder? So sollte es auch bei der Lebenserhaltung Nummer eins sein: Primär sagen Ihre Gefühle Hunger und Lust Ihnen, welches Essen gut für Sie ist – rationale Erwägungen spielen erst sekundär eine Rolle.

Lassen Sie also zur Steigerung Ihrer Laune auch der gesteigerten Esslust öfter freien Lauf und testen Sie so Ihr ganz persönliches Belohnungssystem aus. Sonst verpassen Sie nicht nur **essen**zielle Merkmale Ihrer Persönlichkeit, sondern auch eine der stärksten Lust bringenden Fähigkeiten Ihres Körpers, die der Sicherstellung Ihrer Existenz dient. Und das wäre bedauerlich – man lebt bekanntlich nur einmal.

Fazit: Hunger ist der wichtigste Trieb zur Lebenserhaltung[2]*. Dementsprechend ist das emotionale Belohnungssystem zur Befriedigung dieses Triebs mit besten Mitteln in Form von positiven Gefühlen wie Freude, Lust und Glück ausgestattet. Um in den Genuss dieser Emotionen zu kommen, essen Sie nur dann, wenn Sie Hunger haben, und zwar nur das, worauf Sie echte Lust verspüren, was Ihnen wirklich schmeckt und was Sie gut vertragen. Nur was Sie gern essen, liefert Ihnen die lebenswichtigen Nährstoffe, die Ihre Kulinarische Körperintelligenz über die Gefühle Hunger und Lust intuitiv ausgewählt hat.*

Essen Sie, bis Sie satt sind, denn das ist das Ziel der Nahrungsaufnahme, verbunden mit einem entspannenden Wohlgefühl als körperliche Belohnung zur Lebenserhaltung. Nur diese Kultur des Echten Essens hat das Prädikat »gesund« verdient. Wann immer Sie es in privatem Rahmen einrichten können, lassen Sie auch Ihrer gesteigerten Esslust freien Lauf, die Sie spüren, wenn Sie »vor Hunger sterben«. Schlemmen Sie dann verstandesbefreit und fernab jeglicher Normen. Das ist gesundes Essen für Körper und Geist, denn gesund ist nur, was Ihnen schmeckt und Ihre Lust befriedigt.

Gibt es einen Grund, etwas zu essen, was Ihnen nicht schmeckt? Nein. Denn würde Ihr Körper die darin enthaltenen Nährstoffe benötigen, wäre es lecker. Ihr individueller guter Geschmack ist die Lust- und Leitzentrale beim Essen. Diese Erkenntnis wurde übrigens 2008 und 2011 – Sie ahnen es – wissenschaftlich untermauert: Der Geschmack ist immer noch das wichtigste Kriterium beim Einkauf und liegt damit vor dem Preis und dem Gesundheitswert. So lautet die erfreuliche Erkenntnis einer paneuropäischen

---

2 Hunger erhält Leben – zusammen mit dem Durst, den wir aber hierzulande aufgrund unseres generell hohen Wasserkonsums seltener so extrem spüren. Aber wie beim Essen sollte auch beim Trinken der Körper das »Go-Signal« geben: Trinken Sie, wenn Sie Durst haben.

Studie mit mehr als 17 000 Teilnehmern. In trockenem Fachchinesisch des Deutschen Instituts für Ernährungsforschung hört sich das in etwa so an: »Die Geschmackswahrnehmung spielt für die Nahrungsaufnahme eine wesentliche Rolle. Sie hilft uns dabei zu entscheiden, welche Nahrung dem Körper Energie und lebensnotwendige Bausteine liefert und welche besser gemieden werden sollte.« *Dagegen klingt das Ergebnis einer Studie mit 27 000 Bürgern aus 27 EU-Staaten wie leichte Verbalkost: Die meisten Befragten sähen Nahrung und Essen als Genuss. Und der Ernährungsreport des Bundesministeriums für Ernährung und Landwirtschaft zeigte 2017 ganz klar, welches Kriterium die Lebensmittelauswahl dominiert: 97 Prozent der Befragten kaufen,* »was Ihnen schmeckt«. *Der Geschmack liegt damit einsam an der Spitze der Auswahlkriterien. Genau so muss es sein. Denn nur was schmeckt, isst man auch mit Genuss.*

Eine Ernährungsform, die Sie nicht genießen können, weil sie Ihnen im wahrsten Sinne nicht schmeckt, ist damit zum Scheitern verurteilt. Ein leicht angepasstes Zitat von Hippokrates bringt es auf den Punkt: »Eure Nahrungsmittel sollen Eure Genussmittel sein!«[3]

Des Pudels Kern trifft ebenso die Aussage des Lebensmittelchemikers Udo Pollmer, der öffentlich gern rät: **»Wir sollen nicht immer über gesunde Ernährung nachdenken, sondern das essen, was uns schmeckt und uns bekommt.«** *Genauso passend war seine* »Warnung« *bezüglich der Pläne der Bundesregierung, mit dem kaloriensparenden Aktionsplan* »Fit statt Fett« *gegen Übergewicht vorzugehen:* »Den Menschen wird die Freude am Essen verdorben!« *Und das darf niemals passieren. Doch zu viel Ernährungswissen führt leider ebenso dazu wie die Angst vorm Dickwerden,*

---

3 Im Original: »Eure Nahrungsmittel sollen Eure Heilmittel sein!«

geschürt durch den allgegenwärtigen Schlankheitswahn und seine »Idealmaße«. Wie absurd jedoch die Vorstellung eines standardisierten »Modelmenschen« ist, wissen Sie nach der Lektüre der beiden folgenden Kapitel. Denn dann kennen Sie die vereinfachten Grundmechanismen unseres Körpergewichts, deren individuelle Steuerung Ihr Körper gar nicht gern Ihrem Verstand überlässt.

Praktischer Ratgeber: »Probieren geht über Studieren«

Für grundsätzlich körperlich und geistig gesunde Menschen ist die Volksweisheit »Probieren geht über Studieren« genau der richtige Einstieg ins Echte Intuitive Essen. Warum? Einige Menschen bekommen bei dem Gedanken, nur noch das zu essen, worauf sie Lust haben und was ihnen schmeckt, gewisse Zweifel. Diese werden häufig gespeist aus dem Überfluss an »ein**studiertem**« Wissen zu gesunder Ernährung: »Wenn ich esse, worauf ich Hunger habe, dann gehe ich doch auf wie ein Hefekloß!« Doch ist das tatsächlich so? Haben Sie verstandesbefreites Essen jemals konsequent gelebt? Oder behindern immer wieder »gesunde Warnsignale« der Vernunft Ihre Kulinarische Körperintelligenz bei der Steuerung des natürlichen Essverhaltens? Der Mensch kann die zum Echten Essen gehörenden Genussgefühle verlernen, aber genauso gut können wir dieses emotionale Begleitgeschenk der Lebenserhaltung wieder zurückerobern. Wie das geht?

Probieren Sie Echtes Essen einfach aus! Wichtig ist dabei, dass Sie immer nur dann essen, wenn Sie wirklich *Hunger* haben. Leider verlieren einige Menschen auch diese elementare Fähigkeit, das echte, körperliche Hungergefühl richtig zu interpretieren. Der Grund liegt in der Vielzahl an Anlässen, die uns Schlaraffenländler zum Essen *ohne* echten Hunger verleiten können: Frust, Kummer und Einsamkeit, gesellschaftliche Ereignisse oder extreme körperliche Veränderungen wie starke Hormonschwankungen. Auch Drogen und Arzneimittel sowie chronischer Schlafmangel können das natürliche Hungergefühl enorm aus dem Gleichgewicht bringen. **Insbesondere andauernder, großer Stress kann zu vermehrtem Essen ohne echten Hunger führen** – unser Stresshormon Kortison lässt grüßen. Vor allem bei restriktiven Essern, die sehr auf ihre Mahlzeiten achten, sich oft zügeln und ihre Ernährung kontrollieren, durchbricht Dauerstress diese Kontrollmechanismen und führt zu massivem Mehressen. Einige Menschen kompensieren darüber hinaus mangelnde Anerkennung, soziale Ausgrenzung, fehlendes Selbstbewusstsein oder familiäre Probleme und Lebenskrisen mit hungerfreiem Verzehr von Nahrungsmitteln. Oder der Hunger nach Liebe und Geborgenheit wird fälschlicherweise mit Essen gestillt, um so die lebenshungrige Seele zu füttern. Zahlreiche Menschen, die unter psychischem Stress leiden, suchen heutzutage diesen Seelentrost im Essen – neudeutsch auch »Emotional Eating« genannt. In der Psychologie existiert darüber hinaus die Erkenntnis, dass der angefutterte Fettpanzer als Schutzschild vor der Gesellschaft dienen kann. Und selbstverständlich gibt es die verschiedensten Mischformen des hungerfreien Nahrungsverzehrs, vielfach gefördert von Einsamkeit und Langeweile. All diese Formen des emotionalen oder »kompensatorischen Essens« haben drei Dinge gemeinsam: Sie kommen in der westlichen Welt oft vor, können der Gesundheit schaden und sie sind kein Echtes Essen – **denn Echtes Essen wird gesteuert durch die Kulinarische Kör-**

perintelligenz und dient der lebenserhaltenden Versorgung mit Nährstoffen.

Manche Menschen meinen, ohne Hunger und nur aus »Lust« zu essen. Diese Esslust ist aber meist bedingt durch das Ziel des Körpers, akut verfügbare Nahrung in Speicher umzuwandeln (dazu mehr in Kapitel 6 »**Gen**au festgelegt – unser natürliches Essverhalten«). Sind speicherorientierte Körper also von Essen umgeben, entsteht diese Esslust aufgrund des »**vorausschauenden Hungers**«. Oder das lustbetonte »Ich-will-was-essen«-Gefühl ist ein Signal des Körpers, um »**Nervennahrung**« zu erhalten, die beispielsweise schnell verfügbaren und benötigten Zucker für unser Gehirn liefert. Beide letztgenannten Varianten gehören zum Echten Essen, denn sie werden durch die Kulinarische Körperintelligenz gesteuert.

Sie spüren sicher, wenn er kommt ... der echte Hunger

Wenn Sie also nicht sicher sind, ob Sie echten Hunger verspüren oder Ihr gelerntes Wissen respektive andere »essfremde« Gefühle Ihnen etwas vorgaukeln (Stress, Uhrzeit, gewohnte Situationen), dann essen Sie noch nichts. Echten Hunger werden Sie zweifelsfrei spüren, wenn seine Zeit gekommen ist. Wenn es Ihrem Körper akut an Nährstoffen mangelt, wird jedes andere Gefühl zweitrangig – denn Hunger ist ein evolutionärer Schutz vor Unterernährung. Der Körper versucht natürlich, zuerst neue Nahrung zu bekommen, bevor er von seinen langfristigen Reserven zehrt. Dazu dient auch die nächste Stufe des echten Hungers, die neben Gefühlen auch Körperreaktionen mobilisiert: Unterzuckerung macht sich gern durch leichtes Zittern der Hände bemerkbar. Spätestens in diesem Stadium werden Sie ganz sicher spüren, wie sich *Ihr* richtiger Hunger anfühlt. Wenn Sie sich jedoch über dieses Stadium »hinaushungern«, dann greift Ihr Körper auf Ihre Reserven zurück und flutet das Blut mit den benötigten Nährstoffen. Der Hunger verschwindet für kurze Zeit, Sie fühlen sich vorerst wieder satt. Diese Phase sollte aber nicht Ihr Ziel sein, denn damit beginnt bereits eine Minidiät. Nachfolgend finden Sie in vier Empfehlungen zusammengefasst, wie Sie *Ihren* echten Hunger wieder erkennen und intuitiv spüren lernen:

1. **Verbannen Sie alles Wissen zu »gesundem« Essen aus Ihrem Kopf!** Wählen Sie Lebensmittel nicht nach rationalen Kriterien aus, sondern weil sie Ihnen richtig gut schmecken.

2. **Durchbrechen Sie Routinen!** Frühstücken Sie beispielsweise nicht, wenn Sie keinen Hunger haben, nur weil es »ja so gesund ist«.

3. **Reizen Sie Ihr Hungergefühl aus!** Essen Sie nicht sofort, wenn Sie *denken*, Sie sind hungrig. Warten Sie, bis **Sie Ihren echten Hunger richtig spüren** – das ist ganz sicher dann der Fall, wenn Ihre Hände anfangen, leicht zu zittern (Vorsicht, grenzwertig: Unterzuckerung!).

4. **Hören Sie sich beim Essen zu!** Kommt das wohlige **»Mmmmhhh«-Stöhnen** aus der Tiefe des Bauches bis über Ihre Lippen, dann belohnt Ihr Körper Sie, weil Sie den echten Hunger mit dem richtigen Essen stillen (in Gesellschaft stöhnt man natürlich oft nur innerlich).

Generell gilt: Übung macht den Meister, auch und gerade beim Auf-den-Körper-hören. Sich selbst wieder kennenlernen, sich und seinen Körper intensiv beobachten, das wird gern als die neue »Achtsamkeit« bezeichnet. Wie auch immer man es nennen mag – Patentrezepte gibt es beim Individuum Mensch keine. Aber grundsätzlich kann jedermann Störfaktoren ausschalten, damit man die Signale des eigenen Körpers wieder besser versteht. Daher ist besonders wichtig: Ignorieren Sie Ihr gelerntes Wissen zur »gesunden« Ernährung und vermeiden Sie vernunftgesteuerte Manipulationen der körperlichen Nahrungsauswahl. Wenn Sie hungrig sind, essen Sie nur, worauf Sie *Lust* haben. Sie werden sicher nicht jeden Tag Currywurst mit Pommes, Cheeseburger, Chips und Schokolade essen wollen. Vielleicht wird Ihr Körper zu Beginn des Echten Intuitiven Essens viel von dem verlangen, was Sie bislang als »ungesund« abgestraft haben und Ihr Gewissen mit einem warnenden Unterton belegt hat: »Das macht dick!« Doch kaum sind die früher als schlimm bewerteten Lebensmittel nicht mehr verboten, verlieren sie schnell ihren Reiz, weiß auch der US-amerikanische Ernährungsexperte Professor Steven Hawks von der Brigham Young University in Utah. Also ist diese extreme Phase sicher vorüber, sobald Ihr Körper auch die »bösen« Nahrungsmittel in sein natürliches Auswahlspektrum integriert hat – und sie nur noch dann fordert, wenn Ihr Organismus sie benötigt.

Er-Leben Sie Echtes Essen

Lassen Sie sich also nicht von Ihren Essgelüsten in den ersten Tagen abschrecken, auch wenn Sie vielleicht zunehmen. Es ist der erste Schritt – in die richtige Richtung. Geben Sie Ihrem Körper mindestens zwei Monate Zeit, um seine Sensoren auf *Ihr* individuelles Echtes Essen einzustellen und so sein *natürliches* Gewicht zu erreichen. Ihr Körper wählt intuitiv über Hunger, Lust und Geschmack das Essen aus, das Sie benötigen. Wie bereits erläutert, gibt es keine grundsätzlich gesunden oder ungesunden Nahrungsmittel. Allein die Häufigkeit des Verzehrs ist entscheidend. **Nutzen Sie daher die unglaubliche Vielfalt an Nahrungsmitteln, die sich uns heute bietet – Ihre Kulinarische Körperintelligenz wählt aus diesem reichhaltigen Angebot gezielt diejenigen Lebensmittel aus, welche die benötigten Nährstoffe zur Lebenserhaltung liefern.** Nichts ist verboten, alles ist erlaubt. Brechen Sie mit verstandesgesteuerten Verboten und Gewohnheiten. Leben Sie Ihre natürlichen Bedürfnisse aus, statt sie zu unterdrücken oder mit »gesunden Alternativen« abzuspeisen. Es kommt weniger darauf an, *was* Sie essen, sondern *wie* Sie sich dabei fühlen: je besser, desto besser!

Genießen Sie Ihr Essen und seien Sie bitte auch ein aufmerksamer Beobachter Ihrer selbst: Was hat sich geändert, seitdem Sie **Echt Essen?** Fühlen Sie sich besser, spüren Sie Ihren Körper intensiver, oder hat Ihr »schlechtes Gewissen« die Oberhand? Auf jeden Fall werden Sie nach den zwei Monaten wissen, wie *Sie* Echt Essen. Wahrscheinlich kennen Sie dann auch Ihren »Setpoint«, Ihr vom Körper bestimmtes natürliches Gewicht – oftmals gleichbedeutend mit dem viel zitieren »Wohlfühlgewicht« (siehe auch Kapitel 6: »**Gen**au festgelegt – unser natürliches Essverhalten«). Ob Sie dann dabei bleiben oder den Verstand ins »Entscheidungsgremium Essen« zurückholen, ist und bleibt Ihre Sache.

Viel Spaß beim Ausprobieren !

Weitere **praktische Tipps** finden Sie auch am Ende des Buches bei dem »**1 x 1 des intuitiven Essens**«.

Übrigens ... Einige **Ernährungsexperten** wurden im Rahmen der Berichterstattung über die erste Auflage dieses Buchs, HUNGER & LUST, von den Medien um ihre Meinung dazu gebeten. Deren Sicht auf das essenziellste Körpersignal zur Lebenserhaltung lässt mündige Essbürger erstaunt aufhorchen, denn sie könnten sich durchaus als »essunfähig« abgestempelt sehen. Ein paar Beispiele gefällig?

Professor Andreas Pfeiffer von der Berliner Charité ist der Ansicht, dass **der Mensch überhaupt nicht mehr wirklich entscheiden kann, was sein Körper braucht.** Schuld sei das Überangebot an Nahrungsmitteln. Daher würden die meisten Menschen das essen, was ihnen schmeckt, aber nicht das, was »gesund« ist. Auch Dr. Thomas Ellrott von der Universität Göttingen **glaubt nicht, dass Menschen dauerhaft wieder lernen können, auf das innere Hungergefühl zu hören.** Ebenso bezweifelt Professor Ursel Wahrburg von der Fachhochschule Münster, **dass sich alle Menschen wirklich auf ihre Lust auf bestimmte Lebensmittel und auf ihr Sättigungsgefühl verlassen können.**

Würde einer dieser Experten eigentlich die »Ess-Kapaden« schwangerer Frauen infrage stellen? Generell wundern wir uns häufig über die ungewöhnlichen Menükombinationen à la »Nutellabrötchen mit Gewürzgurke mitten in der Nacht«. Aber niemand käme auf die Idee, die Hungergefühle einer Schwangeren »ernährungswissenschaftlich« zu analysieren. »Ihr Körper wird schon wissen, was er braucht ...« Richtig. Und diese Aussage soll expertengemäß für Nicht-Schwangere nun *nicht* mehr gelten ...?!

Stellen Sie sich daher doch bitte die einfache Frage: »**Wer außer Ihrem Körper kann wissen, was für SIE gutes und gesundes Essen ist?**« Vielleicht die zahlreichen Ernährungsberater oder

-päpste? Oder schlaue Bücher über »gesunde« Ernährung, häufig geschrieben von selbst ernannten Ernährungsexperten? Nein, das kann: niemand!

Nur Ihr Körper kennt seinen Versorgungsstatus. Daher kann auch nur Ihr Körper wissen, welche Nährstoffe Sie wann benötigen. Man muss ihn nur »ungestört arbeiten« lassen und seinen Körpergefühlen vertrauen. Dann lautet meine These: Essen Sie nur, wenn Sie echten Hunger haben und zwar nur das, worauf Sie Lust haben und was Ihnen gut schmeckt. Diesbezüglich begrüßenswert ist die Zustimmung der **DGE-Sprecherin Antje Gahl, die im *Reutlinger General Anzeiger* klarstellte:»Ganz grundsätzlich und für gesunde Menschen stimmt seine These vermutlich.«** Sie gibt dabei jedoch zu bedenken, dass viele Menschen den Zugang zum Hunger- und Sättigungsgefühl verloren haben. Und genau da schließt sich der Kreis zum Sinn dieses Infokastens:

Lernen Sie Ihren echten Hunger wieder kennen und werden Sie ein mündiger Essbürger!

Vielleicht sollte die DGE aufgrund der obigen Erkenntnis über eine Neuausrichtung ihrer rationalen Aufklärungskampagnen nachdenken: Wie wäre es mit Aktionen und Hilfestellungen für Menschen, die den »Zugang zum Hunger- und Sättigungsgefühl« wieder ermöglichen? Denkbar sind Maßnahmen, die das Vertrauen in das eigene Körpergefühl stärken, die den Menschen »trainieren«, den echten, den biologischen Hunger wieder intuitiv zu spüren und vom hungerfreien Essen zu unterscheiden. Wie könnten diese Maßnahmen aussehen? Was meinen Sie? Fragen Sie doch einfach mal bei der DGE nach: *info@dge.de.*

Solche zeitgemäße Kampagnen würden sicher auch die Zustimmung der unabhängigen Verbraucherzentralen gewinnen – beispielsweise der in NRW, denn auch ihrer Meinung nach »hat es die Natur eigentlich wunderbar eingerichtet: Der Mensch soll essen, wenn er Hunger hat, und trinken, wenn er durstig ist. Und der Körper signalisiert, wenn er Nachschub braucht, und zeigt, wann er genug hat. Doch leider haben viele Menschen verlernt, auf ihren Körper zu hören ...«

Aber – stimmt das eigentlich wirklich? **Kennen die Deutschen, Österreicher und Schweizer das Gefühl des echten, des körperlich-biologischen Hungers tatsächlich nicht mehr?** Einer derartigen Behauptung fehlt nämlich die seriöse Grundlage – denn es liegen keine aktuellen Daten vor, die diese Aussage belegen. Essen die Menschen also, weil sie Hunger haben, oder essen sie aus Gewohnheit, nach Uhrzeiten, oder halten sie sich vorwiegend an Ernährungsregeln? Das weiß – wie immer in der Ernährungswissenschaft – niemand wirklich. Ungeachtet dessen aber wird genau diese Vermutung, »wir haben den Zugang zum Hungergefühl verloren und können beim Essen nicht mehr auf unseren Körper vertrauen«, stets als Hauptargument gegen ein intuitives, hungergesteuertes Essverhalten herangezogen – wie Sie bereits weiter oben lesen konnten.

Um der essenziellen Frage »*Warum* essen wir?« auf den Grund zu gehen, führt Ernährungswissenschaftler Uwe Knop, Autor dieses Buchs, die Umfrage »**Kennen Sie Ihren echten, den körperlichen Hunger?**« auf der Website *www.echte-esser.de* durch. Nach mehr als 2600 Teilnehmern lautete das Ergebnis im März 2014: 61 Prozent kennen ihren echten Hunger. Diese Kernfrage wurde ebenfalls von der renommierten Gesellschaft für Konsumforschung GfK in einer **repräsentativen Umfrage** 1100 Menschen gestellt – hier gaben sogar 76 Prozent an, ihren echten Hunger zu kennen.

Diese Ergebnisse sind sicher nicht der Weisheit letzter Schluss, handelt es sich doch auch hier »nur« um Eigenangaben der Menschen – die Zahlen liefern jedoch erstmals eine aktuelle Tendenz, die den Hunger-Negierern wie beispielsweise der DGE klar widerspricht. »Ehrlich gesagt, kann ich dazu nicht viel sagen«, lautete so auch der nichtssagende Kommentar der DGE-Sprecherin Gahl zu diesen Ergebnissen.

Um die »Hunger-Tendenz« regelmäßig zu überprüfen, läuft die Onlineumfrage unbegrenzt weiter. Machen daher auch Sie gern mit bei der ersten, grenzüberschreitenden Drei-Länder-Umfrage zum echten, körperlich-biologischen Hunger!

Abschließend folgt noch einmal übersichtlich zusammengefasst die kurze Echt-Hunger-Definition, die zur folgenden Diskussion beitragen soll: **Der »echte« Hunger ist der körperlich-biologische Hunger, mit dem der Körper seine physiologische Nährstoffversorgung und Speicherkapazitäten sicherstellt.**

Im Gegensatz dazu gibt es den »psychischen« Hunger, der zur Nahrungsaufnahme führt, um seelische Probleme zu kompensieren (»Emotional Eating / Kompensatorisches Essen«).

Das »Rein-Raus-Prinzip«

Energie löst sich nur selten in Luft auf

Der menschliche Körper als »Krone der Schöpfung« ist ein hoch-komplexer Organismus, dessen viel vernetzte Funktionen wir wahrscheinlich nie bis ins Detail verstehen werden. Daher erleich-tern uns stark vereinfachte Thesen, gewisse Prozesse grundlegend nachzuvollziehen. Aus diesem Grund folgt zum Thema »Kalorien und Energieaufnahme« im Laufe dieses Kapitels ein sehr simples Prinzip des energetischen Gleichgewichts, das im siebten Kapitel dann weiter konkretisiert wird.

Pfundesrepublik Deutschland?

Mittlerweile pfeifen es die Spatzen von den Dächern: Wir Deut-schen sind zu dick! Nach offiziellen RKI-Daten (Robert Koch-In-stitut) der »Studie zur Gesundheit Erwachsener in Deutschland« (DEGS1) aus dem Jahr 2013 sind 67,1 Prozent der Männer und 53 Prozent der Frauen übergewichtig (adipös, also fettleibig). Die-se Zahlen haben sich im Vergleich zum Bundes-Gesundheitssur-vey 1998 (BGS98) nicht verändert. Die Adipositashäufigkeit hin-gegen ist gestiegen, und zwar speziell bei Männern: BGS-gemäß waren 18,9 Prozent der Männer und 22,5 Prozent der Frauen adi-pös, laut DEGS1 sind es 15 Jahre später 23,3 Prozent der Männer und 23,9 Prozent der Frauen. **Zwei Drittel der Männer und mehr als die Hälfte aller Frauen waren bereits laut »Nationaler Verzehrstudie 2007« übergewichtig und fast jeder fünfte Bundesbürger sogar fettleibig.** 2007 hieß es daher: Wir sind nicht nur zu dick, sondern sogar die **Dicksten in ganz Europa** – erster Platz in der Fettbauch-Champions-League nach Aussage der International Association for the Study of Obesity. Diesen Spitzenplatz als übergewichtigste Europäer haben 2010 die Briten »zurückerobert« – gleichzeitig aber liegt deren Lebenserwartung höher als in allen anderen europäischen Ländern! Vielleicht liegt es daran, dass in England die Zahl der tödlichen Herzinfarkte zwischen 2002 und 2010 um mehr als die Hälfte gesunken ist – über die Gründe für diesen Rückgang können die Forscher der Universität Oxford nur spekulieren. Schützen etwa die britischen Pfunde vor Herzstillstand? Grundsätzlich erscheint diese englische Entwicklung sehr seltsam, denn der landläufigen Meinung zufolge soll »Dicksein« doch eigentlich krank machen. Anscheinend aber steigt zusammen mit den Pfunden in ganz Europa die Lebenserwartung an, obwohl immer mehr Menschen an »krankhaftem Übergewicht« leiden (*Journal of Epidemiology*). So auch bei uns: 2010 hat die Lebenserwartung in Deutschland den höchsten Stand erreicht – und das trotz (oder vielleicht gar wegen?) der gern thematisierten »Übergewichtsepidemie« ...

Die schwersten Menschen der Welt leben übrigens auf den Inseln des Pazifiks: Dort liegt der mittlere BMI bei 34-35. Doch zurück zu den »dicken Deutschen« – nehmen wir uns zur näheren Betrachtung des Sachverhalts die Männer zur Brust, da sie datengemäß dicker als die Frauen sind: Wenn 67,1 Prozent der deutschen Männer Übergewicht haben, bleibt noch ein Drittel, unter dem sich auch diejenigen acht Prozent finden, die zu dünn sind. Also lebt schätzungsweise nur ein Viertel des »starken Geschlechts« mit einem wissenschaftlich deklarierten »Normalgewicht« gemäß Body-Mass-Index (BMI) von 20 bis 25.

BMI – Ein Index auf dem Index ...

Da drängt sich die Frage auf: **Sind wirklich fast acht von zehn deutschen Männern »fehlgewichtig«** – oder stimmt etwas mit dem zugrunde liegenden Bewertungsmaßstab nicht, dem lieb gewonnenen, aber umstrittenen BMI? Diese »Menschbemessungsformel« der Weltgesundheitsorganisation wird von Fachleuten zu Recht kritisiert, denn sie reduziert uns auf das Verhältnis von Gewicht zur Körperfläche (Gewicht geteilt durch Größe im Quadrat) und berücksichtigt dabei keinerlei unterschiedliche Körperformen. Darüber hinaus werden sowohl Frauen als auch Männer und alle Altersklassen an den »Idealwerten« 20 bis 25 bemessen – einfach alle in einen Topf. Das führt zu verzerrten Ergebnissen, denn der Körper eines 20-jährigen Mannes ist anders zu bewerten als der seines 75-jährigen Großvaters und der seiner Mutter mit 50 Jahren. Der BMI erfasst leider auch nicht, ob wir muskulös sind oder eher fettleibig, sondern bezieht sich nur auf die reine Masse – er **unterscheidet also nicht zwischen Muskeln und Fett** und demnach auch nicht, *wo* das Fett sitzt (es gibt »böses« im Bauch und »gesundes« Unterhautfettgewebe). Daher erlaubt der BMI auch keine Aussagen über die Entstehung und Entwicklung von **Krankheiten.** So gab im März 2010 ein Forscherteam der Ludwig-Maximilians-Universität München bekannt: »**Body-Mass-Index taugt**

nicht für gesundheitliche Risikovorsorge.« Studienleiter Dr. Harald Schneider betont: »Der BMI spielt keine Rolle für das Schlaganfall-, Herzinfarkt- oder Todesrisiko eines Menschen.« Zu diesem Ergebnis kamen auch Forscher der amerikanischen Mayo Clinic im Mai 2011 nach Analyse von fast 16000 Patientendaten aus fünf weltweiten Studien: **Der BMI sage nichts über das Sterberisiko von Herzpatienten aus.** Die Kritik am BMI wächst mit jeder neuen Untersuchung zur **Lebenserwartung**, da paradoxerweise die »Übergewichtigen« am längsten leben (Seite 145 ff.). Für den Übergewichts-Experten Professor Johannes Hebebrand ist der BMI beispielsweise als Grenze zwischen Normal- und Untergewicht »reine Willkür.« Und DGE-Sprecherin Antje Gahl zufolge ist er auch für die Beurteilung des Ernährungszustands bei Kindern **nicht** geeignet.

Welche Relevanz hat also ein Wert, der Menschen mit der höchsten Lebenserwartung als übergewichtig stigmatisiert? Die Antwort gab Anfang 2010 die Sprecherin des Deutschen Instituts für Ernährungsforschung, Dr. Gisela Olias: **Der BMI »hat ausgedient«.** Fünf Jahre später untermauerte der Co-Autor einer großen amerikanischen Studie der University of California diese Prognose: »**Das sollte der letzte Nagel im Sarg des BMI sein«,** so Jeffrey Hunger, dessen Untersuchung Folgendes ergab: Etwa die Hälfte der als übergewichtig eingestuften Amerikaner gelten als gesund, weil sie keinerlei Krankheitsanzeichen aufweisen.

Bevor der BMI komplett in Rente geschickt wird, sei noch einmal an folgenden Kritikpunkt erinnert, der das Dilemma eindrucksvoll verbildlicht: Muskeln sind schwerer als Fett. Und diese Tatsache treibt den BMI bei muskulösen Menschen zusätzlich in die Höhe. Als beliebtes Beispiel der BMI-Kritiker wird häufig der Boxer Wladimir Klitschko herangezogen: Mit einem BMI von fast

29 liegt er nah an der Grenze zur »Fettleibigkeit« (ab 30 lautet die Definition »adipös«). Solch einen »Fettleib« hätte mancher Mann sicher gerne. Und viele Frauen würden bestimmt auch nicht Nein dazu sagen, mit einem derart gebauten Partner liiert zu sein ...

Normalerweise sollte in Statistiken der Normalfall am häufigsten vertreten sein, mit Extremen am oberen und unteren Ende. Doch beim Gewicht der Deutschen scheint es genau umgekehrt. Werden wir also mit falschen Bemessungsgrundlagen einfach nur fett gerechnet? Entsteht auf dem Papier eine Generation von Dicken, die es gar nicht gibt? Will man uns vielleicht ein schlechtes Gewissen machen, oder haben wirklich fast acht von zehn Männern und mehr als jede zweite Frau ein Gewichtsproblem?

Propere Propaganda

Anscheinend fühlt sich der Großteil von uns trotz oder gerade wegen zu vieler Kilos »pfundswohl«, denn **der Befragung einer großen Krankenkasse zufolge empfinden zwei Drittel der Deutschen das eigene Gewicht als »genau richtig«.** Dieses Ergebnis wurde im August 2008 mit einer Umfrage der größten deutschen Apothekenkundenzeitschrift *Apotheken Umschau* in etwa bestätigt: Nur jeder dritte Deutsche fühlt sich zu dick. Im gleichen Monat gab die Bundesvereinigung Deutscher Apothekerverbände zwar bekannt, dass sich gemäß ihrer Befragung jeder Zweite zu schwer fühle – aber so ist das gelegentlich mit der Marktforschung: Andere Fragetechniken ziehen andere Ergebnisse nach sich. Unabhängig davon, wie viele Bundesbürger nun denken, sie seien zu dick – glauben wir den Erkenntnissen eines renommierten Nürnberger

Marktforschungsinstituts, dann »**pfeift die Mehrheit der Deutschen auf den Schlankheitswahn**«: Acht von zehn Deutschen über 60 haben nichts gegen Rundungen, und mehr als zwei Drittel der 20- bis 29-Jährigen halten etwas mehr Gewicht für besser als zu wenig. Vielleicht gehören also die leicht Übergewichtigen zu den Normalen, und nur die Adipösen mit einem BMI von über 30 sind tatsächlich zu dick?! Diese Theorie wird von einer israelischen Untersuchung gestützt, die 10 000 Männer über 40 mehr als vier Jahrzehnte lang beobachtet hat: **Die Herren mit »leichtem Übergewicht« (BMI 25 bis 27) lebten im Vergleich zu den Normalen (20 bis 25) und Fettleibigen (über 30) am längsten.** Unser durchschnittlicher europäischer Männer-BMI von 25,5 scheint demnach ein langes Leben in Aussicht zu stellen (bei Frauen liegt der EU-BMI im Schnitt bei 24,5). Einer anderen großen Studie nach zu urteilen, die 2005 im medizinischen Fachmagazin *JAMA* veröffentlicht wurde, leben sogar Menschen mit einem BMI zwischen 25 und 30 am längsten. Kanadische Wissenschaftler konnten diese Erkenntnis im Juni 2009 bestätigen, nachdem sie Daten von mehr als 11 000 Kanadiern auswerteten, die von der obersten statistischen Behörde des Landes geliefert wurden: **Übergewicht verlängert das Leben** – Menschen mit einem BMI von 25 bis 29,9 hatten ein erniedrigtes Sterberisiko im Vergleich zu den Normalgewichtigen (BMI 19 bis 24,9). Zu ähnlichen Ergebnissen kamen Ende 2009 sowohl eine der größten Analysen wissenschaftlicher Literatur im *Deutschen Ärzteblatt* als auch eine Studie der University of Western Australia. Aber was wäre die Welt der Ernährungsbeobachter ohne entsprechende Statistiken, die zum x-ten Mal gerade Belegtes schnell widerlegen: Ende 2010 bestätigte die »bisher größte Analyse« im *New England Journal of Medicine*, dass bereits leichtes Übergewicht ab einem BMI von 25 ein erhöhtes Todesrisiko mit sich bringt und Normalgewichtige am längsten leben. Nur ein paar Wochen später erschien die nächste US-Studie mit über 350 000 Teilnehmern, die wiederum den Übergewichtigen das längste Leben »gewährte« …

Gesunde Pfunde: Fett hält fit!

Vielleicht trägt ja der **Hüftspeck zur Lebensverlängerung** bei: Laut Joslin Diabetes Center in Boston könne eine gewisse Menge an Fettpolstern direkt unter der Haut vor Diabetes schützen. Diese Vermutung bestätigten Forscher der Universität Oxford Anfang 2010: **Eine Extraportion Fett an Po, Hüften und Schenkeln mindere das Risiko von Herzerkrankungen und Diabetes.** »Der schützende Effekt ist unabhängig vom Gewicht«, erklärte einer der Studienautoren. Dazu passt folgende Erkenntnis der Universität in Kopenhagen: **Ein Oberschenkelumfang unter 60 cm erhöhe das Risiko einer Herzkrankheit und des frühzeitigen Todes.** »Dünne Beine« sehen auch Wissenschaftler des Deutschen Zentrums für Diabetesforschung (DZD) aus Tübingen als Krankheitsrisiko – denn »dürre Stelzen« sind mit einem höheren Diabetes-Typ-2-Risiko assoziiert (August 2017). Und Wissenschaftler der Universität Südwesttexas gaben bereits Anfang 2010 bekannt, dass Fettleibigkeit ein Schutz des Körpers vor Krankheiten sein könne. Möglicherweise liegt es der Copernicus-Studie zufolge am schützenden Effekt, den das zusätzliche Fett beispielsweise bei Herzschwäche ausübt. Dem entspricht eine Auswertung von neun Studien, die Zusammenhänge von Fettleibigkeit und Herzschwäche untersuchten: Sowohl Übergewichtige als auch Adipöse wiesen eine niedrigere Gesamtsterblichkeit auf als Normalschwere. Professor Andreas Hamann von der Diabetes-Klinik Bad Nauheim sieht darin erneut Hinweise auf eine mögliche Schutzwirkung von Übergewicht. Derartige Erkenntnisse haben 2010 auch erstmals die Europäische Gesellschaft für Kardiologie überzeugt: In ihren Leitlinien wird bei Übergewichtigen mit fortgeschrittener Herzschwäche eine Gewichtsreduktion **nicht** mehr grundsätzlich empfohlen. Diese Entscheidung der Herzdoktoren bestätigt eine weitere US-Studie vom Dezember 2010: Fettreserven schützen bei Stress vor Herzinfarkt. Dies konnte 2011 in einer *JAMA*-Studie bestätigt werden: Wer dick sei, überlebe einen Herzinfarkt eher als dünne Zeitgenossen (kein Witz: weitere »Schutzfaktoren« waren Bluthochdruck, Rauchen und hoher Cholesterinspiegel). **Insgesamt verdichten sich die wissenschaftlichen Hinweise darauf, dass Fett bei Krankheiten und Operationen einen schützenden Effekt ausübt. So hat Ende 2011 eine weitere US-Studie gezeigt, dass Patienten mit einem BMI unter 23,1 die höchste Sterberate nach Operationen aufweisen.** »Dieses so genannte Adipositas-Paradoxon wird mittlerweile durch eine ganze Reihe an Untersuchungen bei den unterschiedlichsten Erkrankungen belegt«, erklärte Professor Andreas Wechsler aus München bereits im April 2010 in der *Ärzte-Zeitung*. Wie unterschiedlich die fette Schutzwirkung sein kann, zeigen die beiden folgenden Studienergebnisse von 2010/11: Gemäß Karolinska-Institut Stockholm sei ein hoher BMI mit einem niedrigen Alzheimer-Risiko verbunden, und der University of Kansas zufolge weise ein BMI unter 25 auf ein hohes Risiko für ein frühes **Alzheimerstadium** hin. Weiter hat die Rotterdam-Study gezeigt, dass Übergewichtige weniger an **Grünem Star** erkranken. Und gleich zwei Forscherteams aus Großbritannien und Australien fanden heraus, dass ein hoher BMI ältere Frauen vor **Hüftbrüchen** bewahre. Haben diese Frauen geraucht oder tun es noch immer, dann schütze Übergewicht gerade diese weibliche (Ex-)Raucher-Gruppe vor **Lungenkrebs** – so die Erkenntnis des National Cancer Institutes in Rockville, USA.

Bevor es mit den Killerkilos weitergeht, sei daran erinnert: Es handelt sich bei allen bisherigen und kommenden Studienergebnissen ausschließlich um **Korrelationen**, die in diesem Buch überspitzt formuliert werden – angelehnt an gängige Schlagzeilen der Tages- und Fachpresse. Jeglichem »Schutzeffekt« fehlt der wissenschaftliche Beweis (**Kausalität**). Stattdessen basieren auch diese Erkenntnisse auf statistischen Zusammenhängen, die ausschließlich Hypothesen zulassen.

Oder doch: Killerkilos – dick macht krank!?

Ob tatsächlich das viele Fett schützt oder es doch eher die anderen Lebensgewohnheiten dünner Menschen sind, die ihr Leben kränker machen und verkürzen, das ist die **entscheidende** Frage – die, wie Sie wissen, Beobachtungsstudien **nicht** beantworten können. So hat im März 2011 beispielsweise die europäische Studie »Gesundheit und Ernährung« gezeigt: **Eher ungesunde Gewohnheiten wie das Rauchen sind unter den Befragten mit Normal- und Untergewicht besonders weit verbreitet.** Und weitere Untersuchungen aus dem Jahr 2011 trüben den Blick aufs schützende Fett: Gemäß Max-Planck-Institut schaden überschüssige Fettpolster insbesondere dem Hirn von Frauen, indem sie möglicherweise das Hirnvolumen stärker schrumpfen lassen. Vielleicht erklärt das schwindende Hirn die folgende Beobachtung des Karolinska-Instituts Stockholm: **Übergewicht ist ein Demenzrisiko.** Andere Forscher sehen die überzähligen Kilos gar als einen **unabhängigen Risikofaktor** sowohl für die Anzahl tödlicher Herzinfarkte (*British Medical Journal*) als auch für die Entwicklung einer Leberzirrhose (schwedische Wissenschaftler). Und der Chef des Deutschen Krebsforschungszentrums in Heidelberg, Professor Otmar Wiestler, verbreitete über die Nachrichtenagentur dpa die Warnmeldung: **»Übergewicht wird das Rauchen als Hauptursache für Krebs ablösen.«** Ähnlich dramatisch klingt eine Studie im Medizin-Fachblatt *The Lancet* Ende 2011: Fettleibigkeit habe in den USA und in Australien das Rauchen als Gesundheitsrisiko überholt. Nun, dafür bietet der übergewichtige BMI-Bauch von 25-29 wenigstens ein schützendes Polster bei Autounfällen, zumindest laut New York Buffalo School of Medicine. Apropos Bauch: Bislang galt das innen liegende Bauchfett als krank machend, die greifbaren Fettpolster an Po und Beinen hingegen als gesundheitsfördernd (wie Sie in diesem Kapitel bereits lesen konnten). Bestätigung erhielt diese These im Sommer 2010 von Forschern der amerikanischen Krebsgesellschaft: Deren Studie ergab, dass ein dicker Bauch die Sterblichkeit in allen BMI-Bereichen erhöht – besonders bei Frauen mit Normalgewicht sei zu viel Bauchspeck lebensverkürzend. Die weibliche Wampe erhöhe einer weiteren US-Studie Ende 2010 zufolge übrigens auch das Brustkrebsrisiko. Im Frühjahr 2011 jedoch geriet die »Gutes Fett – Böses Fett«-Welt ins Wanken, denn Forscher der Universität Cambridge gaben nach Datenauswertung von 220 000 Menschen bekannt: **Bauch, Beine, Po – der Sitz des Fettes habe keinen Einfluss auf das Risiko für Herzinfarkt oder Schlaganfall. Die »Apfel«-Menschen (Bauch-**

speck) seien genauso gefährdet wie die »Birnen«-Typen (hüft-betonte Fettverteilung).

Nun, aktuellsten Studien zufolge leben die Übergewichtigen aber trotzdem länger ... und hier können wir den Kreis zur »Wissensohnmacht« mal wieder schließen: An welche Wissenschaft halten Sie sich? Wollen Sie ein gemäß aktueller Definition »normales« Gewicht haben, aber früher sterben, oder »übergewichtig« sein und dafür länger leben? Suchen Sie sich doch einfach aus, welche »wissenschaftliche Wahrheit« Ihnen besser gefällt. Je intelligenter Sie entscheiden können, desto besser, denn britische Forscher gaben Anfang 2010 bekannt: Ein niedriger Intelligenz-Quotient (IQ) sei »gefährlicher« für Herz-Kreislauf-Erkrankungen als Übergewicht. Noch ein letztes Schmankerl zur Lebensverlängerung gefällig? Verheiratete Männer leben länger, das fanden jüngst die Briten heraus. Die mögliche Erklärung, die den Kreis zu den gesunden Pfunden schließt, liefern griechische Forscher: Mit der Heirat steige für Männer das Risiko, fettleibig zu werden, um das Dreifache (und einer Studie der Ohio State University zufolge legen auch Frauen nach der Heirat an Gewicht zu). Für Heidelberger Soziologen reicht gar schon eine glückliche Beziehung, um dicker zu werden als Singles. Doch Vorsicht: Heiraten Männer, dann schwindet auch ihre Fitness – so eine internationale Studie aus Dallas, Texas. Vielleicht liegt die lebensverlängernde Wirkung der Ehe auch einfach daran, dass eine Heirat die Männer nicht nur dicker und unfitter, sondern auch glücklicher macht – denn Forscher der Universität Illinois gaben im März 2011 bekannt: **Wer glücklich ist, lebt länger.** Lebensfreude stärke die Gesundheit und verlängere das Leben. Dabei überwiege dieser Freudenfaktor den gesundheitsschädlichen Einfluss von Übergewicht.

Das Mobbing der Mageren

Wie auch immer man diesen Statistiksalat interpretieren mag, eines ist auf unseren Straßen auf jeden Fall unübersehbar: Unabhängig von Definitionsnormen ist so mancher Deutsche schwergewichtig. Echtes Dicksein durch ein deutlich sichtbares Zuviel an Körperfett scheint in unserer Gesellschaft ein unverkennbares Phänomen mit entsprechenden Folgen zu sein: Starkes Übergewicht kann für viele zum ästhetischen Problem werden und zudem eine gewisse soziale Ächtung mit sich bringen. Das mag hart klingen. Aber denken Sie nur mal an den Umgang von Kindern mit adipösen Altersgenossen: Laut Universität Tübingen wollen Kinder eher mit Gleichaltrigen im Rollstuhl spielen als mit richtig dicken Kameraden – weil sie die fettleibigen Kinder für dumm, unsympathisch und faul halten. Stark übergewichtige Menschen würden ohne rationalen Grund massiv abgewertet, resümieren die Tübinger Forscher. Wobei es anscheinend nicht auf das Alter der Testpersonen ankommt: Mehrere Untersuchungen hätten gezeigt, dass Studenten in Nordamerika lieber mit einem Blinden, einem Ladendieb oder einem Kokainabhängigen liiert sein wollten als mit einem dicken Partner. Im späteren Berufsleben trifft es Schwergewichte nach Erkenntnissen der Yale University ebenfalls hart: Ab einem BMI von 27 seien Frauen am Arbeitsplatz massiv von Diskriminierung und Mobbing betroffen, bei Männern liege die Schwelle erst bei einem BMI von 35. Auch Ärzte haben einer amerikanischen Umfrage Ende 2009 zufolge »vor stark übergewichtigen Patienten weniger Achtung als vor Normalgewichtigen« – anscheinend gar so wenig, dass das britische Gesundheitsministerium im Sommer 2010 vorschlug: Ärzte sollten Menschen mit Adipositas künftig als »fett« bezeichnen, um sie zum abnehmen zu motivieren ...

Professor Johannes Hebebrand von der Universität Duisburg-Essen sieht in der wachsenden Diskriminierung von stark Übergewichtigen gar einen »neuen Rassismus«. Sein gesellschaftliches Urteil ist sicher diskussionswürdig, sollte aber vor allem eines: zum Nachdenken anregen ...

Als medizinisch gesichert gilt jedoch, dass **starke Adipositas krank macht** (das vorherige Kapitel bitte kurz mal vergessen, da sich starke Fettleibigkeit noch mal deutlich von »normalem« Übergewicht unterscheidet). Mit wachsendem Übergewicht in Form von Fettpolstern steigt das Risiko, an Bluthochdruck und Fettstoffwechselstörungen, Diabetes Typ 2 (»Wohlstandsdiabetes«), Herzinfarkt und Schlaganfall, zahlreichen Krebsleiden oder Schäden am Bewegungsapparat zu erkranken. Auch der vorzeitige Tod ereilt Fettleibige mit einem BMI über 30 mit doppelt so hoher Wahrscheinlichkeit wie Schlanke: Das Risiko des frühen Ablebens sei genauso hoch wie bei starken Rauchern, erklärte das schwedische Karolinska-Institut Anfang 2009 nach Auswertung der Daten von 46 000 Schweden, die seit ihrer Rekrutenzeit beobachtet wurden.

Aber wo beginnt »starke Adipositas«, die die Gesundheit gefährdet? Gemäß Daten der Uni Tübingen und aus den USA gilt ein Drittel bis ein Viertel der Adipösen als »stoffwechselgesund«. **Ist Adipositas vielleicht doch nicht so gefährlich?** Oder wird es erst ab einem BMI von 40 wirklich kritisch, also bei **massiver Fettsucht**, an der etwa ein bis zwei Prozent aller Bundesbürger leiden?

In dieser Gewichtsklasse wird übrigens immer häufiger »bariatrisch« operiert, das sind Operationen zur Gewichtsreduktion, beispielsweise Magenverkleinerungen. Diese Eingriffe führen einerseits zwar zum Fettverlust, andererseits aber erhöhen sie die Selbstmordrate und senken die Sterblichkeit **nicht**. Stattdessen senken Adipositas-OPs die Alkoholtoleranz – die Gastro-Beschnittenen trinken demnach mehr als vorher (im Durchschnitt). Die Entscheidung zu einer bariatrischen Körpermodifikation klingt für Super-Adipöse demnach wie die Wahl zwischen Scylla und Charybdis ... Dabei hat massives Übergewicht überwiegend psychische Ursachen, meint zumindest Professor Burghard Klapp vom Adipositas Zentrum der Charité in Berlin – eine körperliche Intervention wie eine OP erscheint vor diesem Hintergrund dann doppelt gefährlich.

Interessant: Übergewicht und Fettleibigkeit werden von der Weltgesundheitsorganisation WHO seit über zehn Jahren nicht nur als eigenständige »chronische Erkrankung« eingestuft, sondern inzwischen sogar als globale »Epidemie des 21. Jahrhunderts«. **Bislang scheint aber nur bestätigt, dass fast nur Dicke noch dicker geworden sind.** Zu diesem Ergebnis kam bereits der DGE-Ernährungsbericht des Jahres 2008, und generell entwickelt sich die »Fettleibigkeitsepidemie« wie folgt: **Die Zahl der Übergewichtigen ist seit dem letzten DGE-Bericht vier Jahre zuvor weitgehend konstant geblieben – aber die Schwergewichtigen wurden immer beleibter. Diese Erkenntnis bestätigte die DGE auch auf ihrem Jahreskongress 2012: Die Anzahl der Übergewichtigen insgesamt stagniert, es gibt jedoch immer mehr extrem Dicke. Auch der 2017er DGE-Ernährungsbericht dokumentierte insbesondere den Anstieg der Adipositasrate: »Dicke werden immer dicker.«** Internationale Unterstützung erhält die DGE von Michael Gard, einem Wissenschaftler der australischen Charles-Sturt-Universität. Der gesamte »Gewichtswachstumsprozess« sei Ende 2008 an seine natürlichen Grenzen gestoßen. In einem Interview mit der englischen Zeitung *The Telegraph* spricht der Forscher Klartext: Die katastrophalen Szenarien einer grassierenden Fettsucht seien falsch und oftmals absichtlich überzeichnet, um das Gehör der Politik zu bekommen. Das sieht auch der Genetiker Geoffrey Friedman von der Rockefeller University in New York so: Das Thema Fettepidemie sei hoch politisiert und voller Falsch- und Desinformationen. **Gesichert sei nur, dass fast nur Dicke noch dicker geworden sind.** Genau zu diesem Ergebnis kamen bereits 2010 und 2011 auch zwei Studien im hoch angesehenen amerikanischen Medizinjournal *JAMA* ...

Kalorien & Körpergewicht – eine ganz einfache Geschicht'?

Auch wenn es also keine gesellschaftliche »Fettsuchtepidemie« zu geben scheint, die unser Gesundheitssystem in die Krise stürzt, so gilt doch für jeden einzelnen Menschen: Massiv adipös zu sein ist kein gezielt angestrebter Zustand, den Mann/Frau bewusst modelliert. Hinzu kommt, dass die meisten Menschen wabbelige Fettpolster weder an sich noch an anderen wirklich attraktiv finden – und (wie bereits auf Seite 150ff. angedeutet) auch kein Mitleid mit den Schwergewichten haben: **Mehr als acht von zehn Deutschen lehnen die Aussage *nicht* ab, sehr Dicke seien faul und willensschwach**, teilte 2007 die Universität Marburg mit. Und 85 Prozent dieser Befragten meinen, die krankhaft Übergewichtigen seien im Wesentlichen selbst für ihr Körpergewicht verantwortlich: **Sie wür-**

den sich zu wenig bewegen und zu viel essen. Was könnte – sehr wenige Stoffwechselkranke ausgenommen – auch sonst der Grund für massives Übergewicht sein? Um es an dieser Stelle nochmals ins Gedächtnis zu rufen: Alles, was Sie in diesem Buch lesen, gilt für grundsätzlich körperlich und psychisch gesunde Menschen, die keinen Ernährungs- und Bewegungseinschränkungen unterliegen und deren Essverhalten nicht maßgeblich durch Stress gestört wird. **Was also ist der Grund für die ungeliebten Pfunde zu viel, wenn *keine* Erkrankung die Ursache ist?** Nehmen wir uns noch mal die »Marburger Meinung« vor: Die echten Schwergewichte unter uns essen zu viel und bewegen sich dementsprechend zu wenig, jawohl! Tatsächlich? Darüber sollte man mal nachdenken, denn eine Studie in der *Aktuellen Ernährungsmedizin* ergab 2009, dass Übergewichtige und Adipöse pro Tag durchschnittlich etwa 2100 Kilokalorien aufnehmen. Diese Energiemenge entspricht der DGE-Empfehlung für eine normalgewichtige 25- bis 50-jährige Frau, die überwiegend im Sitzen arbeitet. **Demnach muss zu viel Essen nicht zwangsläufig der Grund für zu viele Pfunde sein.** Ist es also mangelnde Bewegung? Eine Untersuchung aus Washington, die 2009 auf der Jahrestagung der American Thoracic Society in San Diego vorgestellt wurde, lieferte überraschende Erkenntnisse: Übergewichtige Krankenschwestern bewegen sich mehr als ihre normalgewichtigen Kolleginnen. Die schweren Schwestern verbrauchten dabei geschätzte 1000 Kilokalorien zusätzlich pro Tag. **Allerdings wirkte sich der bewegend-erhöhte Kalorienverbrauch nicht auf ihr Gewicht aus.** Als mögliche Ursache des Übergewichts sieht der Studienleiter Schlafmangel kombiniert mit unruhiger Nachtruhe. Macht vielleicht schlechter Schlaf dick, statt viel essen und wenig bewegen? Es könnte auch an folgendem Phänomen liegen: **Über-**

gewichtige geben wesentlich weniger Wärme an die Umwelt ab als Dünne – weil sie besser (fett-)isoliert sind und in Relation zum Gewicht nur halb so viel Körperoberfläche, über die Wärme abgestrahlt wird, wie Schlanke aufweisen. Letzteres gab im Mai 2010 die Universität Gießen bekannt – inklusive der Erkenntnis, dass Dicke deshalb weniger Energie verbrauchen. Das ist plausibel, denn etwa 70 bis 80 Prozent der Energie, die wir über die Nahrung aufnehmen, werden zur Aufrechterhaltung unserer Körpertemperatur und des Grundumsatzes verbraucht. Aber ist die verminderte Wärmeabstrahlung nun auch *Ursache* des Dickseins? Nein, denn sonst wäre es für abgespeckte Dicke ja ein leichtes Unterfangen, dünn zu bleiben. Ist es aber nicht – denn der biologische Grundstein unseres Körpergewichts liegt eingemeißelt in unserem Erbgut. Menschen mit dominanten »Speichergenen« sind und bleiben **naturgewollt** einfach schwerer (dazu mehr in den folgenden Kapiteln).

Schlechter Schlaf & Schlafmangel schlagen auf die Hüften

Aber warum einfach, wenn es auch kompliziert geht? Vielen Forschern ist die Rolle der Gene als natürliche Steuerung des Körpergewichts anscheinend nicht »spannend« genug, sodass stets neue Erklärungsversuche publiziert werden, wie die Pfunde auf unsere Rippen kommen. In der Forschergunst ganz weit vorne stand 2010/11 der **Schlafmangel als Ursache für Übergewicht** (davon konnten Sie bereits bei den schweren Schwestern lesen). **Verschiedene Untersuchungen haben gezeigt, dass ein Schlafdefizit zur erhöhten Ausschüttung des Hungerhormons Ghrelin führt.** Das wiederum fördert der Universität Kalifornien zufolge Heißhunger-attacken und verursacht so Übergewicht. Ähnliche Ergebnisse lieferte die schwedische Universität Uppsala. Wer abnehmen möchte, sollte also ausreichend schlafen – so auch die Empfehlung von Forschern der Universität von Chicago, die bei Kurzschläfern von etwa fünf Stunden einen erhöhten Ghrelinspiegel feststellten. Dieser Hormonschub führte dazu, dass die Kurzschläfer ein verstärktes Hungergefühl entwickelten und weniger Gewicht verloren als diejenigen, die etwa acht Stunden schliefen. Auch chronischer Stress lässt den Ghrelinspiegel ansteigen, gab die John Hopkins University bekannt. Und da belastender Stress häufig zu Schlafmangel führt, kommt es für gestresste Wenigschläfer gleich doppelt dick. Das gilt gemäß zweier Studien der Universität Sydney und der Harvard Medical School auch für Heranwachsende: **Schlafmangel verursacht Stress** (und andersherum) **und erhöht das Risiko für Übergewicht.** Für PD Dr. Jens Aberle, Leiter des Adipositas-Zentrums am Universitätsklinikum Hamburg-Eppendorf, ist der Zusammenhang zwischen Schlafmangel und Gewichtszunahme wissenschaftlich gut untersucht. Weniger als sechs Stunden täglich sei die kritische Grenze, die zu verstärktem Hunger führe. Weitere Bestätigung der »Schlafmangel macht dick«-These lieferten 2011/12 Studien der University of Washington und der Mayo Clinic in Rochester. Umgekehrt gilt »Übergewicht als **Haupt**risikofaktor für Schlafstörungen«, teilte die Arbeitsgemeinschaft der Wissenschaftlichen Medizinischen Fachgesellschaften im Mai 2012 mit. Führen schlechter Schlaf und Übergewicht also zu einem *circulus vitiosus*, einem Teufelskreis sich gegenseitig verstärkender Faktoren? **Die DGE weist jedoch darauf hin (man höre und staune), dass alle Befunde zu Schlafmangel und erhöhtem Risiko für Überge-**

wicht nur statistische Verknüpfungen seien – die Aussage über einen ursächlichen Zusammenhang sei daher **nicht** möglich. Solche Studien gäbe es nicht! Daher sollte die Aufmerksamkeit beim »Gewichtsmanagement« weniger dem Schlaf und mehr der Bewegung und Ernährung gewidmet werden. Adipös ausgeträumt – da hat die DGE die Schlafforscher bös' geweckt ... Macht nichts, denn Schlafmangel bietet noch andere Forschungsfelder abseits des Dickmachens: Niederländische Forscher gaben bekannt, dass eine schlechte, zu kurze Nachtruhe das Risiko für Herz-Kreislauf-Erkrankungen um bis zu 85 Prozent steigern könne. Weiter behindere Schlafmangel die »Arbeit« des Zuckerhormons Insulin, stellten Düsseldorfer Diabetesexperten im April 2011 fest. Und einen Monat später machten Erkenntnisse der Universität Hongkong die Runde, dass ein Schlafdefizit die Hirnalterung und die Gedächtnisleistung negativ beeinflusse. Neue Erkenntnisse aus dem Jahr 2012 zeigen darüber hinaus: Weniger als sechs Stunden Schlaf verdoppeln das Risiko für Herzinfarkt und Schlaganfall (NHANES-Studie), und weniger als fünf Stunden steigern das Diabetesrisiko um über 500 Prozent (Universität Hokkaido). Bevor Sie nun gleich einschlafen, verlassen wir an dieser Stelle die Schlafforschung und widmen uns weiteren, teils sehr interessanten Gründen für – studiengemäßes – Übergewicht ...

Das dicke Dilemma: ungebildet & krank

Besondere Aufmerksamkeit erlangte 2011 der Zusammenhang zwischen »sozialem Status und Körpergewicht«. So gab die Universität Leipzig bekannt, dass **Übergewicht und Adipositas vor allem**

bei Menschen mit niedrigem Einkommen und geringer Bildung häufiger vorkämen – dieser »Unterschichten-Zusammenhang« ist bereits für Kinder bekannt und beschrieben. Auch für die Europäische Statistikbehörde Eurostat ist der niedrige Bildungsstand ein Risikofaktor für Fettleibigkeit. Bestätigt werden diese Erkenntnisse von der Nationalen Verzehrsstudie II: je ungebildeter, desto dicker. Die Universität Bayreuth konkretisiert: Wer einen Hochschulabschluss hat, sei seltener fettleibig. Und die New York University fand heraus, dass Armut das Risiko für Adipositas erhöhe. Besonders schwer trifft es arme, ungebildete Menschen, wenn sie ihre Lebenssituation auch noch krank macht und sie deshalb auf Arzneimittel angewiesen sind ...

Nichts Neues, aber 2011 mit neuen Studien erneut bestätigt: Zahlreiche Medikamente können dick machen. **So führt gemäß australischer Forschungen die Langzeitanwendung von Betablockern zur Behandlung von Bluthochdruck möglicherweise zu Gewichtszunahme und Übergewicht.** Die Forscher vermuten, dass diese Arzneimittel den Körper daran hindern, Fett und Kalorien zu verbrennen. Ursache sei ein niedriger Energieumsatz der Patienten und deren um 50 (!) Prozent verringerte Wärmebildung. Daneben stehen Betablocker unter Verdacht, das Auftreten von Diabetes zu fördern. Das wäre in puncto Körpergewicht doppelt schlecht, denn auch **zahlreiche Diabetesmedikamente führen nachgewiesenermaßen zur Gewichtszunahme.** Noch schlimmer kann es kommen, wenn eine Depression dazukommt – denn **depressive Menschen nehmen schneller zu als gesunde**, ergab eine Studie der University of Alabama. Und für Forscher der New York University steht auch der übermäßige Einsatz von **Antibiotika unter Verdacht, dick zu machen.** Vielleicht aber sind Medikamente und Krankheiten gar nicht des »Übels Kern«, sondern die freie Marktwirtschaft ... So hat die Universität Oxford entdeckt, dass in **marktliberalen Ländern wie den USA, Kanada oder England mehr Fettleibige leben als in Staaten mit sozialer Marktwirtschaft** wie Deutschland, Frankreich oder Norwegen. Ein Grund könnte der Columbia University zufolge die hohe Arbeitsbelastung sein, da **Arbeitnehmer mit mehr als zwei Wochen Geschäftsreisen pro Monat häufiger übergewichtig sind als Wenigreisende.**

Mehr gute Gründe für viele Pfunde: Heizung, Freunde, Nachbarn ...

Aber auch im kuscheligen Zuhause droht die Kilogefahr ... Vor allem, wenn man es gern warm hat und Studien des University College of London glaubt: Die Wissenschaftler teilten im Winter 2010/11 mit, dass **zu stark beheizte Räume die Entwicklung von Übergewicht begünstigen können.** Der Grund: der fehlende Kontakt mit Kälte. Das führt einerseits dazu, dass der Körper weniger Energie erzeugen muss, um uns warm zu halten. Andererseits verlieren wir ohne ausreichend Kälteberührung unser braunes Fett, wodurch ebenfalls der Energieverbrauch des Körpers sinkt – denn im Gegensatz zum weißen Fettgewebe dienen die braunen Fettzellen nicht als Energiespeicher, sondern sind als »fettverbrennender Heizofen« genau für das Gegenteil zuständig: für den Energieverbrauch, um Wärme zu erzeugen (siehe Ende dieses Kapitels »Braunes Fettgewebe«). Die beheizten Räume und der fehlende Kontakt mit Kälte verringern insgesamt den körperlichen »Temperaturstress«. Dies dürfte sich laut Studienleiterin »auf das Gewicht und die Entwicklung von Übergewicht auswirken«. Vielleicht verzichten ja deshalb 60 Prozent der Bundesbürger auf warme Wohnungen und beheizen nur noch einzelne Zimmer, wie ein Immobilienportal im Januar 2011 verkündete. Auch 2017 ergab die Studie eines Heizungsbauers, dass 53 Prozent der Befragten darauf achten, nicht zu warm zu heizen. ... Gefährlich für die Körperform kann es aber auch dann werden, wenn man den Tipp der Londoner Kälte-Fett-Forscher beherzigt, und raus an die frische Luft geht: **Hier können Sie Mollige sehen – und die verführen, Forschungen der Leeds School of Business zufolge, zum Naschen, da ihr Anblick einen appetitanregenden Effekt ausübe.** Werden diese Molligen gar noch zu Bekannten oder Freunden, dann wird's richtig eng – und zwar am Hosenbund ... **Denn wer als Normalgewichtiger gemäß Harvard University in Cambridge Kontakte zu fünf fettleibigen Menschen hat, verdoppelt sein persönliches Risiko, selbst dick zu werden!** Bereits ein »fetter Freund« erhöhe die Wahrscheinlichkeit des eigenen Dickwerdens immerhin um mehr als 50 Prozent. In diesem Phänomen der »**sozialen Ansteckung**« sehen die Wissenschaftler gar einen der Hauptgründe für die schnelle Verbreitung von Adipositas. Dabei muss der Kontakt zum »dicken Umfeld« noch nicht mal sehr eng sein; allein die dauerhafte bloße Anwesenheit Übergewichtiger im persönlichen Umkreis reiche oftmals schon aus, um »ansteckend« zu wirken. Also schauen Sie sich Ihre künftigen Nachbarn genau an, wenn Sie auf Ihre Figur achten. Eine Umsiedlung in wohlhabendere Gegenden kommt für arme Familien gar als Anti-Adipositas-Therapie in Betracht: Einer Studie im renommierten *New England Journal of Medicine* zufolge werden die umgesiedelten Dicken dann dünner als ihre »Hinterbliebenen« im Armenviertel. Wobei eine derartige staatlich verordnete, antiadipogene »Volkswanderung« allein aus Kostengründen schwer zu realisieren sein dürfte ...

Das »Rein-Raus-Prinzip«

Bevor Sie nun Ihre Heizung ausbauen, Freundschaften beenden oder umziehen wollen, kühlen Sie besser Ihr Gemüt und werfen frei von Forscherfantasien einen Blick auf die Basics unserer Statur: Ernährung und Bewegung sind und bleiben die wichtigsten »externen Stellgrößen« unseres Körpergewichts. Luft und Wasser können sich bis dato noch nicht in Fettpolster verwandeln. Fakt ist: Mit jeder einzelnen Kalorie, die unseren Körper beglückt, muss etwas passieren. Die Energie, die wir (oftmals im wahrsten Sinne des Wortes) reinstecken, muss wieder raus. Relevant ist in diesem Zusammenhang allein die verzehrte *Gesamtenergiemenge* **in Relation zum Verbrauch** – die sogenannte **Energiebilanz.** Eine positive Bilanz bedeutet, dass die Energieaufnahme höher ist als der Bedarf – wir nehmen zu. Bilanzieren wir negativ, haben wir zu wenig gegessen – wir nehmen ab. Dabei ist es unerheblich, ob Sie die tägliche Nahrung auf zwei, drei oder fünf Mahlzeiten verteilen oder ob Sie morgens, mittags oder abends viel essen. Genauso wenig spielt für die Energiebilanz eine Rolle, *was* wir essen, das heißt woher welche Art von Energie stammt – relevant ist nur, was unterm Strich rauskommt. Nennen wir diese **Gleichung der Gesamtmenge stark vereinfacht das »Rein-Raus-Prinzip«.** Der Weg »Rein« ist rasch erklärt, diese Einbahnstraße heißt Mund, Magen, Darm. Interessanter wird's beim »Raus«: Was wird aus den Kalorien? Einen Überblick liefert das folgende, wiederum stark vereinfachte Schema:

Wozu wird die ins Körpersystem eingespeiste Energie verwendet? *Erstens*: zur Sicherstellung des Grundumsatzes, damit alle Körperfunktionen reguliert ablaufen, sowie maßgeblich zur **Wärmeproduktion**. Denn die Körperheizung steht konstant zwischen 36 und 37 Grad Celsius, und – Sie erinnern sich – die Aufrechterhaltung unserer Körpertemperatur inklusive Grundumsatz erfordert etwa 70 bis 80 Prozent der Energie aus Lebensmitteln. *Zweitens*: zur Erneuerung der »Verschleißteile« Haut, Haare, Nägel und der abgestorbenen Zellen im Allgemeinen. *Drittens:* zur Verdauung unserer Nahrung. Einen gewissen Teil nehmen sich dabei die fleißigen Milliarden Darmbakterien zur Erhaltung ihres Mikrokosmos, ohne den wir nicht leben könnten. *Viertens:* zur gewohnten, alltäglichen Bewegung. *Fünftens*: zum Sport (manche nennen es auch »Energieverschwendung«) – entweder Ausdauersport, um das Körpergewicht zu halten oder um abzunehmen, oder Kraftsport zum Aufbau neuer Muskelmasse. *Sechstens*: zur Speicherung von Energie in Form von Fettgewebe.

Und da sind wir wieder beim Thema: »Woher kommt das Übergewicht?« Ein vereinfachtes Rechenbeispiel liefert nachvollziehbare Antworten:

Unser Herr Mustermann: Franz Meier

Stellen Sie sich bitte Herrn Franz Meier vor: ein durchschnittsdeutscher Mann der gesunden Mittelschicht, der nicht unter Dauerstress steht und isst, wenn er Hunger hat. Angenommen, Herr Meier nimmt täglich etwa 2500 *Kilo*kalorien auf oder 2,5 Millionen Kalorien (im Allgemeinen sprechen wir von Kalorien, gemeint sind aber Kilokalorien). Meiers Körper benötigt für Grundumsatz, Wärme,

Verdauung, »Erneuerungsprozesse« und seine Bewegung im Alltag 2150 Kilokalorien. Also bleiben **350 arbeitslose Kilokalorien in seinem Körper**, mit denen etwas passieren muss, denn in Luft auflösen werden sie sich eher selten. Dieser Brennwert ist ungefähr enthalten in einer halben Flasche Rotwein oder in drei 0,33-Liter-Flaschen Bier, einem Kingsize-Schokoriegel oder in zwei Schokomüsliriegeln, in 100 Gramm Vollkornmüsli, 75 Gramm Chips, 100 Gramm Mortadella, 30 Milliliter Olivenöl, 80 Gramm Parmesankäse oder dem Fischburger eines bekannten Fast-Food-Restaurants, dessen mittlere Portion Pommes ebenfalls 350 Kilokalorien liefert. Diese Energiemenge entspricht »umgewandelt« etwa **50 Gramm menschlichem Fettgewebe (bestehend aus Fett, Wasser, Blut, Bindegewebe)**. Was macht Meiers Organismus nun mit den überflüssigen Kalorien, wenn sich sein Leben nicht gravierend ändert? Er hat verschiedene Möglichkeiten: Er bewegt sich im Alltag mehr als normal. Sein Körper steigert die Wärmeproduktion. Er treibt Sport, geht joggen, baut durch Kraftsport Muskeln auf – oder er speichert die überflüssigen Kalorien im Fettgewebe, unserem langfristigen Energiedepot. Da so manche Deutsche einige Kilos zu viel auf den Rippen haben, scheint die Speichervariante bei den fülligeren Zeitgenossen der bevorzugte Weg »raus«. Auch deshalb, weil im alltäglichen Normalfall die anderen Möglichkeiten meist ausscheiden: Die Bewegung im Alltag wird nur unwesentlich gesteigert, außer Herr Meier gehört zu den »Fidgern« (dazu mehr in Kapitel 7). Für die reine Wärmeproduktion, die überflüssige Energie in »heiße Luft« verwandelt, fehlt den meisten Menschen braunes Fettgewebe (siehe Infokasten ab Seite 184 ff.). Herr Meier wird sich auch sicher nicht nackt in die Kälte stellen, um zitternd Energie zu verbrauchen. Er mutiert ohne schwerwiegenden Grund auch nicht zum

Jogger oder anabolen Kraftsportler, das heißt er wird die Energie weder weglaufen noch daraus zusätzliche Muskelmasse aufbauen. Also hieße dies gemäß »Rein-Raus-Prinzip«: Für die 350 nicht benötigten Kilokalorien, die »rein«-kamen, ist der Weg »raus« die Umwandlung in Fettgewebe – und zwar in ungefähr 50 Gramm. Würde Herr Meier *jeden Tag* diese Menge zu viel essen, müsste er pro Woche zur »Kalorienneutralisierung« mindestens vier bis fünf Stunden Sport treiben. Aber stellen Sie sich bitte vor, unser Mustermann Franz bleibt seiner sportlosen Lebensführung treu und nimmt nur **alle *drei* Tage ungefähr 350 überschüssige Kilokalorien auf – so bringt ihm das etwa 500 Gramm Körperfett als neue Energiereserve *pro Monat*.** Franz Meier nimmt also hochgerechnet pro Jahr sechs Kilos zu, in zwei Jahren ist sein Körper bei gleichbleibendem Lebensstil um zwölf Kilogramm Fett beschwert. Klingt viel? Ist es auch. Besonders wenn Sie sich vor Augen führen, dass beispielsweise ein 80 Kilogramm schwerer Mann etwa **sechs Stunden Rennrad fahren** oder **100 Kilometer joggen** müsste, nur um *ein* **Kilo Fett abzuschmelzen.** Wenn Herr Meier also nach zwei Jahren beschließen würde, seine zwölf Kilos Fett abzutrainieren, stünden ihm 1200 Kilometer Laufstrecke bevor. Diese Distanz entspricht ungefähr dem Weg von Hamburg nach Mailand – das ist lange zu laufen, nicht nur für Franz M.

Zu viel Essen, zu viel Wissen

Die Wahrscheinlichkeit, dass in Deutschland Millionen Franz Meiers leben, scheint aufgrund der dokumentierten zunehmenden Fettleibigkeit hierzulande ziemlich hoch. Auch und insbesondere unter dem Gesichtspunkt, dass **kein Mensch täglich genau die Kalorienmenge zu sich nimmt, die er benötigt.** Woher sollen wir auch wissen, wie viel Energie wir täglich brauchen? Und wie viel von welchen Kalorienlieferanten, wie es die Wissenschaft vorschreibt? »Bitte decken Sie Ihren täglichen Energiebedarf mit 55 Prozent Kohlenhydraten, 15 Prozent Eiweiß und 30 Prozent Fett«, empfahl die Deutsche Gesellschaft für Ernährung (DGE). Noch aktueller sind die Empfehlungen einzelner Ernährungsexperten, die zu wissen glauben, dass die Formel zum gesunden Glück in etwa 40/20/40 (Kohlenhydrate, Eiweiß, Fett) lautet. An dieser Stelle sei die Frage erlaubt: Welche alltägliche Relevanz haben solche gut gemeinten Ratschläge? Die Antwort lautet: Keine! Wer kann und will tagtäglich seinen Kalorien- und prozentualen Nährstoffbedarf zusammenrechnen und glaubt dann noch, das Ergebnis sei richtig?

Die Nationale Verzehrsstudie 2007 hat diesbezüglich festgestellt, dass ohnehin nur maximal 10 Prozent der Bundesbürger ihren Kalorienbedarf richtig einschätzen können. Eine andere Untersuchung des Verbraucherministeriums hat jedoch die zweifelhaften Ergebnisse geliefert, dass etwa die Hälfte der Männer und knapp drei Viertel der Frauen beim Einkauf auf den Zucker- und Kaloriengehalt achten – eine bedenklich hohe Zahl, die den **Trend Richtung verstandesgesteuertes Essen** verstärkt. In diese Kerbe schlägt auch ein weiterer, inzwischen kontrovers diskutierter **Plan, die Lebensmittel mit drei Farbpunkten zu kennzeichnen: Rot** (ungesund, nur in kleinen Mengen verzehren), **Gelb** (neutral, kann häufiger gegessen werden) und **Grün** (eine gesunde Wahl, bedenkenlos zugreifen) sollen den »vernünftigen Weg« bei der Auswahl der Lebensmittel weisen. Eines ist sicher: Durch farbige Pünktchen schmecken Nahrungsmittel weder besser noch schlechter – Ihrer Kulinarischen Körperintelligenz ist die Punktierung völlig egal, denn am ernährungsphysiologischen Wert des Essens ändert sich für Ihren Körper nichts.

Pünktchen und Ampel

Den fehlenden erzieherischen Einfluss der drei Punkte offenbarte im Sommer 2008 eine Untersuchung der Hochschule für angewandte Wissenschaften in Hamburg: Die Kennzeichnung spiegelte sich unterm Strich *nicht* im Verhalten der Studienteilnehmer wider. Vor Einführung solle erst einmal die Wirksamkeit wissenschaftlich untersucht werden, meinte Studienleiter Joachim Westenhöfer, Professor für Ernährungs- und Gesundheitspsychologie. Einige Monate später lieferte Westenhöfer den Wirksamkeitsnachweis selbst: »Wer meint, diese Art der Verbraucheraufklärung würde zu einer Lösung der Übergewichtsproblematik führen, der setzt auf ein totgerittenes Pferd.« So lautete sein Fazit, nachdem er sogar vier unterschiedliche Modelle zur Nährwertkennzeichnung getestet hatte. Auch die DGE in persona Dr. Helmut Oberritter ist übrigens nicht davon überzeugt, dass die Ende 2008 diskutierten Kennzeichnungsmodelle einen Beitrag zur Verringerung des Übergewichts leisten. So seien beispielsweise beim Ampelmodell die Grenzen zwischen den farbigen Pünktchen willkürlich gesetzt. Der damalige verbraucherpolitische Sprecher der FDP, Hans Michael Goldmann, bezeichnete die Ampel im Juni 2009 sogar als »Ernährungsdiktatur«. Goldmann mahnte unsere Ex-Bundesministerin für Ernährung, Ilse Aigner, bei der Nährwertkennzeichnung nicht pro Ampel umzufallen. Denn zu diesem Zeitpunkt zeigte Aigner sich nach massiver PR einzelner Hersteller, Verbände und Krankenkassen überraschend offen für die Ampel. Noch im Februar hatte sie diese Farbgebung jedoch als »absurd« abgelehnt und vorher in einem Interview zu bedenken gegeben: »Die reine Ampelkennzeichnung finde ich zu wenig aussagekräftig, auch weil erst mal übersetzt werden müsste, was überhaupt ›Rot‹ bedeutet.« Die folgende Erkenntnis aus England bringt dieses Dilemma der Punkte auf den Punkt: 73 Prozent der Befragten waren überzeugt, die Kennzeichnung von Lebensmitteln mit der Farbe Rot bedeute, dass sie das Produkt überhaupt nicht essen sollten. Vergleichbare Missverständnisse wird es hierzulande wohl nicht geben, denn im März 2010 stoppte der Umwelt- und Gesundheitsausschuss im Europaparlament die Ampel in der EU: »Nicht verpflichtend.« Keiner muss, jeder kann. Aber die Lebensmittelindustrie will nicht, also: Adieu Ampel in Allemagne ... Diese Absage an die Ampel ist übrigens auch für den unabhängigen Verbraucherdienst *aid* (seit 2017 BZE Bundeszentrum für Ernährung) »kein großer Verlust.« Die Vorstellung, dass alle ihr Essen und Trinken nach Ampelpunkten ausrichten, sei absurd und die Ampel ein Widerspruch in sich. In Deutschland war die Ampel bis zur Fertigstellung dieses Buchs kein Thema mehr – gut so, denn ...

Vielleicht sind ampelfreie Verpackungen ja sogar »gesünder«, denn die roten Warnpünktchen können folgenden, allzu menschlichen Effekt ausüben: Statt das »böse« Essen zu meiden, passiert gern genau das Gegenteil – wir kaufen gerade die »verbotenen« Produkte. Dieses Verhalten erklärt die psychologische »**Reaktanztheorie**«: Wird ein Mensch in seiner Freiheit eingeschränkt, selbstbestimmt zu handeln, versucht er, diese Freiheit wiederherzustellen, indem er genau entgegen der Regel handelt. Der rote Punkt löst dann sozusagen eine Trotzreaktion aus, weil sich der Verbraucher nicht von einer »Ampel« bevormunden lassen möchte. Hinzu kommt, dass der Reiz des Verbotenen die Neugierde unserer Spezies geradezu weckt. Rote Punkte als psychologisches Lockmittel? **»Jetzt mach mal einen Punkt!**« – das hätte man am liebsten auch zu den Plänen des EU-Gesundheitskommissars Márkos Kyprianoú (2004-2008) gesagt, der durchgesetzt hat, dass seit 2014 neben den Kalorienangaben auch Anteile an Zucker, Salz und gesättigten Fettsäuren auf die Packung gedruckt werden müssen: »Verbraucher müssen ablesen können, in welchem Verhältnis dies jeweils zur empfohlenen Tagesdosis steht.« Na dann, Prost Mahlzeit! Haben Sie bereits einen Crashkurs für Ernährungsberater belegt, Ihren Ernährungslaptop bei jedem Einkauf dabei und planen Sie regelmäßig ein paar Extrastunden für Ihren Supermarktbesuch ein? Oder interessieren Sie die ganzen Packungsangaben vielleicht überhaupt nicht ...?

Gegen Gewicht: Steuern, Verbote, Kontrollen

Wenn aber farbige Punkte, viele Zahlen und ausführliche Tabellen auf den Packungen den verstandesgesteuerten Weg zu »gesunder« Ernährung nicht weisen können, dann hilft vielleicht ein Blick nach Frankreich: Unsere Nachbarn planen seit Mitte 2008, dem Savoir-vivre mit Pommes, Cola & Co. einen Riegel vorzuschieben, indem sie fette und süße Nahrungsmittel mit einer deftigen Steuer belegen möchten. Diese »Junkfood-Steuer« wurde von konservativen Gesundheitsexperten der französischen Regierung vorgeschlagen, die der Meinung sind, »Fettleibigkeit tötet mehr Menschen als Tabak«. Und so kassiert seit 2012 der französische Finanzminister bei allen Softdrinkern eine Zuckersteuer ab. Diesen Vorstoß griff bereits Anfang 2009 auch der Präsident der Berliner Ärztekammer auf: Er forderte eine Sonderabgabe für alle »gesundheitsschädlichen« Lebensmittel – die »Big-Mac-Steuer« soll her! Aber – sind Hamburger, Chips und Gummibärchen Ihrer Meinung nach wirklich *grundsätzlich* gesundheitsschädlich? Vielleicht gilt die Sondersteuer jedoch auch für schadstoffhaltiges Obst und Gemüse, denn der ungesunde Einfluss dieser Gifte ist bewiesen – im Gegensatz zum Schadeffekt von Gummibärchen. Dänemark und Ungarn hat das nicht weiter interessiert: Ab Oktober 2011 mussten die Dänen eine – inzwischen wieder abgeschaffte – »Fettsteuer« zahlen und Ungarn hat eine Sonderabgabe für »ungesunde Lebensmittel« eingeführt (amüsanterweise mit Ausnahme der heimischen Salami-, Speck- und Blutwurstspezialitäten, die ja bekanntermaßen zur absolut »leichten Küche« zählen ...). Grundsätzlich ist bei diesen kulinarischen Bevormundungssteuern eines zu bedenken: **Bis dato gibt es keinen wissenschaftlichen Beweis, dass irgendwelche Lebensmittel oder gar einzelne Inhaltsstoffe gesunde Menschen krank machen.** Der Verdacht liegt also auf der Hand, dass es den steuerwütigen Regierungen nicht um die Gesundheit des Volkes geht – sondern ausschließlich darum, die Bürger finanziell zu schröpfen, um die Staatskassen aufzupäppeln. Doch dieses Abkassieren unter dem Deckmäntelchen der gesunden Ernährung ist doppelt verwerflich, denn einerseits werden **alle** Bürger belastet, auch wenn sie kerngesund sind. Und andererseits ist »die Besteuerung von Grundnahrungsmitteln insofern problematisch, als sie einkommensschwache Bevölkerungsgruppen stärker belastet und damit als sozial ungerecht betrachtet werden könnte«, erklärt die Universität Leipzig. Vor diesem wissenschaftlich-sozialökonomischen Hintergrund war die Festlegung der CDU/CSU-FDP-Bundesregierung 2009-2013 im Koalitionsvertrag begrüßenswert: »Eine politische Besteuerung des Konsums und Bevormundung der Verbraucher durch Werbeverbote und Strafsteuern für vermeintlich ungesunde Lebensmittel lehnen wir ab.« Und die FDP ergänzte bei Einführung der Dänischen Fettsteuer: »Mit Steuern auf ausgewählte Nahrungsbestandteile wird keine gesunde Lebensweise gefördert, sondern ein bürokratisches Monster geschaffen.« Da darf der mündige Essbürger der Politik trotz der vielen unnützen Ernährungskampagnen auch mal ein Lob aussprechen: Gut so, liebe Politiker! Gut auch, dass der aktuelle Bundesernährungsminister Christian Schmidt ebenfalls keine Zuckersteuer & Co. einführen möchte.

Nicht so gut sieht es hingegen für die Amerikaner aus: Im südlichen Los Angeles gehen die Behörden zum Schutz der Bevölkerung vor der »Geißel Fast Food« noch einen Schritt weiter: Statt einer Burgersteuer wird gleich die Eröffnung neuer Burgerfilialen verboten. Die New Yorker Gesundheitsapostel sind nicht ganz so streng, aber seit April 2008 hat die Stadt alle Fast-Food-Restaurants dazu verpflichtet, neben dem Preis auch die Kalorienangaben auf den Speisekarten aufzuführen.

Die euro-amerikanischen Erziehungsmaßnahmen wirken jedoch geradezu wie ein Hund ohne Gebiss im Vergleich zur drastischen Drangsaliererei der Japaner: Nippon hat seit April 2008 einen Gesundheitstest eingeführt, der in allen Großbetrieben Pflicht ist. Einmal pro Jahr müssen sich daher 44 Prozent der Bevölkerung medizinisch untersuchen lassen. Dazu gehört neben der Ermittlung von Blutparametern wie Zucker und Fetten auch die Messung von Bauchumfang und Gewicht. Die Toleranzschwelle bei der japanischen Bauchumrundung hat beim besten Willen nichts mit Sumo-Ringer-Dimensionen gemein: Bis zu 90 Zentimeter bei Frauen und 85 Zentimeter bei Männern gelten als gesunder Wert. Haben Sie Ihren Bauchumfang schon jemals gemessen? Würde in Deutschland ein Wert von 85 Zentimeter als Maßstab herangezogen, dann wären geschätzte 90 Prozent aller Männer »zu dick« – hierzulande gilt nämlich erst ein Bauchäquator ab 102 Zentimeter als »gesundheitsgefährdend«. Aber bleiben wir noch ein paar Zeilen im Land von Sushi und Sashimi: Umschließen also zu viele Zentimeter die Körpermitte und klettert die Kiloanzeige auf der Waage über den japanischen Grenzwert, dann werden Sanktionen verhängt – zwar nicht gegen den einzelnen Mitarbeiter, aber gegen dessen Arbeitgeber: Die Betriebe müssen höhere »Strafbeiträge« in die nationale Krankenversicherung einzahlen. Welcher Druck so auf die Japaner ausgeübt wird, die jährlich die Hosen runterlassen müssen, können Sie sich sicher gut vorstellen. Wer die Mentalität im Land der aufgehenden Sonne besser kennt, weiß genau, was den »kostenintensiven Mitarbeitern« blüht: So werden die beleibteren Angestellten eines Elektronikriesen in persönlichen Gesprächen zur Änderung ihrer Lebensgewohnheiten aufgefordert. Weiter erhalten sie Schrittzähler, verbunden mit der Mahnung, mindestens 10 000 Schritte täglich zu gehen. Einer der weltgrößten Autokonzerne erinnert seine Arbeiter jeden Tag per E-Mail daran, ihr Gewicht zu beobachten, abzunehmen und körperlich fit zu bleiben. Getreu dem Motto »Nichts ist unmöglich« überwachen die Gesundheitskontrolleure des Autobauers auch Kalorien & Co. des täglich verzehrten Kantinenmenüs jedes einzelnen Mitarbeiters: Die Daten werden beim Bezahlen von der Kasse auf den Betriebsausweis übertragen. »Vorbildliches« Essverhalten wird mit Prämien belohnt. Wer sich den Gesundheitsritualen verweigert, wird schnell zum Außenseiter.

Wenn Sie jetzt denken, dass diese Art orwellscher Ernährungserziehung vielleicht einer ausufernden Verfettung der japanischen Bevölkerung entgegenwirken soll, dann sei Ihnen gesagt: Der Anteil fettleibiger Japaner ist mit 2,3 Prozent bei Männern und 3,4 Prozent bei Frauen einer der niedrigsten der Welt (zum Vergleich die USA: knapp ein Drittel)! Vielleicht aber beugen die japanischen Gesundheitsexperten ja nur dem drohenden Unheil vor, das ihren Landsleuten »aus Europas dickstem Land« zu Leibe rückt: Japaner lieben deutsche Lebensmittel, lautete die Botschaft des Ex-Parlamentarischen Staatssekretärs des Bundesministeriums für Ernährung, Dr. Gerd Müller, auf der Grünen Woche 2009.

Kommen wir noch einmal kurz zurück in heimische Gefilde, wo uns statt betrieblicher Gewichtskontrolle vorerst nur Kalorienzählen und Packungsaufdrucke beschäftigen: Ist Ihnen schon mal aufgefallen, dass Wein und Bier nicht mit Energiegehalten gebrandmarkt sind? Die Lobbyisten waren zu mächtig. Sie erinnern sich: Eine Flasche schwerer Rotwein hat in etwa so viele Kalorien wie 100 Gramm Butter. Diese 700 Kilokalorien, die kennt der EU-Verbraucher besser nicht, wenn er abends alles zusammenrechnet. Es ist doch absurd: Die Menschen sollen alles wissen, um ihre Nahrung in Zahlen zu sezieren. Zahlreiche Angaben müssen auf die Packungen. Nur bei Kalorienbomben wie Wein und Bier wird »wegen erbitterten Widerstands der Branche« eine Ausnahme gemacht. Ein Schelm, wer Böses dabei denkt. Denken wir besser Gutes: **Kalorienrechnen und Energiespalterei braucht kein gesunder Mensch.** Denn die »Ernährungsmathematiker« unter uns haben meist auch ihr Essverhalten rationalisiert: Verstandesgesteuerte Entscheidungen dominieren beim Essen, dafür schwindet ihr Vertrauen in den eigenen Körper. Das ist der beste Weg in Richtung zwanghaftes Essverhalten, denn **wer Essen oder Nichtessen langfristig über den Verstand steuert, verliert langsam, aber sicher das natürlich-intuitive Gespür für Hunger und Sattheit.** Wird die Kulinarische Körperintelligenz dauerhaft unterdrückt und übergangen, dann verkümmert sie. Die Folgen sind fatal: Es entwickeln sich Essstörungen; aber das ist ein anderes Thema (siehe Seite 214 ff.).

Wir essen zu viel! Es ist ja auch mehr als genug für alle da

Bleiben wir beim »Rein-Raus-Prinzip« und nehmen realistischerweise an, dass wir entweder zu viel oder zu wenig essen, aber nie genau so viel, wie unser Körper benötigt. Es ist de facto nun mal keine Punktlandung auf beispielsweise 2683 Kilokalorien möglich. Hierzulande tendieren wir eindeutig in Richtung »zu viel«: Wir essen uns normalerweise immer richtig schön satt, weil wir in einem Schlaraffenland mit garantiertem Überangebot insbesondere an hochkalorischen Lebensmitteln leben, die uns die Industrie allzu gerne als »leicht« unterjubeln möchte. »Zuckerfrei« und »ohne Fett« bedeuten nicht zwangsläufig »weniger Kalorien«. Denn wo kein Fett drin ist, kann immer noch viel Zucker drin sein. Und »Diät«-Produkte enthalten zwar wenig Zucker, dafür ordentlich viel Fett, sodass der Kaloriengehalt oftmals höher liegt als bei vergleichbar »normal« deklarierten Produkten. Weil es an dieser Stelle so schön passt, sei nochmals an den kurzen Exkurs in Sachen

»Light« und Süßstoffe im dritten Kapitel erinnert. Aber nicht das Essen ist leicht, sondern uns werden leichte Storys als süße mediale Verführung gefühlvoll serviert, auf die wir allzu gern reinfallen. Doch zurück zum Thema: **Meist essen wir also zu viel, weil wir wie die berühmte Made im Speck leben.** Welchen Nahrungsmittelbereich Sie auch nehmen, unsere Lebensbedingungen sind geradezu traumhaft: Heutzutage Hunger auf etwas zu haben, das es *nicht* gibt, und diese Esslust nicht ad hoc auf vielfältige Art ausleben zu können – das gibt es fast nicht. Sicher spielt das Geld eine Rolle, *wie* groß die Vielfalt ist, die uns zur Verfügung steht. Aber dass kein Bundesbürger ernsthaft hungern muss, steht außer Frage – denn wir leben heutzutage de facto in »Schlaraffia Germania«, in einer Epoche, in der Lebensmittel in noch nie da gewesener Vielfalt und Sicherheit zu absolut erschwinglichen Preisen für jedermann erhältlich sind (ein Blick in die Wochenprospekte der großen Handelsketten reicht aus, um das zu sehen). **»In keinem anderen Land der Welt können sich die Verbraucher so kostengünstig mit Nahrungsmitteln versorgen wie in Deutschland«,** konstatierte bereits der ehemalige deutsche Bauernpräsident (1997-2012) Gerd Sonnleitner. Dabei ist die Qualität der Lebensmittel in Billigdiscountern wie Aldi, Penny oder Lidl nicht schlechter als in Markensupermärkten, erklärten die Warenprüfer der Zeitschrift *Öko-Test* schon im Februar 2009. Und daran hat sich bis heute nichts geändert.

Doch nicht nur der Spielraum im Geldbeutel lässt uns zu viel essen, **auch eine in Urzeiten lebenserhaltende Eigenschaft trägt dazu bei: Der Mensch isst gern noch eine gewisse Zeit *weiter*, wenn er bereits satt ist – aus purem Vergnügen.** Denn in »grauen Vorzeiten« des immer wiederkehrenden Mangels war dieses »genussvolle Überessen« essenziell, um Energiereserven zu schaffen. Nach Erkenntnissen des University College London ist das Großhirn daran schuld, das uns nach erfolgter Sättigung noch eine Weile aus reiner Lust am Essen weiterschlemmen lässt. Wie gut unser Gehirn diese lustvolle Steuerung beherrscht, belegen Untersuchungen der Cornell University in Ithaca im US-Bundesstaat New York mit »sich selbst nachfüllenden« Suppentellern. Die Testpersonen aßen Suppe, die durch eine Öffnung im Teller unbemerkt nachgefüllt wurde: Der Teller konnte nicht leer gegessen werden. Waren die Probanden von einem »normalen« Teller satt, löffelten sie von der nachgefüllten Suppe mindestens die Hälfte mehr.

Andere Untersuchungen mit XXL-Menüs oder Essen auf großen Tellern bestätigen die Grundtendenz der menschlichen Natur, zu viel zu essen: Wenn das Angebot vorhanden ist, greifen wir gerne über Bedarf zu. Und das Angebot an Nahrung ist hierzulande zweifellos paradiesisch. Neben den »bösen« XXL-Packungen stehen gemäß Studien der Universitäten Lissabon und Arizona inzwischen auch die Miniportionen am Pranger: Die harmlos wirkenden, kleinen Packungen führen insbesondere bei Diätwilligen zum Selbstbetrug und Mehrverzehr, weil sie die Hemmschwelle zum Naschen senken. **Ob XXL oder XXS – wir essen also immer zu viel?**

Professor Brian Wansink von der Cornell University hat sich dieses Phänomen zur Forschungsaufgabe gemacht: Warum essen die Menschen in unseren Breiten mehr als nötig? Seine These lautet: Wir achten oft nicht darauf, was und wie viel wir essen. Vieles hängt von Umständen wie den »anderen Menschen am Tisch« oder der »Größe des Geschirrs« ab. Er nennt dieses Phänomen »Mindless Eating«: essen, ohne nachzudenken. Wenn Sie sich die vorherigen Kapitel vor Augen führen, ist diese Tendenz aber grundsätzlich zu begrüßen. **Während des Essens sollten Sie nicht lange nachdenken – Sie sollten mit allen Sinnen Echt Essen und *genießen*.** Und zwar nur dann, wenn Sie hungrig sind, und nur das, was Ihnen wirklich schmeckt. Dass Sie während des Essens keine Adrenalin ausschüttenden Diskussionen über polarisierende Themen wie »Braucht Deutschland die Todesstrafe?« oder »Müssen Pädophile kastriert werden?« führen sollten, versteht sich im Grunde auch von selbst. Denn dann wird das Essen zur Nebensache und Sie diskutieren erregt mehr, als Sie entspannt genießen. »Ist mein Teller schon leer? Ich habe gar nichts mitbekommen« – da wären wir dann bei den negativen Effekten von Herrn Wansinks Theorie.

Ergo: **Wenn Sie essen, sollte Ihre Hauptaufmerksamkeit Ihrem Essen gebühren, nicht anderen Aktivitäten.** Und am besten nehmen Sie sich die Zeit zum Genießen, die Sie benötigen – ohne Zeitdruck, ohne Hektik. Wobei natürlich auch hier gilt: Ausnahmen bestätigen die Regel. Denn auch gelegentliches »Mindless Eating« in netter Gesellschaft kann Spaß machen und ist völlig unproblematisch für Echte Esser.

Glücklose Glyxer

Kommen wir noch mal konkret auf das »Rein-Raus-Prinzip« zurück. Dessen folgende wissenschaftliche Bestätigung mag alle Leser überraschen, die an die Wirkung der sehr populären »LowCarb-« oder »Glyx-Diät« glauben (zumindest dem Sprachwitz gebührt Respekt). Denn es spielt keine Rolle, ob eine Diät niedrig oder hoch glykämisch ausgerichtet ist: **Für den Erfolg einer avisierten Gewichtsabnahme ist allein die *Gesamtmenge* an aufgenommener**

Energie in Relation zum Verbrauch verantwortlich (Energiebilanz). So lautet das Fazit einer Untersuchung von US-Forschern der Tufts University Boston aus 2007, die Übergewichtige ein Jahr lang mit fest definierter kalorienreduzierter Kost entweder mit einer hohen oder einer niedrigen glykämischen Last versorgten. Zur Erläuterung: Eine »LowCarb«-Ernährung mit wenigen Kohlenhydraten (niedrige glykämische Last) lässt den Blutzuckerspiegel langsamer ansteigen und *soll* länger satt halten. In beiden Gruppen war die Gesamtmenge aufgenommener Energie um 30 Prozent reduziert. Die Studie unterlag sehr strengen Kriterien; die Forscher kontrollierten sogar mit einer Isotopentechnik die heimliche Kalorienaufnahme der Teilnehmer. Das Ergebnis: **Sowohl mit *Low-Carb* als auch mit *HighCarb* nahmen die Testpersonen in einem Jahr etwa acht Kilos ab.** Vergleichbare Erkenntnisse lieferten Forscher der Ben-Gurion-Universität in Israel im Juli 2008: »Zum Abnehmen sind LowCarb, HighCarb und die Mittelmeerdiät gleichermaßen geeignet.« **Weitere Bestätigung folgte Anfang 2009 nach Auswertung der bis dahin größten langfristigen Diätstudie: Die Wissenschaftler der Harvard School of Public Health kamen zu dem Schluss, dass für eine erfolgreiche Gewichtsabnahme die Art der Diät egal sei.** Stattdessen komme es nur auf eine negative Energiebilanz an. Zum gleichen Ergebnis kamen Anfang 2012 sowohl eine Studie im *American Journal of Clinical Nutrition* als auch eine Untersuchung der University of Otaga in Neuseeland: **Allein die Kalorienreduktion sei ausschlaggebend für den Gewichtsverlust.** Diese Meinung vertreten übrigens auch Ärzte des Bundesverbands der Internisten. Das »Rein-Raus-Prinzip« lässt grüßen (mehr zum Thema »Diäten« finden Sie im nachfolgenden Fazit und im nächsten Kapitel).

Einen Unterschied zwischen LowCarb- und anderen Diäten scheint es laut Tufts University Massachusetts doch zu geben: **Unter LowCarb leidet das Gedächtnis, und die Reaktionszeit verlangsamt sich.** Eine Ernährung mit wenigen Kohlenhydraten scheint unser Hirn also nicht zu mögen und quittiert diese Einschränkung mit Leistungsverweigerung. Keine wirkliche Überraschung, denn unser Kopfhirn verbrennt fast ausschließlich Glukose zur Energiegewinnung – insgesamt etwa 50 Prozent der täglich zugeführten Menge an Kohlenhydraten. Und da »Big brain« den Traubenzucker nicht speichern kann, ist eine ständige Versorgung mit diesem Energieträger nötig. Möchten Sie mehr über den Low-Carb-Mythos lesen? Diesem Themenkomplex hat Autor Uwe Knop ein eigenständiges Buch gewidmet: *Gute Carbs*.

Erfolgreiche Abspeckprämie: Geld gegen Kilos!

Interessiert Sie noch ein Tipp der University Pennsylvania, wie der Erfolg von Diäten massiv gesteigert werden kann? Wenn adipöse Diätler täglich Geld für die erreichten Ziele der Gewichtsreduktion erhalten, verlieren sie in 16 Wochen mehr als dreimal so viel Gewicht wie ohne finanzielle Anreize: sieben Kilos Fettschmelze bei neun Dollar Bonus am Tag im Vergleich zu weniger als zwei Kilogramm ohne »Kilogeld«. Sieben Monate nach der Studie – die Zahlungen waren inzwischen eingestellt worden – waren die Unterschiede zwischen beiden Gruppen allerdings wieder verschwunden. Geld macht eine Diät also erst mal richtig schmackhaft (dieses Prinzip funktioniert übrigens auch bei Raucher-Entwöhnungs-programmen). Aber nur *dauerhafte* Zahlungen könnten demnach ein probates Mittel zur langfristigen Gewichtsreduktion sein. Wie wäre es also mit einem Appell an die »Kampagneros« aus Kapitel drei: »Statt die Steuern in zweifelhafte Aktionen zu investieren, schaffen Sie mit diesem Geld besser finanzielle und damit wirksame Anreize zum Abnehmen!«

Erste Erfolge mit einer solchen »Spezialdiät« konnte die Deutsche Betriebskrankenkasse vermelden: Der fettschmelzende Effekt einer Abspeckprämie von 25 Euro pro Kilo hat die Kasse Ende 2008 derart positiv überrascht, dass die Aktion im Frühjahr 2009 wiederholt wurde. Da Geld offenbar schlank macht, bietet beispielsweise auch die Stadtverwaltung im mexikanischen Ramos Arizpe ihren übergewichtigen Polizisten 25 Euro pro verlorenes Kilo. Nun sind die globalen Gesundheitsökonomen gefragt: Die Erstellung eines detaillierten, universell einsetzbaren Rechenmodells »Geld gegen Kilos« ist sicher eine attraktive Aufgabe für Ernährungsexperten aus der ganzen Welt. Der staatliche Gesundheitsdienst NHS in Großbritannien hat bereits nachgerechnet – und plant seit Mai 2010 einige Millionen Pfund ein, um seine schweren Bürger dafür zu bezahlen, dass sie ihr Körpergewicht verringern. So schenkt man beispielsweise den Bewohnern der Grafschaft Kent bis zu 425 Pfund, wenn sie ihr reduziertes Körpergewicht 24 Monate halten. Vielleicht sollten insbesondere die amerikanischen Health Oeconomics mal einen Blick zu den Briten werfen ...

USA – United States of Adipositas?

Abschließend sei noch eine Meldung der renommierten Cornell University im Sommer(-loch ?) 2008 erwähnt, die im Hinblick auf das »Rein-Raus-Prinzip« und die Energiebilanz zum Nachdenken anregt: »**US-Amerikaner nehmen im Durchschnitt 3747 kcal pro Tag auf.**« Das seien 1200 bis 1500 Kilokalorien mehr als empfohlen, meint der Studienleiter. Sie erinnern sich: Wenn 350 überflüssige Kilokalorien zu etwa 50 Gramm menschlichem Fettgewebe umgewandelt werden, dann entspricht diese Menge einem **Fettzuwachs von ungefähr 200 Gramm pro Tag – macht satte sechs Kilogramm in einem Monat.** Einige Amerikaner scheinen den Durchschnitt ganz schön in die Höhe zu treiben, sonst gäbe es wohl kaum noch Normalgewichtige in den USA. Oder es gilt wie so oft: Studienergebnisse sind mit gesunder Skepsis zu beurteilen. Insbesondere wenn die Ergebnisse »unglaublich« erscheinen. »**Wenn sich der Trend der vergangenen drei Jahrzehnte fortsetzt, dann ist im Jahr 2048 theoretisch jeder Amerikaner übergewichtig oder fettleibig.**« Mit diesem wissenschaftlichen »Weckruf« möchte die US-Behörde für Gesundheit- und Qualitätsforschung die Gesellschaft aufrütteln: »Es muss etwas passieren, um Amerika vor der ausufernden Verfettung zu schützen ...« Vielleicht ist ein Eingreifen aber auch gar nicht nötig, denn trotz »Fettleibigkeitsepidemie« leben die Amerikaner seit 2010 so lange wie nie zuvor – und das trotz der Tatsache, dass die USA nicht nur militärische, sondern auch adipöse Weltmacht sind: Fast 40 Prozent aller Amerikaner gelten als fettleibig. Andererseits sinkt der Anteil an adipösen US-Jugendlichen seit 2001. Hat man sie etwa heimlich mit Bonuszahlungen für verlorene Kilos schlank gemacht ...? Auf jeden Fall scheint dieses Geld »auf der anderen Seite des Extrems« dringender benötigt zu werden: 2008 hatten fast 50 Millionen Amerikaner nicht genug zu essen. Ex-Präsident Obama versprach nach Bekanntwerden dieser Daten, dem Hunger den Kampf anzusagen ... Allen anderen, die hingegen den (gesunden?) Pfunden den Kampf angesagt haben, sei Folgendes empfohlen:

Fazit: Jede Kalorie, die in unseren Körper »rein«kommt, muss wieder »raus«, also verbraucht werden. Dabei ist für Ihr Gewicht allein die verzehrte Gesamtkalorienmenge in Relation zum Verbrauch entscheidend – die Energiebilanz. Weder was Sie essen noch wann und wie oft Sie essen, hat signifikanten Einfluss auf Ihr Gewicht, wenn die Energiebilanz neutral bleibt (also essen Sie mittel- bis langfristig so viel, dass Sie weder maßgeblich dünner noch dicker werden).

Da wir westlichen »Schlaraffenländler« meist mehr Energie aufnehmen, als wir benötigen, bedeutet »raus« für viele der überflüssigen Kalorien: die Umwandlung in Fettgewebe. Das gilt insbesondere für die »Speichergenetiker« (siehe nächstes Kapitel). Wir können also entweder weniger essen – weniger »rein« – oder uns mehr bewegen, um den Energieverbrauch zu erhöhen – mehr »raus«. Nur so bewahren wir die überflüssigen Kalorien vor ihrem Schicksal, als Fettzelle zu enden.

*In puncto Gewichtsreduktion gilt fernab jeglichen Diätwahns: Wenn Sie sich zu schwer fühlen, durchleuchten Sie zuerst Ihr Leben schonungslos nach Situationen, in denen Sie kompensatorisch essen, also ohne echten Hunger (siehe auch ab Seite 271). Fragen Sie sich dann: **Warum** esse ich? Aus Langeweile oder Einsamkeit, aus Routine, Frust oder Stress? Versuchen Sie, die Gründe des hungerfreien Essens zu eliminieren, essen Sie stattdessen nur noch bei echtem Hunger, und einige überflüssige Kilos verschwinden sicher von ganz allein. Denn dieses kompensatorische Essen, um negative Gefühle »herunterzufressen«, das ist ein großes Problem bei Adipositas. So konnte Ende 2011 die University of California zeigen, dass mehr Achtsamkeit für die eigenen Körpersignale wie Hunger, Sattheit und Genuss besser hilft, überflüssiges Gewicht zu verlieren als »aufgepropfte« Abspeckkuren. Diesbezügliche Erkenntnisse lieferten Forscher aus Florenz bereits im Februar 2010: Übergewichtige, die*

*nur dann essen, wenn sie **echten** Hunger verspüren, können langfristig abnehmen. Durch das Training des echten Hungergefühls
verloren sie auch noch fünf Jahre nach der Studie kontinuierlich an
Gewicht. »Statt sich einer Diät mit unsicheren Erfolgschancen zu
unterziehen, könnte in Zukunft das Training des eigenen Hungergefühls ein Schlüssel zum nachhaltigen Abnehmen sein«, lautet
das Studienfazit des unabhängigen aid-Infodiensts aus Bonn (seit
2017 BZE Bundeszentrum für Ernährung). Dem entsprechen auch
die Forschungsergebnisse von US-Psychologinnen, dass natürlich
Schlanke fast nur dann essen, wenn sie echten Hunger haben. Und
Professorin Susanne Klaus vom Deutschen Institut für Ernährungsforschung rät auf focus.de, sich vor dem Essen zu fragen: »Habe ich
jetzt wirklich Hunger?« Nur wer diese Frage ehrlich mit »ja« beant-
wortet, sollte essen.*

*Essen Sie hingegen bereits nur bei echtem Hunger und möchten
Ihr natürliches Gewicht trotzdem künstlich nach unten schrauben,
dann machen Sie sich auf einen Kampf gegen Ihren eigenen Körper bereit – mit den entsprechenden, im nächsten Kapitel darge-
stellten Folgen. Grundsätzlich verlangt der Wunsch nach dieser
»unnatürlichen« Gewichtsreduktion Disziplin und Verzicht: Bauen
Sie mehr Bewegung in Ihren Alltag ein und essen Sie weniger.
Aber bitte nur die Nahrungsmittel, die Sie sonst auch mögen – mit
dem Unterschied: Sie dürfen leider nicht mehr richtig satt werden,
denn Sie müssen weniger essen, als Sie benötigen. Welche Diät
Sie dabei bevorzugen, hat keinen Einfluss auf die Gewichtsabnahme. Wichtig ist nur, dass Ihre Energiebilanz negativ bleibt. Beim
Hungern haben Männer übrigens Vorteile: Sie können den Hunger
besser ignorieren als Frauen, weil beim Unterdrücken dieses Gefühls auch die Aktivität im männlichen Belohnungszentrum sinkt –
die Forderungen aus dem limbischen System verstummen (siehe
dazu Kapitel 3). Bei Frauen ist genau das nicht der Fall: Trotz sub-
jektiver Verdrängung des Hungergefühls nagt der weibliche Hunger weiter im Belohnungszentrum und sendet das Signal »Ich will*

essen«. Wenn Sie daher beim Abnehmen nicht auf Ihr (unterdrücktes) Hungergefühl vertrauen möchten, dann führen Sie ein Ernährungstagebuch, in dem Sie sich an einer täglichen Kalorienmenge von 1500 bis 1700 Kilokalorien orientieren. Diese Energiezufuhr wird allgemein zur dauerhaften und gesunden Gewichtsreduktion empfohlen. Weniger als 1200 Kilokalorien pro Tag sind dagegen kontraproduktiv, denn mit dieser Minimalkost fährt der Körper seinen Energieumsatz stark herunter. Wem es darüber hinaus schwerfällt, die Kilos im Alleingang abzubauen, dem hilft beim Abnehmen oft die Macht der Gruppendynamik oder ein Partner, der mit abspeckt. Auf jeden Fall sollte das engste persönliche Umfeld in den Entfettungsplan eingeweiht werden. Besondere Bedeutung hat beim Projekt Gewichtsreduktion auch ein positives Leitbild, also ein klares Ziel vor Augen: Was will ich erreichen – und warum? Auch die folgende Frage sollten Sie sich stellen: Welche kurzfristigen und dauerhaften Entbehrungen sind mir dieses Ziel wert?

An dieser Stelle sei der explizite Hinweis erlaubt: Dieses Buch ist kein »Schlankheitsratgeber« und bietet somit keine individuelle Anleitung zum Abnehmen. Daher wenden sich abnehmwillige Leser bitte zur detaillierten Beratung an den »Ernährungsmediziner ihres Vertrauens« oder universitäre Adipositas-Institutionen, falls professionelle Unterstützung gewünscht wird.

Seien Sie sich im Klaren, worauf Sie sich einlassen: Wollen Sie Ihr künstlich reduziertes Gewicht dauerhaft beibehalten, dann ist eine lebenslange Umstellung nicht nur Ihrer Essgewohnheiten nötig. Spezielle, zeitlich begrenzte Diäten hingegen braucht kein gesunder Mensch, denn sie machen nicht schlank, sondern dick und krank (mehr zu diesen Themen lesen Sie im folgenden Kapitel).

Fühlen Sie sich hingegen zu dünn und wollen zunehmen, dann essen Sie mehr und treiben begleitend Kraftsport, damit Sie Muskeln statt Fett aufbauen. Aber auch hier gilt: Ihr natürliches Gewicht *können Sie nur so lange nach oben »korrigieren«, wie Sie sich an-strengen.*

Den größten Einfluss auf unser Essverhalten und damit auf unsere Körperform haben unsere Gene – interessiert an einer gewagten, aber plausiblen These? Dann viel Spaß beim folgenden Kapitel »Genau festgelegt ...« ...

Infokasten: Braunes Fettgewebe

Braunes Fettgewebe hat Ähnlichkeit mit Vorläufern des Muskelgewebes und macht das Gegenteil vom gehassten weißen Bruder: Während weiße Fettzellen Energie in Form von Fetttröpfchen in den entsprechenden Pölsterchen vornehmlich an Bauch, Hüfte und Oberschenkel ansetzen, verbrennen die braunen ihre weißen Brüder und erzeugen so Wärme. Kurzum: **Braunes Fettgewebe kann überschüssige Kalorien in »heiße Luft« auflösen.** Zu dieser reinen Wärmeproduktion, der »Thermogenese«, ist in Säugetierkörpern **nur** das braune Fettgewebe in der Lage. Der Mensch hat als Baby viel davon, im Lauf der Zeit verschwindet der Großteil aber wieder. Wie viel braunes Fett Erwachsene noch besitzen, sei nicht ganz klar, teilte die Universität Maastricht mit. Klar hingegen ist: Wie immer in der Natur gibt es auch hier Variationsbreiten – manche Individuen sind besser ausgestattet als andere. So entdeckten Forscher der Harvard Medical School im Rahmen der Untersuchung von zwei unterschiedlichen Mäuselinien bei einer der beiden einen 700-fach höheren Anteil an braunem Fettgewebe. Deren zusätzliche Verbrennungseinheiten führten dazu, dass die »braunen Mäuse« einen signifikant höheren Grundumsatz hatten und bei gleicher Überfütterung 30 bis 50 Prozent weniger Gewicht zulegten als die »weißen Mäuse«. Eine interessante Entdeckung des schwedischen Karolinska-Instituts überraschte im Januar 2009 auch die Leser einiger deutscher Medien: Werden Mäuse kalten Minusgraden ausgesetzt, so verwandelt sich deren weißes Fett teilweise in braunes Fettgewebe. Der naheliegende Grund: Der Mäusekörper erhöht seinen Grundumsatz durch Wärmeerzeugung, um dem Tod durch Erfrieren vorzubeugen. Die Schlagzeile lautete übrigens: »Kälte macht schlank.« Anfang 2011 gaben auch Forscher des Universitätsklinikums Hamburg-Eppendorf einen Mechanismus bekannt, wie braunes Maus-Fettgewebe nach Konfrontation mit Kälte ein umfangreiches Stoffwechselprogramm in Gang setzt – was dafür sorgt, dass überschüssiges Fett binnen Stunden aus dem Blut und dem weißen Fettgewebe »gesogen« und im braunen Ofen verheizt wird. Gemäß Studienleiter wurden die kalt gestellten Mäuse »quasi über Nacht wesentlich dünner.« Vielleicht feierten die Nager aber auch heimlich eine sehr coole Mäuse-Nightfever-Party – denn Forscher der Ohio State University haben entdeckt, dass Mäuse bei anregender Umgebung und stimulierenden sozialen Kontakten vermehrt weißes Fett in Braunes umwandeln.

Ob die kälte-getriggerte, »arktische Adipozytentransformation« auch bei unserer Spezies Mensch in sichtbarem Maße erfolgt, muss die Forschung erst noch belegen. Diesbezügliche Bestätigung lieferten kanadische Wissenschaftler Anfang 2012. Grundsätzlich lässt sich vermuten: Schlanke Menschen haben mehr »Braunes« als ihre fülligeren Artgenossen. Genau das und einiges mehr konnten drei internationale Forschergruppen aus den Niederlanden, Schweden und den USA im April 2009 belegen. Ihre Studienergebnisse erschienen im renommierten

New England Journal of Medicine: **Dünne Menschen verfügen über mehr aktives braunes Fettgewebe als dickere, und Frauen sind damit besser bestückt als Männer.** Dabei heizt unser »brauner Ofen« in erster Linie bei Kälte ein, um Wärme zu erzeugen. Leider nimmt die »Heizkraft« (sprich Menge) im Alter ab. Diese Erkenntnis des Universitätsklinikums Tübingen vom April 2010 wird neuerdings auch mit einer Gewichtszunahme in höheren Lebensjahren in Verbindung gebracht wird.

Nicht weiter verwunderlich erscheint da das Interesse der Fettforscher, die braunen Brenner nun auch verstärkt hinsichtlich ihres Potenzials zur Gewichtsreduktion zu untersuchen. So gaben Forscher der Universität Bonn im Dezember 2009 bekannt, einen Signalweg gefunden zu haben, der die Produktion und Funktion brauner Fettzellen anregt, welche »Fettpölsterchen schmelzen lassen«. Und im Mai 2010 verkündeten Wissenschaftler des Deutschen Krebsforschungszentrums DKFZ, dass sie einen weiteren Mechanismus kennen, der das braune Fett aktiviert. Auf Basis dieser Ergebnisse könnten »Schlankheitsmittel aus dem Zelllabor« zur Gewichtsreduktion bei krankhafter Fettleibigkeit entwickelt werden. Professor Stephan Herzig vom DKFZ sieht in der Erforschung des braunen Fetts gar einen »Hype« – der inzwischen in der 12-Länder-Studie DIABAT mündet, die erstmals in großem Umfang von der EU mit sechs Millionen Euro gefördert wird. Zahlreiche weitere Studien von 2010/12 legten den Grundstein für den »Brown Boom«: So haben US-Forscher ein weiteres Gen bei Mäusen entdeckt, dessen Fehlen mit doppelter Menge an braunem Fettgewebe verbunden war. Welch Überraschung: Die Gendefekt-Mäuse entwickelten trotz kalorienreicher Ernährung kein Übergewicht. Und die Harvard Medical School präsentierte eine neue Möglichkeit, um Vorläuferzellen im weißen Fettgewebe anzuregen, sich in braunes Fett umzuwandeln. Gleich die direkte Verwandlung von weißem in braunes Fett sieht sowohl das National Institute of Diabetes in Bethesda als auch die John Hopkins University in Baltimore als »neue Strategie, um Fettleibigkeit zu bekämpfen.« Im Fachmagazin *Deutsche Medizinische Wochenschrift* stellen Hamburger Forscher die entscheidenden Fragen, die beim Menschen noch geklärt werden müssen: Kann man braunes Fett dazu bringen, mehr Energie in Wärme umzusetzen? Gibt es einen Weg, weißes in braunes Fett umzuwandeln? Besteht die Möglichkeit, braunes Fett unabhängig vom Kältereiz zu aktivieren? Und im Januar 2017 ergänzten Wissenschaftler der Universität Bonn die Gretchenfrage, die alle Anti-Adipositas-Aktivisten interessiert. Nachdem die Forscher an Mäusen gezeigt hatten, dass sich überflüssige Pfunde einfach abschmelzen lassen, indem unerwünschte weiße Fettzellen in energiezehrende braune Schlankmacherzellen umgewandelt werden, lautet sie: Lässt sich dieser interessante Ansatz auch zur Bekämpfung der menschlichen Fettleibigkeit einsetzen?

Fakt ist: In diesem Bereich lassen sich noch »Forschersporen« verdienen, sodass wir sicher noch viele interessante »fettverbrennende« Meldungen lesen werden, denn die Hoffnungen in das braune Fettgewebe als »Fettschmelzer« sind groß ... Generell gilt: Da die individuelle Grundausstattung mit »viel oder wenig braunem Fett« grundsätzlich genetisch bedingt ist, spricht auch diese Tatsache für den maßgeblichen Einfluss des Erbguts auf unser Gewicht. Dieser These geht das sechste Kapitel »Genau festgelegt ...« auf den Grund.

Am Rande erwähnt ... Folgende Erkenntnis von Wissenschaftlern der dänischen Universität Aahus im August 2008 hat die »alleinige Hoheit« des braunen Fettgewebes über die reine Wärmegewinnung infrage gestellt: **Die Chilischärfe Capsaicin**

ist die erste bekannte, natürlich vorkommende Substanz, die diese Thermogenese in Muskeln »künstlich« auslöst. Forscher der University of Wyoming vermuten darüber hinaus, Capsaicin docke an der Oberfläche brauner Fettzellen an und aktiviere diese, was zur erhöhten Verbrennung gespeicherten Fettes und damit zur Hitzeproduktion führt. Capsaicin könne demnach die Stoffwechselaktivität erhöhen. Also immer schön schärfen ...

*Gen*au festgelegt – unser *natürliches* Essverhalten

»Es gibt so viele Realitäten, wie es Menschen gibt.«
Paul Watzlawick, Philosoph

So individuell wie Ihr Geist, Ihr Verstand und Ihr Denken sind Ihr Gesicht, Ihre Körperform und Ihr Körpergewicht. Einfach einzigartig. Naturgewollt, denn die Schlüsselrolle spielen unsere Gene, unser individuelles Erbgut. Daher lässt sich obiges Philosophenzitat wie folgt adaptieren: »Es gibt so viele gesunde Ernährungen, wie es Menschen gibt – denn jeder Mensch is(s)t anders.« Lesen Sie auf den folgenden Seiten, warum es sich lohnt, im Einklang mit Ihrer Natur zu leben und nicht in Opposition – auch und insbesondere dann, wenn Sie nicht dem künstlich kreierten Schlankheitsideal entsprechen.

Die Tatsache, dass hierzulande viele Menschen mit ihren Pfunden zu kämpfen haben, ist unbestreitbar. Wer tatsächlich »dick« ist, bleibt hingegen relativ zu bewerten: Man ist nicht einfach nur dick, sondern stets im Vergleich zu anderen oder zum gerade aktuellen Schönheitsideal. Und dieses »Ideal« steht in umgekehrter Beziehung zum Wohlstand der Gesellschaft. Je knapper das Nahrungsangebot, desto eher war ein wohlgenährter Körper das Maß aller Dinge: Bis ins 18. Jahrhundert hinein galt Übergewicht als schick, da massige Körperpräsenz ein Zeichen für Wohlstand unter den Adligen war. Jeder kennt die berühmte Venus von Milo (2. Jahrhundert vor Christus) und das Rubensweib (17. Jahrhundert). Und ebenso dürfte Marylin Monroe, Ikone der noch recht dürren Nachkriegszeit, nach heutigen Maßstäben schon als leicht mollig gelten. Manche Soziologen beschreiben dieses Phänomen wie folgt: **»Die Menschheit strebt immer nach dem, was sie gerade nicht haben kann beziehungsweise was einigen Aufwand erfordert, um es zu erreichen.«** Diese Einstellung schafft Beschäftigung.

Stellen Sie sich doch mal vor, wie viel Aufklärungsarbeit, Produkte und Bücher, Kurse und Diäten, Artikelserien in Zeitschriften und Personal Trainer es nicht geben würde, wenn jedes (nicht krankhafte) Gewicht ebenso wie jedes Gesicht und jede Körpergröße akzeptiert würden. Oder was wäre, wenn auch in unserer Gesellschaft propere Formen als Ideal gelten würden. Wie viele Menschen hätten dann keine Arbeit mehr, um die »Übergewichtigen« zu drangsalieren – volkswirtschaftlich undenkbar, denn zahlreiche Wirtschaftszweige leben gut davon, den Fettgehalt im Menschen zu reduzieren. Aber vielleicht wären dann »Mästfarmen« und »Zunehmkuren« mit der entsprechenden Industrie im Rücken der Renner, damit die Dünnen was auf die Rippen bekommen, um dem rundlich-wohlgeformten Ideal zu entsprechen.

Wie auch immer: Für Schwergewichte der heutigen Tage ist es ein schwacher Trost, dass Schwabbelbauch und Megaschenkel in Zeiten des Barock Sexsymbolcharakter besaßen. **Denn gemäß unseren soziokulturellen Gesetzmäßigkeiten ist das schlanke Schönheitsideal der momentanen Überflussepoche plausibel. Darauf Bezug nehmend kann in unserer Gesellschaft die folgende Aussage getroffen werden: »Viele Menschen sind zu dick.« Doch dieses fette Phänomen dürfte eigentlich kaum existieren.**

Gleiches Leben gleich gleiches Gewicht?

Wir wissen, was »gesunde Ernährung« ist. Wir wissen, was dick macht und dass starkes Übergewicht zahlreiche Erkrankungen verursachen kann. Wir wissen auch, mehr Bewegung wäre gut für unsere Gesundheit und unsere Figur. Hinzu kommt, dass niemand dick sein möchte. Kein Mann will einen hervorstehenden Fettwanst, der den Blick auf die Männlichkeit versperrt, Potenzprobleme verursacht und die Spermienqualität vermindert: »Sixpack im Speckmantel« ist out. Keine Frau wünscht sich einen cellulisierten Hintern, der am Strand verhüllt werden muss, oder einen durch Übergewicht verursachten, unnatürlichen Haarwuchs wie den »Damenbart«. Hinzu kommt, dass die (Marburger) Meinung (siehe Seite 154) der dünnen Deutschen über die Dicken nicht gerade wohlwollend ausfällt. Aber trotz all unseres Wissens und trotz der Tatsache, dass niemand wirklich dick sein will, sind die Deutschen laut der International Association of the Study of Obesity sogar die größten Schwergewichte in ganz Europa. Da half auch bislang keine der gut gemeinten, millionenschweren Aufklärungs- und Bewegungskampagnen unserer Bundesregierung à la »Fünf am Tag« oder »Fit statt Fett«. **Warum sind also viele Menschen zu dick, obwohl sicher niemand stark übergewichtig sein will und wir (rein theoretisch) wissen, wie wir schlank bleiben könnten?**

Einen sehr vereinfachten Erklärungsansatz bietet das vorherige Kapitel mit dem »Rein-Raus-Prinzip«: **Wir leben im Überfluss, und unser menschliches Naturell sorgt in diesen Zeiten des steten Überangebots an Essen und Trinken dafür, dass wir fast immer zu viel Energie aufnehmen.** Hinzu kommt Bewegungsmangel als Folge unserer technisierten Gesellschaft. Unser Körper ist evolutionär für Bewegung gemacht, doch die meisten von uns westlichen »Industrianern« arbeiten seit ein paar Jahrzehnten hauptsächlich sitzend in Büros. In Großstädten müssen wir nur noch wenig zu Fuß gehen, in Kaufhäusern fahren wir Rolltreppen, in Bürotürmen stehen wir in Fahrstühlen. Ein durchschnittlicher Mitteleuropäer bewegt sich heute täglich schätzungsweise 800 Meter zu Fuß, im Jahr 1900 waren es noch acht Kilometer. So weit die beiden externen Ursachen **»zu viel Essen, zu wenig Bewegung«**. Dieses undynamische Duo betrifft sehr viele unserer Mitmenschen – aber trotzdem sind nicht alle, die mit diesem »Dickmacherduett« leben, übergewichtig. Also muss es weitere gewichtige Gründe geben, die unser Gewicht mitbestimmen. Und die gibt es:

Die Regie beim Gewicht führen die Gene, unser individuelles Erbgut. Der Einfluss der Gene auf unser Gewicht ist inzwischen unbestritten, nur die Details sind noch nicht ausreichend entschlüsselt. Der Marburger Universität zufolge wissen aber die meisten Bundesbürger nicht einmal, dass **die genetische Veranlagung** *eine* **Rolle beim Übergewicht spielt**. Das sollte die Lektüre der folgenden Zeilen ändern, genauso wie die Erkenntnis, dass *eine* Rolle sehr tiefgestapelt ist – *eine ganz entscheidende Rolle* wäre die treffendere Formulierung.

Der Mensch: GENialität inklusive

Als Bauplan unseres Körpers bestimmen zahlreiche der 25 000 Gene grundsätzlich, wie wir aussehen und geformt sind. Und wie Sie täglich selbst sehen können, sind die Formen und Gestalten des menschlichen Körpers außerordentlich vielfältig. Der international anerkannte »Fettforscher« Professor Martin Wabitsch, Träger des Wissenschaftspreises der Stadt Ulm, ist der Überzeugung: Das Körpergewicht sei primär biologisch reguliert und längst nicht so stark vom Willen abhängig, wie bislang angenommen. Durchschnittliche Schätzungen gehen davon aus, dass unsere natürliche Statur zu drei Viertel von unseren Erbanlagen festgelegt wird. »Etwa 70 bis 80 Prozent der Variabilität des BMI wird durch die Gene bestimmt und sogar die Zahl der Fettzellen ist genetisch determiniert«, erklärte Professor Jens Jordan, Direktor des Instituts für Klinische Pharmakologie der Medizinischen Hochschule Hannover auf einer Pressekonferenz Anfang dieses Jahrtausends. Professor Johannes Hebebrand stellte 2005 im Magazin der Uni Düsseldorf klar: »Studien belegen eine hohe Erblichkeit des Körpergewichts. 50 bis 80 Prozent der Varianz des Body Mass Index (BMI in kg/m²) werden hiernach sowohl durch direkte als auch indirekte genetische Faktoren erklärt«. Einzelne Untersuchungen der jüngeren Vergangenheit zeigen detaillierte Werte von 77 Prozent (mehr auf Seite 222). Dazu folgender Auszug einer Meldung der Max-Planck-Gesellschaft zur Förderung der Wissenschaften, veröffentlicht im November 2008: »Ein Überangebot energiereicher Nahrungsmittel, kombiniert mit geringer Bewegung, ist ohne Zweifel einer der entscheidenden Faktoren, die zu Fettleibigkeit führen. Doch trotz eines ähnlichen Lebensstils kann die Gewichtszunahme von Mensch zu Mensch **enorm** variieren. Studien weisen inzwischen auch auf eine starke genetische Prädisposition (Veranlagung) hin. Diese beruht auf dem komplexen Zusammenspiel von Genen, von denen längst nicht alle bekannt sind.« Zahlreiche neue »Risikogene« für Körpermasse, Fettverteilung und Adipositas hat die Universität Duisburg-Essen im Oktober 2010 und im April 2012 entdeckt. Den Erbgutforschern zufolge tragen genetische Faktoren mindestens zu 50 Prozent und damit »**entscheidend** zum individuellen Adipositas-Risiko bei.«

Bereits im Januar 2009 kommentierte das Nationale Genomforschungsnetz die Entdeckung von neuen Genen zur Gewichtsregulation wie folgt: »Die Biologie dieser Gene deutet darauf hin, dass genetische Faktoren dahinterstehen, wenn Menschen auf Lebensstil- und Umweltbedingungen unterschiedlich reagieren.« Unsere genetische Individualität hat auch großen Einfluss darauf, wie gut oder schlecht wir Nährstoffe aus dem Darm aufnehmen. Außerdem liegt es in den Genen, wo sich das Fett in unserem Körper ansiedelt. So wird der größte Teil unserer Gewichtskontrolle durch »Genvarianten bestimmt und es gibt unübersichtlich viele Kombinationsmöglichkeiten«, erklärt Professor Hans-Georg Joost, wissenschaftlicher Direktor des Deutschen Instituts für Ernährungsforschung in der *Kölnischen Rundschau*. Auf diese genetische Festlegung des Körpergewichts weist auch eine dänische Langzeitstudie von 2010 hin: 70 Prozent der Männer, die zu Studienbeginn adipös waren, blieben über die gesamten 60 Studienjahre hinweg fettleibig. Jedoch waren nur 4 Prozent der schlanken Teilnehmer sechs Jahrzehnte später adipös. Vergleichbare Ergebnisse lieferte 2011 eine Studie im *New England Journal of Medicine*, die Kinder und Jugendliche mehrere Jahrzehnte lang beobachtete: Mehr als 80 Prozent der adipösen Minderjährigen waren auch als Erwachsene noch fettleibig.

Experten sprechen in Zusammenhang mit dieser genetischen Bestimmung des Körpergewichts vom »Setpoint« – dem individuellen Idealgewicht des Körpers in seiner aktuellen Umwelt, das er ohne große Anstrengung beibehalten möchte und »verteidigt«. Die Forschung liefert inzwischen zahlreiche Belege, dass der menschliche Körper die Nahrungsaufnahme so regelt, dass die aufgenommene Energiemenge etwa dem akuten Bedarf entspricht. Dazu sind Hunger und Sättigung ein »exakt aufeinander eingespieltes Team«, das dafür sorgt, dass unser Gewicht relativ konstant bleibt. Eine der wichtigsten Aufgaben unseres Körpers besteht weiter darin, den Energievorrat (Fett) im Setpointbereich stets konstant zu halten: Essen wir zu wenig, drosselt er den Energieverbrauch, essen wir zu viel, verbrennt er mehr Energie. Langfristig betrachtet sind Energieaufnahme und Energieverbrauch nahezu identisch, sodass jeder gesunde Körper eines Echten Intuitiven Essers seinen Setpoint beibehält. Dieses Stadium, das sich im Lauf eines Lebens ändert, empfinden zahlreiche Menschen auch als das viel zitierte »Wohlfühlgewicht« – der Körper hat, was er will und is(s)t zufrieden. »Es ist das Gewicht, bei dem Sie sich wohl und mit Ihrem Körper im Einklang fühlen. Das Wohlfühlgewicht ist so individuell wie das eigene Gesicht«, erklärt dazu die Verbraucherzentrale NRW und empfiehlt, »auf sich selbst zu hören« und das Wohlfühlgewicht zur persönlichen »Richtschnur« zu erklären. Wenn Sie Ihren Körper nicht stören und gut kennen, dann wissen Sie aus gelebter Erfahrung, wie Ihre »Richtschnur« aussieht.

Denn um diesen gewünschten Status quo aufrechtzuerhalten, kommunizieren Darm(-hirn), Fettgewebe und Gehirn in einem hochkomplexen Netzwerk aus körpereigenen Botenstoffen und Nervensignalen. Schätzungen gehen von Hunderten Genen und mehr als 30 Hormonen aus, die im evolutionär perfektionierten Zusammenspiel unser Körpergewicht durch Hunger und Sattheit regulieren. So weiß man bis heute nicht genau, was wann und warum bei der Steuerung der individuellen Nährstoffaufnahme im Körper alles abläuft. Dieser lebensnotwendige Mechanismus ist einfach zu kompliziert und von unüberschaubar vielen Faktoren abhängig. Daher hat die Natur eine verstandesgesteuerte »Einmischung« in dieses äußerst komplexe, intuitive Lebenserhaltungssystem nicht vorgesehen. Unser hoch entwickeltes, eigenständig arbeitendes und daher mehrfach abgesichertes System zur Nährstoffversorgung und Erhaltung des Körpergewichts hat sicher maßgeblichen Anteil daran, dass wir uns gern die »Krone der Schöpfung« aufsetzen. Die menschliche Entwicklung, wie wir sie kennen, wäre ohne unser ausgereiftes Versorgungssystem wahrscheinlich so nicht möglich gewesen. Was halten Sie von der evolutionsbiologisch leicht gewagten, da noch nicht abschließend bestätigten These: **Unser autonomes »Esssystem« war bereits frühzeitig ausgereift und stellte die Lebenserhaltung unserer Vorfahren sicher. Also konnte die Evolution vorwiegend an anderer Stelle im Menschen, wie beispielsweise im Kopfhirn, für effiziente Weiterentwicklung sorgen. Mit steigender Intelligenz verbesserte sich im Lauf der Zeit unser Nahrungsangebot, sodass im Darm(-hirn) derweil »evolutionär optimiert« wurde: Unser Verdauungstrakt verkleinerte sich auf das Notwendigste, weil sich die Energiedichte unserer Nahrung erhöhte und damit weniger »Zerlegungsarbeit« erforderlich war (mehr tierische, weniger faserreiche Nahrung).**

Medikamente zur Fettschmelze? Pille-palle!

In Anbetracht dieser Annahme und des heutigen Wissens über die Komplexität des menschlichen Versorgungssystems grenzt es an Übermut zu glauben, dieses evolutionär hoch entwickelte System durch verstandesgesteuerte Diäten oder Medikamente überlisten zu können. Im Oktober 2008 musste beispielsweise ein namhaftes Pharmaunternehmen seine verschreibungspflichtige Schlankheitspille Acomplia vom Markt nehmen, weil die Verwender verstärkt unter Depressionen litten. Auch soll es nach Angaben der EU-Gesundheitsbehörden mehrere Suizide und Selbstmordversuche gegeben haben. Kurz danach stoppte auch der weltgrößte Pharmakonzern die Weiterentwicklung seiner hauseigenen Schlankmacherpille, die wie Acomplia bestimmte »Hungerrezeptoren« im Gehirn blockieren sollte. Im Januar 2010 ereilte den umstrittenen Abnehmwirkstoff Sibutramin das gleiche Schicksal: Arzneimittel wie Reductil wurden in Europa vom Markt genommen. Denn einem erhöhten Risiko für Herzinfarkt und Schlaganfall stand nur ein geringer Gewichtsverlust entgegen. Im Oktober folgte das Aus für Sibutramin dann auch in den USA. Das gleiche Schicksal ereilte bis Dezember 2010 noch drei weitere Diätpillen bereits vor ihrer Markteinführung: Dem Wirkstoff Lorcaserin und den Kombinationen Diphentermin/Topiramat sowie Naltrexon/Bupropion wurden von den amerikanischen Behörden die Zulassung aufgrund von Sicherheitsbedenken verweigert. Die potentiellen Nebenwirkungen wie ein gesteigertes Krebs- oder Suizidrisiko erschienen in Relation zum relativ geringen Gewichtsverlust zu gravierend. »Vermutlich reicht es in dem komplexen System der Nahrungsaufnahme nicht aus, einzelne Signalstoffe durch Medikamente zu manipulieren«, gab Dr. Daniela Cota vom Institut für Neurowissenschaften der Universität Bordeaux bereits 2008 in der *Pharmazeutischen Zeitung* zu bedenken. Und Professor Tamas Horvath, einer der weltweit besten Hirnforscher der amerikanischen Eliteuniversität Yale, stellte Anfang 2009 zum Thema Übergewicht in *Zeit Wissen* fest: »Es wird keine Pille dagegen geben.«

Das sehen die Hersteller der zahlreichen Schlankheitspillen und -pulver naturgemäß anders, denn sonst gäbe es nicht ein unüberschaubares Angebot derartiger Produkte, das stetig größer wird. Doch auch die Einnahme der »Wundermittel«, die bereits auf dem Markt sind, kann gesundheitsgefährdend sein, warnt die Verbraucherzentrale Hamburg. Und rechtzeitig zur Diätsaison schlug das Bundesamt für Verbraucherschutz und Lebensmittelsicherheit (BVL) im Januar 2017 Alarm: »Nach den üppigen Feiertagen verspüren viele Menschen den Wunsch, ein wenig abzuspecken. Einige Schlankheitsmittel versprechen hier oft wahre Wunder, helfen aber meist nur wenig. Im schlimmsten Fall können sie sogar tödliche Folgen haben. Darauf weist das BVL hin. Besonders Mittel, die im Internet angeboten werden, können die Gesundheit schwer schädigen.« Die meisten der Mittelchen sind allerdings »nur« völlig nutzlos, so ergab es eine Untersuchung der Zeitschrift *Ökotest* bereits im März 2010: **Von 47 überprüften Schlankheitsmitteln wurden bis auf zwei »ausreichende« alle mit »mangelhaft« oder »ungenügend« abgestraft.** Separat davon bewertete das *Ökotest*-Team ein rezeptfreies Arzneimittel, das Fett im Darm bindet und mit dem Stuhl ausscheidet: *Alli* erhielt die Note befriedigend. Unabhängig von der bescheidenen Wirksamkeit des Fettbinders befinden sich die Alli-Schlucker auch nur dann in einem »befriedigenden Zustand«, solange sie nicht fettreich essen: Fette Mahlzeiten können zu verstärktem Pupsaufkommen und öligem Stuhlabgang führen, gelegentlich auch unfreiwillig. Darüber hinaus behindert der Alli-Wirkstoff namens Orlistat die Aufnahme fettlöslicher Vitamine (A, D, E und K) aus dem Darm. Außerdem kann die Verhütungspille wirkungslos werden, wenn Orlistat zu starkem Durchfall führt. Und im April 2011 gesellten sich einer kanadischen Studie zufolge noch Nierenschäden in die Reihe möglicher Nebenwirkungen. Nur ein paar Monate später ging die Europäische Arzneimittelagentur EMA Hinweisen nach, denen zufolge Orlistat auch die Leber schädigen kann. Und die Hauptwirkung? Besonders effektiv sei Alli nicht, meinen kritische Ernährungsexperten wie Dr. David Fäh von der Universität Zürich. Ein erzieherischer Effekt ist aufgrund der »durchschlagenden Nebenwirkung« jedoch auf jeden Fall gegeben ... mittlerweile ist das Produkt vom Markt verschwunden.

Denn »Medikamente werden das Gewichtsproblem nicht lösen«, meint auch Dr. Reinhard Imoberdorf, Chefarzt am Kantonsspital Winterthur im *Focus*. Die Nahrungsaufnahme ist für unser Überleben essenziell. Daher wird sich aufgrund der mehrfachen Absicherung dieses »Lebenserhaltungssystems« unser Hungergefühl früher oder später seinen Weg bahnen – und wir folglich hierzulande immer so viel essen, dass wir nahe beim Setpoint bleiben. Natürlich haben wir sowohl das Grob- als auch das Feintuning **verstandesgesteuert** selbst in der Hand: Wir können beispielsweise durch Leistungssport eine sehr gute Figur machen oder uns als Dauer-Couch-Potato beim täglichen Fernsehen hungerfrei Fett anfuttern.

Es war einmal ... ein Mangel an Nahrung

Es ist wichtig zu wissen, dass unser Erbgut sich sehr langsam und keineswegs im »Gleichtakt« mit den gesellschaftlichen Fortschritten weiterentwickelt, sondern Hunderte bis Tausende Jahre »Verspätung« haben kann. So arbeiten in uns teilweise noch Steinzeitgene, die aus einem Jahrtausende währenden Wechsel von Überfluss und Knappheit an Nahrungsmitteln sowie der Notwendigkeit stammen, sich viel zu bewegen. Unsere Vorfahren mussten sammeln, rennen und jagen – wenn es ein Tier zu essen gab, dann lautete die Devise: »Friss, was reinpasst; wer weiß, wann wir wieder etwas zwischen die Zähne bekommen.« Hungern und Sattheit wechselten sich ab.

Diese Gene bestimmen auch heute noch maßgeblich das Essverhalten vieler Menschen. Deren Erbgut »weiß« bisweilen nichts davon, dass wir inzwischen nicht mehr im Mangelzustand, sondern seit Mitte des vorigen Jahrhunderts im Überfluss leben. Dementsprechend »blind« steuern diese Gene unseren Hunger: »Iss, was da ist; das Zuviel speichere ich als Fett für schlechte Zeiten – vielleicht kommen die schon morgen.« Die Vorteile dessen liegen in der Vorzeit auf der Hand: Diejenigen, die sich bei Verfügbarkeit von Nahrung am meisten Speicher(-fett) anlegen konnten, überstanden theoretisch längere Hungerphasen als ihre dürren Zeitgenossen. Was in Zeiten des Mangels lebenserhaltend war, verursacht in unserer heutigen Überflussgesellschaft – mit den entsprechend propagierten Idealproportionen – jedoch die bekannten Probleme. Überspitzt formuliert: **Die dominanten »Speichergene« aus der Urzeit lassen diese Menschen hierzulande täglich so essen, als gäbe es morgen vielleicht nichts mehr – mit dem Ziel: Fettdepots anlegen.** Professor Helmut Heseker von der DGE spricht in diesem Zusammenhang bei der Vorstellung des »Ernährungsberichts 2008« vom »Fluch der steinzeitlichen Gene«. Für Professor Johannes Hebebrand sind »schlanke Menschen schlicht ein Glücksfall der Genetik.« Und Professor Klaus Eder von der Universität Halle-Wittenberg stellt fest: »Der Körper ist evolutionsbiologisch auf Vorratshaltung angelegt.«

Manche Experten behaupten daher auch, stark Übergewichtige würden oft nicht satt. Drei Hochschul-Hinweise könnten helfen:

Allein die Erinnerung an die letzte Mahlzeit verringere den Süßig-
keitenverzehr um 25 Prozent, teilte die Universität Birmingham
mit. Und Forschern der Universität Pittsburgh zufolge müsse man
sich nur intensiv vorstellen, irgendetwas Leckeres zu essen, um den
Hunger zu zügeln. Wer nicht fantasieren möchte, der sollte Obst
und Gemüse einfach nur anschauen – auch das könne schlanker
machen, so Forscher der Universität Utrecht. Der praktische Nutzen dieser Tipps ist sicher zu vernachlässigen, denn die Gene der
»guten Futterverwerter« wollen *permanent* Reserven horten. Sie
sind eben noch nicht vollständig in unserer Überflussepoche an-
gekommen, hatten sie doch auch erst gut 60 Jahre Zeit zur Anpassung – ein zeitliches Nichts in der Evolution und viel zu kurz zur
genetischen Neuausrichtung auf den aktuellen Schlaraffenlandsta-
tus. Dass es kein »Morgen mit Mangel« gibt, weiß das Steinzeiterb-
gut mit daueraktivem Fettspeicherprogramm (noch) nicht. Diese
Theorie könnte in Kombination mit dem »Rein-Raus-Prinzip« einen Teil der Übergewichtigen in »Schlaraffia Germania« erklären
und einen nachvollziehbaren Ansatz liefern, warum alles Wissen
über schlank machende Lebensweisen nicht verhindern, dass hierzulande viele Menschen mit zu vielen Pfunden leben: **Die Dicken
befinden sich in der »Genetischen Zwickmühle«.** Was heißt das?

Vom Regen in die Traufe

Gemäß ihrem genetischen Naturell nutzt der Körper dicker Menschen den täglichen Überfluss, um sich Fettspeicher anzulegen. Bei
manchen mehr, bei anderen noch mehr. Leben diese Menschen mit
dominanten »Speichergenen« also konsequent ihre Natur aus, wer-

den sie zwangsläufig schwerer, bis der Körper den aktuellen Setpoint erreicht hat – oder gelegentlich ausufernd immer weiter zulegt. Wie dick jemand werden kann, wird maßgeblich durch die Anzahl an Speicherdepots, also an Fettzellen, bestimmt – und dadurch, wie viel Fett die einzelnen Zellen speichern können. **Die Anzahl der Fettzellen (Adipozyten) wird in der Kindheit festgelegt und ist schätzungsweise ab dem 20. Lebensjahr ein feststehender Faktor, der unser gesamtes Leben lang konstant bleibt. Keine Diät der Welt kann die Zahl der Fettzellen verändern.** Viele Menschen lassen sich daher einige der bis zu 80 Milliarden Adipozyten absaugen, um schlanker zu werden. Doch so leicht lässt sich der Körper nicht erleichtern: Um sein individuelles Stoffwechsel-Gleichgewicht aufrechtzuerhalten, »setzt der Körper an anderer Stelle erneut Fett an«, erklärt Professor Peter Vogt, Präsident der Deutschen Gesellschaft der Plastischen, Rekonstruktiven und Ästhetischen Chirurgen anlässlich einer Studie der University of Colorado im Mai 2011: Das abgesaugte Fett »strikes back« – es kann zurückkommen. Wird beispielsweise an den Schenkeln abgesaugt, dann wachsen zum »Ausgleich« die noch bestehenden Fettzellen am Bauch. Das ist das Fett-Umverteilungs-Phänomen: Auch wenn sich die Anzahl der Adipozyten nicht mehr ändert, ändert sich deren Füllmenge. Und die Gene der Echten Intuitiven Esser bestimmen diesen Füllzustand durch Hunger, Lust und damit durch die aufgenommene Nahrungsmenge. So werden insbesondere nach einer Diät die Fettzellen schnell wieder gefüllt.

Doch die Gene sind nicht alles, und wir sind keine »Fressmaschinen«. Wir haben ein Bewusstsein, wir können denken und unsere natürlichen Bedürfnisse mit dem Verstand beeinflussen. Und da unsere Gesellschaft in Sachen Körperkult geradezu verlangt, schlank und durchtrainiert zu sein, möchte wahrscheinlich niemand wirklich dick sein: Mit steigendem Gewicht und der damit verbundenen größer werdenden Abweichung zum künstlich kreierten Körperideal der »Industrianer« steigt auch der gesellschaftliche Druck. Somit haben die Menschen mit dominanten Speichergenen die Qual der Wahl: **Entweder sie leben ihre Natur aus und bleiben rundlicher. Oder sie wollen »normalgewichtig« nach heutiger Definition sein und müssen dafür ihre Bedürfnisse mehr oder weniger stark im Zaum halten.** Beide Varianten haben persönliche wie gesellschaftliche Vor- und Nachteile: Ein »zufriedener Schwergewichtiger« isst die Leckereien, auf die er Lust hat, fühlt sein Essbedürfnis (Instinkt) befriedigt und akzeptiert idealerweise seinen Körper, auch wenn dessen Optik nicht den gängigen Schönheitsidealen entspricht – gleichzeitig muss er aber häufig mit einer gewissen »gesellschaftlichen Ächtung« und realen (Mobilitäts-)Einschränkungen im Leben klarkommen. Wollen diese Menschen jedoch »normalgewichtig« werden (und dann auch bleiben), müssen sie ihr Essverhalten mehr oder weniger oft von den instinktiven Hungergefühlen entkoppeln und stattdessen über den Verstand steuern. Zwar bewegen sie sich dann in einer gesellschaftlich akzeptierten Gewichtsklasse, essen aber häufig kontrolliert und »mit angezogener Handbremse«. **Das ist die »Genetische Zwickmühle«: die eigene Natur genussvoll ausleben oder kontrolliert unterdrücken.**

Diäten: unwirksam, aber unsterblich

Die Kontrollvariante wählen viele, und davon lebt die milliardenschwere »Schlankmacherindustrie«. Deren Werbestrategen locken gern mit wahnwitzigen Versprechungen à la »Sechs Kilos runter in zwei Wochen bei vollem Genuss«. Dabei zählt das Versprechen, »drei Kilos pro Woche« zu verlieren, sogar noch zu den harmloseren Formulierungen. Denken Sie bitte kurz an die ganzseitigen Anzeigen der diversen »Schlankheitspulver«, »Diätrevolutionen«, »Fatburner« und »Kalorienkiller«, die das Blaue vom Himmel versprechen – und die jedem halbwegs gebildeten Leser den Atem stocken lassen. Meist seriöser, aber ins gleiche Horn blasen insbesondere im Frühling fast alle Frauenzeitschriften mit den neuen Bikinidiäten, die schnell schlank machen – ohne dass Frau große Einschränkungen hinnehmen müsste. Verblüffend, aber wahr: Jedes Jahr das gleiche Spiel mit kleiner Wirkung, aber großer Hoffnung. Hier wird mit den sehnlichsten Wünschen der Menschen gespielt und propagiert, dass die »Genetische Zwickmühle« mit einer kinderleichten Diät schnell zu umgehen sei.

Paradoxerweise halten laut Forsa-Umfrage einer Gesundheitszeitschrift nur 12 Prozent der Deutschen eine Diät für die beste Methode, um dauerhaft Gewicht zu reduzieren. Die Versprechungen der Superdiäten scheinen wohl dennoch zu verlockend, denn so wie die Knospen im Frühling, so sprießen jedes Jahr neue Schlankheitskuren aus den Köpfen findiger Verkaufsgenies, die stets auf eine rege, vorwiegend weibliche Fangemeinde treffen. Nach Erkenntnissen des Kings College London leben Frauen zehn Jahre ihres Lebens auf Diät, 10 Prozent der Frauen sogar ein Vierteljahrhundert – **im Durchschnitt kommt das weibliche Geschlecht auf zwei Schlankheitskuren pro Jahr**. Beängstigend. Der Glaube, »dieses Jahr endlich *die* supereinfache, aber hocheffektive Diätmethode gefunden zu haben«, fällt eben leichter, als der Realität knallhart ins Auge zu blicken: Dauerhaft abzunehmen ist eine Lebensaufgabe. Doch dazu später mehr.

Was soll man auch davon halten, wenn eine große deutsche Sonntagszeitung einen Professor der Universitätsklinik Wien zitiert, der im Artikel »Schlank im Schlaf – es klappt wirklich« folgende Versprechungen abgibt: »Wenn Sie zweimal pro Woche ab 18 Uhr nichts Kalorienhaltiges mehr zu sich nehmen, läuft ab Mitternacht die Produktion des Wachstumshormons STH auf Hochtouren. Das schmilzt Fett weg und baut Muskeln auf.« Kein Wort zur Energiebilanz – also zur aufgenommenen Gesamtenergiemenge in Relation zum Verbrauch –, der einzig brauchbaren Größe in puncto Gewichtsmodifikation. Wie viel die abnehmwilligen Leser bereits vor 18 Uhr oder an den anderen Tagen gegessen haben, scheint für den Professor keine Rolle zu spielen. Dafür empfiehlt er zur Förderung des Fettabbaus ganz konkret, täglich einen Liter Grüntee zu trinken. Warum bloß?

Nicht minder blendend sind die »sensationellen Konzepte« einzelner Diätassistenten, die 2009 eine Woche vor Frühlingsbeginn in einer sehr großen deutschen Tageszeitung titelfüllend angepriesen wurden: »Geheimnis Minuskalorien« und die 50 besten Fatburner, mit denen Mann und Frau sich »schlank essen« soll. Der Frühling steht vor der Tür, jetzt muss es schnell gehen. Da kommen Fett verbrennende Versprechungen gerade recht. In einer Gesundheitszeitschrift des *Stern* war jedoch zur selben Zeit zu lesen: »Unzähligen Nahrungsmitteln wird nachgesagt, dass sie die Fettverbrennung steigern. Schön wär's. Leider fehlt bislang jeglicher seriöser Nachweis.« Und weiter: »Leider existieren keine Obst- und Gemüsesorten, die dem Körper tatsächlich sogenannte negative Kalorien liefern.« Auch Karin Hofele vom Verband der Oecotrophologen (Ernährungswissenschaftler) macht klar: Negative Kalorien gibt es nicht. Immer noch Lust auf die schnelle Nummer zur Gewichtsreduktion?

Alle Diäten wirken gleich – sie machen dicker!

Der Vollständigkeit halber sei erwähnt: Glyx-Diät, Trennkost, Atkins oder Schlank im Schlaf, New-York-Diät und wie die etwa 500 Varianten an Abspeckkuren alle heißen, erzielen unter starker Selbstkontrolle während des Diätens sicher *kurzfristig* einen gewünschten Effekt. Denn sie wirken alle über den einzig erfolgreichen Mechanismus, der unseren Körper zum Abnehmen zwingt: **Die Diätler leben mit einer negativen Kalorienbilanz** (siehe auch »Glücklose Glyxer« auf Seite 176 ff.). **»Die negative Energiebilanz ist das A und O fürs Abnehmen. Man muss also mehr Kalorien verbrauchen, als man zu sich nimmt. Darauf basieren alle Diäten, egal wie sie sich nennen«,** erklärt Professorin Susanne Klaus vom Deutschen Institut für Ernährungsforschung im *Focus.* Durch welche spezielle Nahrungsbeschränkung der Energiemangel also zustande kommt, das interessiert unseren Körper nicht. Genauso wenig interessieren die Erfinder der jeweils neuesten »Diät-Revolution« wissenschaftliche Belege: Sowohl die DGE als auch zahlreiche Experten weisen darauf hin, dass **keine wissenschaftliche Grundlage für eine besondere Wirksamkeit der Trennkost existiert, auf der beispielsweise »Schlank im Schlaf« basiert.** Dazu meint der *aid*-Infodienst (seit 2017 BZE Bundeszentrum für Ernährung): »Diese Diät wurde bisher nicht durch kontrollierte Studien untersucht, sodass man keine seriöse Aussage zur Wirksamkeit treffen kann.« Dem weiteren Streich namens **»Hormon-Diät«** des bekannten »Diät-Papstes« Dr. Pape bescheinigt die Verbraucherzentrale Sachsen gar **»nutzlose Tests und fragwürdige Empfehlungen«.** Und vor der geheimnisvollen, **»blut-**

rünstigen« Metabolic Balance-Diät, bei der das Blut nach streng geheimen Parametern untersucht wird, warnen gleich zwei Verbraucherzentralen in Hessen und Thüringen: Diesem »alltagsuntauglichen Konzept fehlt die wissenschaftliche Basis.« Auch die Schweizerische Gesellschaft für Ernährung hält Metabolic Balance für »nicht empfehlenswert«, weil unter anderem ein »hohes Jo-Jo-Risiko« bestehe. Für die Verbraucherzentrale Nordrhein-Westfalen ist der Jo-Jo-Effekt hier gar »vorprogrammiert«. Auch der deutschen Trenddiät 2011 des französischen Dr. Dukan erging es nicht anders, denn hier waren die Kritiken ebenfalls vernichtend und die Warnungen unüberhörbar: Sowohl deutsche Verbraucherzentralen als auch die französische Behörde für Risikoforschung stuften die **Dukan-Diät** als **gesundheitsgefährdend** ein, und das Deutsche Institut für Ernährungsforschung konnte diese Diät nicht empfehlen. Die British Dietetic Association »kürte« die Dukan-Diät sogar als schlimmstes Abspeckprogramm 2011. Darüber hinaus warfen französische Ärzteverbände Dr. Dukan unverantwortliches Handeln und Profitgier vor.

Mit dieser entlarvenden Darstellung einzelner Diätprogramme könnte es hier noch ewig weitergehen. Aber es sollen ja noch mehr interessante Themen folgen. Daher ein abschließendes Fazit: **Alle neuen Trend-Diätprogramme haben neben der negativen Energiebilanz als »Universal-Wirkmechanismus« stets die gleichen perfiden Verkaufsstrategien gemeinsam: Sie sind frei erfunden, ohne wissenschaftliche Belege, täuschen die Verbraucher, ziehen ihnen das Geld aus der Tasche und führen nach Ende der Diät zum Jo-Jo-Effekt, wenn wieder normal gegessen wird.** Dabei sind die Abnehmprogramme teilweise auch noch sehr kompliziert, wahrscheinlich um die dahinterstehende 08/15-negative-Kalorienbilanz-Methode zu verschleiern. Wie wäre es der Einfachheit halber mit der in Deutschland beliebtesten FdH(Friss-die-Hälfte)-Methode, denn auch hier gilt: Solange die Energiebilanz negativ ist, nehmen Sie ab. Aber ...

Jo-Jo kennt jeder

Mittel- bis langfristig bewirken alle zeitlich begrenzten »Schlankheitskuren« aufgrund des künstlich erzeugten Mangels das Gegenteil: Sie machen dicker. Denn nach der Hungerkur greift der Urinstinkt des Körpers, um für die nächste Notzeit Reserven zu bunkern: Der Jo-Jo-Effekt nach der zweiten oder dritten Diät ist wissenschaftlich belegt und fast jedem bekannt. Doch was genau passiert in der Jo-Jo-Falle, in der schätzungsweise 80 bis 90 Prozent aller kurzfristig erfolgreichen Diätler im Lauf eines Jahres landen? Ein unzureichendes Nahrungsangebot (negative Energiebilanz) und hartnäckige Hungergefühle gaukeln dem Körper magere Zeiten vor – ein absolut unerwünschter, da bedrohlicher Zustand. Also setzt er ein Notprogramm in Gang: Grundumsatz und Wärmeproduktion, die bis zu 80 Prozent der Nahrungsenergie verfeuern, laufen während der Hungerkur auf Sparflamme – beispielsweise bei einer Nulldiät um bis zu 40 Prozent reduziert. Weiter baut der Körper im Hungerzustand energieliefernde Körpermasse ab, leider neben dem gewünschten Fett auch Muskulatur. Insbesondere bei einer Diät ohne Sport werden in den ersten Wochen der künstlich erzeugten Mangelernährung bis zu 25 Prozent der Muskeln eingeschmolzen. Ist die Diät beendet und das Nahrungsangebot wieder mehr als ausreichend, traut unser Organismus dem »Frieden« nicht und behält seinen erniedrigten Stoffwechsel noch viele Wochen bis Monate bei. Die Folgen sind jedem Diätler sicher bestens bekannt: Kehrt man nach der Schlankheitskur zur gewohnten Essweise zurück, dann nimmt man schneller zu als vorher – weil der Körper die Kalorien noch effizienter hortet, zum Bedauern der Betroffenen meist eher in Fett als in Muskelmasse. Neueren Forschungen von 2010 zufolge wird der Jo-Jo-Effekt auch durch Entzugssymptome angeheizt, die denen Drogenabhängiger ähneln und die zu Heißhungerattacken mit Fressanfällen führen können. Zu ähnlichen Ergebnissen kommen Mäuse-Forscher der University of Pennsylvania: Nach der Diät führt Stress zu kalorienreichen Fressanfällen, weil die künstliche Hungersnot gewisse Hirnfunktionen umprogrammiert und Gene verändert hat (sogenannte »epigenetische Schalter«, siehe Seite 226 ff.). Dies erkläre teilweise die Gewichtszunahme beim Jo-Jo-Effekt: Eine Diät könne das Hirn neu programmieren, sodass anschließend bei erhöhtem Stress mehr »emotional« gegessen werde. Stress wird demnach mit hungerfreiem Essen kompensiert. Weitere Erkenntnisse aus dem Jahr 2011 bringen noch mehr Licht ins Dunkel des Jo-Jos: Wissenschaftler der Universität Melbourne fanden heraus, dass auch ein Jahr nach einer Diät die Blutspiegel wichtiger Hungerhormone wie Ghrelin erhöht sind. Diese Werte weisen auf ein klares Signal ans Gehirn hin, das auf Hunger und Gewichtszunahme ausgerichtet ist. Passend dazu gaben die Studienteilnehmer an, dass sie noch immer ein verstärktes Hungergefühl verspürten – und das zwölf Monate nach der Diät! Hinzu kommt, dass Menschen nach einem Gewichtsverlust nicht nur mehr Hunger haben, sondern auch weniger Energie verbrauchen (weniger Masse, »Energiesparmodus«). Dieser doppelt abgesicherten »Kilorückführungstaktik«

erliegen die meisten Menschen – denn ständig gegen seinen Körper anzukämpfen, das macht krank, psychisch mürbe – und die Kilos kommen wie im Flug von ganz allein zurück.

So hatte Ende 2012 eine repräsentative deutsche Umfrage der Gesellschaft für Konsumforschung (GfK) bestätigt, was die Wissenschaft weiß, die Diätindustrie aber gerne verschweigt: 73 Prozent der diäterprobten Frauen waren nur ein Jahr nach der Diät entweder genauso schwer wie vor der Hungerkur oder sogar noch schwerer. Ein Ergebnis, das die Erkenntnis zahlreicher internationaler und deutscher Wissenschaftler stützt. Beispielsweise konstatieren die beiden Schweizer Ernährungswissenschaftler Dulloo und Montani der Universität Fribourg in der *Süddeutschen Zeitung* im November 2016: »Nach spätestens einem Jahr hat man ein bis zwei Drittel des ursprünglich verlorenen Gewichts wieder auf den Rippen, nach fünf Jahren den Rest.« Ein Drittel der Menschen, die abnehmen wollen, treffe es besonders schwer: Sie wiegen hinterher sogar mehr als zu Beginn ihrer Diät. Dem entspricht die Feststellung des Präsidenten der Deutschen Gesellschaft für Ernährung (DGE), Professor Helmut Heseker: »Wir wissen, dass 80 bis 90 Prozent aller Gewichtsreduktionsprogramme keinen Erfolg bringen.« Ganz im Gegenteil: »Oft sind die Teilnehmer am Ende sogar schwerer als vorher«, erklärte Heseker bereits Anfang 2012 der *Welt*. Und Professor Andreas Pfeiffer, Charité Berlin und Deutsches Institut für Ernährungsforschung (DIfE), bekräftigte diese Erkenntnis nur ein Jahr später im *Focus*: »90 Prozent nehmen nach Ende der Diät wieder zu.«

Noch ernüchternder waren die Ergebnisse einer großen Übersichtsstudie Mitte 2015, erschienen im *American Journal of Public*

Health: Die Forscher analysierten die Daten von 77 000 fettleibigen Frauen und 100 000 adipösen Männern, die mittels diverser Abnehmprogramme ihr Übergewicht reduzieren wollten. Bis zu neun Jahre nach der Diät sah die Erfolgsbilanz mehr als mager aus: Nur 0,8 Prozent der Frauen erreichten Normalgewicht. Bei den Männern lag die Quote sogar nur unter einem halben Prozent (0,47 Prozent). Wie ihre deutschen Kollegen ziehen auch diese Autoren das klare Fazit: Gängige Abnehmprogramme und Diäten sind unwirksam.

Ob Vegan-Diet, Paleo, CleanEating, LowCarb oder welcher neuer Abspeckhype aus Hollywood noch gerade megahip ist – für alle Diäten gilt das Gleiche: Keine macht langfristig schlank, weil kaum jemand die reduzierte Kost lebenslang durchhält. Grundsätzlich gilt: Abnehmen kann jede(r), aber das reduzierte Gewicht halten, das schaffen nur die Allerwenigsten. Denn nach der Diät wird wieder normal gegessen, und das altbekannte Gewicht mitsamt Röllchen und Wabbeln kommt zurück. Doch dabei werden die Ex-Diätler nicht nur wieder schwerer, sondern meistens auch tatsächlich fetter – denn während der Diät baut der Körper natürlich auch Muskelmasse ab; bei der Jo-Jo-Kilos-Comeback-Aktion hingegen wird meist nur Fett eingelagert (geht schneller und ist der beste stoffliche Energiespeicher). Dabei ist es einer 2014er-Studie im Fachmagazin *Lancet* zufolge egal, ob man in 36 Wochen langsam abgenommen oder in 12 Turbo-Wochen die gleiche Anzahl Kilos abgespeckt hat: Das Gros der Kilos kommt bei allen Ex-Diätlern mit »fettem Sicherheitsaufschlag« zurück – wie kurz darauf auch eine Übersichtsarbeit der University of Montreal zeigen konnte, die Atkins, South Beach, Weight Watchers und weitere kommerzielle Diäten miteinander verglich: Der überschaubare Gewichtsverlust im Diätjahr war ähnlich, und nach zwei Jahren wogen die Studienteilnehmer entweder genauso viel wie vorher oder waren sogar schwerer. Ende 2014 komplettierte eine weitere Übersichtsstudie im kardiologischen Fachmedium *Circulation* diese Erkenntnisse: Egal ob kohlenhydratarm, wenig Fett oder Eiweiß – Diäten helfen nicht beim langfristigen Abnehmen.

Fakt ist: Im schlimmsten Fall führt die rapide Gewichtszunahme während des Jo-Jo-Effekts dazu, dass der Körper nach Diät und Jo-Jo-Phase nicht nur schwerer, sondern sogar fetter geworden ist. »Dieses Sparprogramm bewirkt, dass später mehr Nährstoffe in die Fettdepots eingelagert werden«, erläutert Professor Thomas Huber, Ernährungsmediziner aus Bad Oeynhausen, im *Stern* einen Effekt des Hungerstoffwechsels. Der Körper hat sich also gegen die nächste Hungersnot gewappnet – und der Teufelskreis des Abnehmens beginnt für viele von vorne. »Diäten sind der falsche Weg zum Wunschgewicht. Sie führen über den Jo-Jo-Effekt sogar häufig zu einer Gewichtszunahme«, erklärte Anfang 2011 auch Dr. Ulrike Roth, Arbeitsmedizinerin beim TÜV Rheinland.

Während auch DGE-Präsident Heseker vor Diäten und ihrem Jo-Jo-Effekt warnt, meint das Deutsche Institut für Ernährungsforschung (DIfE) hingegen, einen Weg gefunden zu haben, der dem Jo-Jo-Effekt entgegenwirkt: Nach einer Diät ein bisschen mehr Proteine zu sich nehmen, dafür weniger »leere« Kohlenhydrate (Weißbrot, Zucker) essen und am Fett sparen. Dieses »revolutionäre« Ergebnis einer gerade mal sechs Monate laufenden Studie, deren Teilnehmer im Vorfeld entgegen jeglicher Ernährungsweisheiten mit einem 800 Kilokalorien-Formuladrink pro Tag auf

Crash-Diät gesetzt wurden, soll nun sogar zur Änderung der kohlenhydratlastigen europäischen Ernährungsempfehlungen dienen. »Die Diogenes-Studie zeigt, dass die gegenwärtigen Ernährungsempfehlungen nicht ideal sind, um einer erneuten Gewichtszunahme übergewichtiger Personen vorzubeugen«, meint Professor Andreas Pfeiffer, Studienkoordinator beim DIfE. Und Studienleiter Thomas Larsen von der Universität Kopenhagen macht klar, dass man sich nicht an derzeitige Ernährungsempfehlungen halten solle, wenn man die Gewichtszunahme in den Griff bekommen will – sondern sich besser an den Ergebnissen seiner Diogenes-Studie orientiert. Diese vermeintliche Anti-Jo-Jo-Untersuchung nennt sich übrigens »weltgrößte Diätstudie« – und hat immerhin fast 15 Millionen Euro EU-Gelder verschlungen, um zu den oben genannten, bahnbrechenden Erkenntnissen zu gelangen. Da die Diogenes-Ergebnisse nicht im Einklang mit den europäischen Richtlinien zur optimalen Ernährung stehen, fordern die Forscher, die Ess-Empfehlungen nun dringend nachzubessern. Dreimal dürfen Sie raten, wer sicher gern bereit steht, dafür weitere Forschungsgelder zu verbraten ...

Nicht ganz so optimistisch sehen die Autoren des offiziellen »Weißbuch Adipositas« die aktuelle Abspecklage Ende 2016: »Aufgrund mangelnder Evidenz [Beweislage] können bezüglich der Wirksamkeit und Eignung spezifischer Präventionsmaßnahmen keine bestimmten Leitlinien-Empfehlungen abgeleitet werden.« Das war bereits Anfang 2011 so: »Man muss derzeit ehrlicherweise einräumen, dass es keine einzige, politisch vertretbare Maßnahme gibt, die für sich genommen die Verbreitung von Übergewicht und Fettleibigkeit in nennenswertem Umfang zurückdrängen könnte«, so Adipositas-Experte Professor Johannes Hebebrand in *Spektrum der Wissenschaft.* Weiter ist er der Meinung, dass »angesichts der vielen, teils noch unbekannten Faktoren, die unsere Figur modellieren, die Aussichten für eine Therapie Übergewichtiger momentan eher düster« sind. Und Professor Stephan Herpertz, Chefarzt an der Ruhr-Universität Bochum bringt das dicke Dilemma im *Focus* auf den Punkt: »Wir können unseren Patienten nicht immer das Abspecken predigen, ohne eine funktionierende Therapie im Angebot zu haben.« Internationale Unterstützung erhalten Hebebrand und Herpertz von Forscherkollegen der University of Auckland: Alle bisherigen Maßnahmen seien absolut unzureichend und wirkungslos, um die Zunahme der Fettleibigkeit in der Gesellschaft aufzuhalten. Wohl wahr, wenn etwa 80 bis 90 Prozent der Diätler nach circa zwei Jahren wieder genauso viel wie vor der Abspeckkur wiegen – oder gar noch mehr. Abgesehen davon, dass die hochgejubelte Diogenes-Studie gerade mal ein halbes Jahr lief und damit keinerlei langfristige Erfolgsaussichten ermöglicht, zeigen große Untersuchungen bisher genau das Gegenteil vom »langfristigen Abnehmerfolg« – egal nach welcher Diät ...

Da kommt's gleich doppelt dick: Diäten machen fett und krank!

Die langfristige Sinnlosigkeit zeitlich begrenzter Abnehmkuren konnte bereits 2007 die – seinerzeit umfangreichste – Übersichtsstudie der größten kalifornischen Universität anhand der Analyse von 31 Studien zu dauerhafter Gewichtsreduktion belegen: »**Diäten sind *nicht* geeignet, um Übergewicht langfristig zu reduzieren.**« In den ersten sechs Monaten verloren die Teilnehmer zwar durchschnittlich 5-10 Prozent ihres Körpergewichts. **Dabei war egal, mit** *welcher* **Diät sie abnahmen – die negative Energiebilanz lässt grüßen.** Doch so schön der Erfolg des ersten Halbjahres auch gewesen sein mag, so ernüchternd waren die Erkenntnisse nach zwei bis fünf Jahren: Die Mehrheit der Diätler hatte die verlorenen Kilos wieder zugelegt. Je nach ausgeübter Diät wogen **bis zu zwei Drittel der Probanden sogar mehr als zu Beginn ihrer Schlankheitskur.** Dabei muss zusätzlich berücksichtigt werden, dass bis zu 50 Prozent der Teilnehmer häufig wegen mangelnden Erfolgs vorzeitig aussteigen und nicht mehr befragt werden können – die Quote der »Nach-Diät-Dickeren« wäre also bei dieser Übersichtsstudie wahrscheinlich sogar noch höher gewesen. **»Diäten sind der Weg in die Fettsucht«, warnte auch Professor Manfred Fichter, Ex-Vorsitzender der deutschen Gesellschaft für Essstörungen.** Besonders viel Gewicht legten diejenigen Menschen zu, die bereits mehrere Diäten hinter sich hatten. Diese Erkenntnis betrifft in Zusammenhang mit dem Jo-Jo-Effekt vor allem die hohe Zahl an Frauen, die sich regelmäßig erneut einer temporären Diät unterwerfen. Und es wird plausibel, warum jedes Jahr die Diätsaison aufs Neue beginnt: Im Frühjahr abnehmen, bis zum Winter wieder zunehmen, und im kommenden Frühling geht das »Auf-und-ab-Spiel« von vorne los – zum Leidwesen der Betroffenen meist mit höherem Startgewicht. Die Autoren der Studie warnen genau davor: Zahlreiche Untersuchungen legen nahe, dass die ständige Änderung des Körpergewichts durch häufiges Ab- und Zunehmen im Rahmen der zeitlich begrenzten Diäten das Risiko für Herz-Kreislauf-Erkrankungen, Schlaganfall und Diabetes erhöht. Der Jo-Jo-Effekt erhöht ebenfalls das Risiko eines Herzinfarkts, und das unabhängig vom BMI. Dies bestätigte Ende 2016 eine amerikanische Studie der Brown University mit 150 000 Frauen: Jo-Jo macht nicht nur dicker, sondern das Gewichts-Auf-und-Ab ist auch gesundheitsschädlich. Die starken »postdiätetischen« Schwankungen des Körpergewichts erhöhen das Risiko für Herzkreislauferkrankungen und Herzinfarkt. Die Gefahr, an einem plötzlichen Herztod zu sterben, ist bei »Jo-Jo-Menschen« im Vergleich zu Gewichtsstabilen sogar um das 3,5-Fache erhöht, die des »normalen Herztods« um 66 Prozent. Diese Studie, die auf dem Jahreskongress der American Heart Association vorgestellt wurde, bestätigte darüber hinaus die bislang plausible, aber noch nicht abschließend dokumentierte Vermutung, dass der Jo-Jo-Effekt auch Normalgewichtigen schadet – denn auch sie hatten ein den übergewichtigen Frauen der Studie vergleichbar erhöhtes Herz-Erkrankungs-Risiko. Doch das ist noch nicht alles …

Darüber hinaus verdaut das Gehirn im diätetischen Hungerzustand eigene Zellstrukturen, was wiederum das Hungergefühl verstärkt, so eine 2011er-Studie des Albert Einstein College of Medicine, New York. Einen weiteren gesundheitsschädlichen Effekt von Diäten entdeckten sowohl kanadische Forscher aus Québec als auch koreanische Wissenschaftler der Kyunkpook National University: **Abspecken spült Schadstoffe ins Blut.** Diese aus dem Fett gelösten Gifte werden mit der Entstehung von Herz-Kreislauf-Erkrankungen, Krebs und Diabetes in Zusammenhang gebracht. Mit steigendem Ausmaß der Fettreduktionskuren stieg auch die Konzentration der fettlöslichen Chemikalien im Blut.

Halten wir an dieser Stelle grundsätzlich fest: **Diäten machen dick und krank. Damit ist die Diätindustrie sicher einer der wenigen Wirtschaftszweige, der Interesse daran hat, dass seine**

Produkte versagen: Denn machen Diäten dicker statt schlank, dann bleibt die beleibte Zielgruppe erhalten und die Diätanbieter bleiben fett im Geschäft. Daher abschließend noch eine Empfehlung für Leser, die abnehmen möchten: Fragen Sie die Anbieter von zeitlich begrenzten Diäten bitte nach Langzeitergebnissen. Sollten Sie keine brauchbaren Angaben erhalten, die eine langfristige Bewertung der Schlankheitskur ermöglichen, so wundern Sie sich nicht: **Bis jetzt ist keine Diät bekannt, die einen dauerhaften Erfolg garantiert.** »Die allermeisten Diäten wurden zum Abnehmen entwickelt, zum Gewicht*halten* sind sie mehr oder weniger untauglich«, erläutert Dr. Thomas Ellrott, Leiter des Instituts für Ernährungspsychologie der Universität Göttingen im *Focus*. Das sieht im selben Magazin auch Professor Volker Schusdziarra von der Universität München so: »Diäten eignen sich nicht, um langfristig Gewicht zu verlieren.« »Denn abnehmen kann jeder, das verminderte Gewicht auch zu halten, schaffen aber nur fünf Prozent«, ergänzt Dr. Susanne Wiesner, Leiterin des Adipositas-Zentrums am HELIOS-Klinikum Berlin-Buch. **Forscher** der Universität Witte/Herdecke **suchen nun sogar nach Vorhersage-Möglichkeiten, ob Abnehmen überhaupt möglich ist.**

Diät und Ehe: »Bis dass der Tod uns scheidet«

Mit der anhaltenden Gewichtsreduktion verhält es sich wie folgt: Wollen Menschen mit dominanten »Speichergenen« schlank werden und bleiben, dann dauert ihre Diät ein Leben lang. Von dieser Lebensdiät ist nicht nur das Essen betroffen, sondern der komplette Alltag. Unter modernen Experten wird dieser Weg als »Lifestyle-modifikation« bezeichnet: **Wer dauerhaft abnehmen will, braucht keine Diät, sondern eine permanente Änderung seines alltäglichen Lebens.** »Generell weniger essen und insbesondere täglich mehr bewegen«, so lautet die vereinfachte Formel der vielfach propagierten Lebensumstellung. Menschen, die ihr Gewicht dauerhaft reduzieren wollen, »sollten auf gar keinen Fall eine Diät machen, die irgendwann anfängt und dann wieder aufhört«, brachte es Dr. Gisela Olias vom Deutschen Institut für Ernährungsforschung im Sommer 2008 auf den Punkt. Und fast zur gleichen Zeit erklärte Dr. Ellrott im *Focus*: »Die Vorstellung einer *vorübergehenden* Diät muss man aus seinen Gedanken streichen.« Vorweihnachtliche Bestätigung erhielten die beiden Ernährungsexperten einige Monate später vom Bundesverband Deutscher Internisten: Wer abnehmen möchte, solle seine Ernährung dauerhaft umstellen und auf kurzfristig angelegte Diäten verzichten – eine bleibende Verringerung des Gewichts gelinge nur durch eine langfristige Umstellung des Lebensstils. Kurz vor Beginn der »Diätsaison 2009« stellte auch der Leiter der psychologischen Beratung der Freien Universität Berlin, Hans-Werner Rückert, in der *Zeit* klar: »Wenn man ehrlich über das Thema spricht, kann es nicht um eine zweiwöchige Diät gehen, sondern um die Veränderung von Lebensgewohnheiten, weil nur das langfristig zum Erfolg führt.«

Hart, aber wahr: Alle Menschen, die dauerhaft abnehmen wollen, müssen *lebenslang* auf ihr Gewicht achten. **Denn abnehmen kann jeder, aber das künstlich reduzierte Gewicht auch dauerhaft zu halten, das ist die große, naturgewollte Schwierigkeit.** »Gewicht zu halten ist mit einem lebenslangen Marathon zu vergleichen«, erklärt Adipositasexpertin Dr. Tanja Legenbauer von der Ruhr-Universität Bochum. Dabei wird es mit der Zeit leichter, die Kilos im Griff zu behalten. Nach etwa zwei bis drei Jahren im neuen, schlankeren Lebensstil sind immer weniger Kraft und Aufmerksamkeit notwendig, das Hungergefühl zu bändigen. Der Grund: Der Mensch ist ein »Gewohnheitstier«, und daher arrangiert sich unser Organismus (gezwungenermaßen) mit dem neuen Status quo. Aber wie gut oder schlecht diese Anpassung erfolgt, hängt natürlich von einer Vielzahl individueller Faktoren ab. Teilweise müssen Abgespeckte noch zehn Jahre später ihre Esslust mit viel Willenskraft im Zaum halten. Auf jeden Fall scheint das kein leichtes Unterfangen, wie auch die **wissenschaftliche Leiterin von Weight Watchers,** Karen Miller-Kovach, Anfang 2009 martialisch feststellte: »Abnehmen ist wie Krieg führen gegen das eigene Gewicht. Für Frauen stellt sich das wie ein hundertjähriger Krieg dar.« Und Ernährungsexperte Professor Klaus Eder ist im *Focus* der Meinung: »Abnehmen liegt nicht in der Natur des Menschen. Es werden noch viele Generationen mit dem Abnehmen Probleme haben, bis sich unsere Gene ändern.«

Langfristige Gewichtsreduktion erfordert also mentale Disziplin, um immer wieder gegen die körpereigenen Signale anzukämpfen. Und wer nicht hundertprozentig hinter seinem Diätentschluss steht, wird über kurz oder lang scheitern. Nur: Wer hält diesen lebenslangen Kampf gegen die eigenen Bedürfnisse durch, ohne Schaden zu nehmen? Der Körper fordert etwas Bestimmtes zu essen, er drängt mit starken Hungergefühlen, aber der Verstand wehrt sich zu handeln. Im Grunde ist *jede* Einschränkung dieser Bedürfnisbefriedigung bereits eine Minidiät – mit den entsprechenden Konsequenzen: Haben wir Hunger auf eine deftige Bratwurst, essen aber stattdessen einen Salat mit magerer Hühnchenbrust (ist ja »gesünder«), dann ist die Lust nach der deftigen Wurst wahrscheinlich auch nach dem Salat noch da. Entweder wir geben der instinktiven Forderung jetzt nach und essen somit Salat *und* Bratwurst oder wir wehren uns weiter gegen das eigene Bedürfnis. »Wer nicht genießt, wird ungenießbar«, so lautet ein Sprichwort, das einen möglichen Effekt dieser Selbstkasteiung treffend beschreibt. Außerdem verlieren viele Menschen das Gespür für ihren echten Hunger, wenn sie zahlreiche Diäten gemacht und dabei immer wieder ihren Hunger ignoriert haben – die häufige Folge sind Heißhungerattacken; sozusagen der verzweifelte Versuch des Körpers, an die benötigte Nahrung zu kommen.

Andere, wesentlich gravierendere Auswirkungen, die aus der steten rationalen Überwachung des eigenen Essverhaltens resultieren, sind Essstörungen, die sich mannigfaltig manifestieren. Magersucht und Ess-Brech-Sucht sind die bekanntesten, eine der »zeitgemäßeren« Formen ist die Orthorexie, der zwanghafte Drang, nur noch »Gesundes« zu essen. Diese Menschen sind definitiv krank, weil nicht länger ihre Kulinarische Körperintelligenz und die daraus resultierende Lustbefriedigung zur Nährstoffversorgung das Essverhalten bestimmen, sondern maßgeblich bis ausschließlich der Verstand. Weil ihr starker Wille die Gefühle beherrscht, fühlen sich Essgestörte oft als Sieger über ihren Körper. Leider ist das Gegenteil der Fall: **Überwiegend verstandesgesteuertes Essen basierend auf Einschränkungen kann der Beginn eines Teufelskreises sein, aus dem die Betroffenen als Verlierer hervorgehen.** Wie bereits erwähnt, sind für einige Experten wie beispielsweise den Psychologen Andreas Schnebel vom Bundesverband Essstörungen Diäten die »Einstiegsdroge zu Essstörungen«. Auch für Dr. Ulrich Piltz vom Berliner Institut für Ernährungsberatung »besteht bei Diäten grundsätzlich ein Risiko, an einer Essstörung zu erkranken«. Wesentlich direkter warnte die Bundeszentrale für gesundheitliche Aufklärung im März 2010: »**Diäten können bei der Entstehung ernsthafter Essstörungen eine entscheidende Rolle spielen.**« Und Essstörungen führen ja nicht nur zu einem abgemagerten Körper: Laut Erkenntnissen der Universität Leipzig vom Februar 2012 treten Essstörungen bei fettleibigen Frauen (Esssucht) elfmal häufiger auf als bei Normalgewichtigen. »Das ist beachtlich und daraus kann man schließen, dass sich Übergewicht und Adipositas weit stärker als angenommen in Zusammenhang mit Essstörungen entwickeln«, erläutert Studienleiterin Professorin Anja Hilbert.

Verlassen wir an dieser Stelle den diätetisch gestört-gesteuerten Essverstand und widmen uns wieder den echten Steuerungszentralen, unseren Genen.

Doppelt wahr: Fett spielt eine gewichtige Rolle

Wie stark der Einfluss der Gene auf das Essverhalten und damit auf das Gewicht ist, scheinen die Ergebnisse einer Untersuchung mit Zwillingen des University College London aus 2008 zu belegen: **77 Prozent der Adipositas bei Kindern sind genetisch bedingt** (gemessen an BMI und Bauchumfang). Wissenschaftlich verklausuliert lautet das Resümee der Forscher: »Bei der aktuellen Untersuchung zeigte sich, dass die Auswirkungen einer nicht optimalen Umgebung weit weniger deutlich waren als die Auswirkungen des genetischen Aufbaus.« Auf gut Deutsch: Nicht was wir essen ist entscheidend für unser Gewicht, sondern maßgeblich unser Erbgut. Und als hätten die Menschen mit dominanten Speichergenen in unserer heutigen Magermodelgesellschaft nicht ohnehin das schwerere Los gezogen, kommt es gleich doppelt dick:

Denn ist man erst mal übergewichtig, **hemmen die angefutterten Pfunde auch die Fettverbrennung, weil sie die »Kraftwerke« der Fettzellen lahmlegen, die Energie erzeugen.** Wissenschaftler der Universität Helsinki haben an eineiigen Zwillingspaaren festgestellt, dass die Fettzellen Übergewichtiger nur halb so viel Erbgut für die körpereigenen »Energieerzeuger« tragen als die Fettzellen der Schlanken. Das bewirke neben morphologischen Einschränkungen insbesondere eine stark verminderte Effizienz der Zellkraftwerke, Fett in Energie umzuwandeln. Doch das Fett kann noch mehr, um sich zu »schützen«:

Die Fettpolster am Bauch tragen auch zu ihrer eigenen Vermehrung bei. Kanadischen Erkenntnissen zufolge produziert das Bauchfett von Übergewichtigen ungefähr **sechsmal so viel eines der stärksten Hungerhormone unseres Körpers im Vergleich zu Normalgewichtigen.** Dieser »Appetitmacher« namens NPY verführt die Übergewichtigen aber nicht nur dazu, mehr zu essen, er stimuliert im Bauchfett gleichzeitig auch die Produktion von Fettvorläuferzellen und regt ausgewachsene Fettzellen zu weiterer Fettaufnahme an. NPY wird darüber hinaus bei Stress ausgeschüttet – Übergewichtige, die beispielsweise gegen ihren Willen Sport treiben und sich damit selbst stressen, könnte also ein doppelt geförderter Hungerhormonspiegel drohen. Das zweifach mit NPY geflutete Blut erzeugt dann vielleicht nicht nur doppelten Hunger, sondern macht auch doppelt dick (**»Sport macht fett!«** wäre als schlagkräftige Headline der Boulevardblätter denkbar).

Der Gedanke scheint gar nicht so abwegig, denn neben NPY wird gemäß texanischen Forschungen auch das zweite wichtige Hungerhormon Ghrelin bei chronischem Stress verstärkt ausgeschüttet, was den »Nebeneffekt des vermehrten Essens und zunehmenden Gewichts mit sich bringt« (zu Ghrelin siehe auch Kapitel 4: »Echtes Intuitives Essen«). Wo wir gerade beim Stress sind: Laut Temple University in Philadelphia haben die Fettzellen fettleibiger Menschen selbst »großen Stress«, der sich im Stoffwechsel nachweisen lässt. Dieser fetteigene Stress verstärkt über die Bildung spezieller Eiweißmoleküle die Insulinresistenz, die ihrerseits wieder die Fettleibigkeit fördert. Generell sind Forscher inzwischen der Meinung, dass Fettzellen nicht nur Energiespeicher sind, sondern wie »aktive Organe« zahlreiche Botenstoffe abgeben und damit unseren Stoffwechsel maßgeblich beeinflussen. So hat Ende 2010 die Universität Maastricht mehr als 20 Hormone, 80 Proteine und andere, bisher unbekannte Substanzen entdeckt, die vom Körperfett ins Blut abgegeben werden. Wie genau diese Stoffe in unserem Körper zusammenwirken, das ist im Gegensatz zum oben aufgeführten »Selbsterhaltungstrieb der Fettzellen« jedoch noch weitgehend unklar.

»Ich habe mich mit Adipositas angesteckt!«

Neben den gewichtsfördernden »inneren Werten« erhalten Fettleibige zur Fetterhaltung auch noch unmenschliche Unterstützung: Im Darm von Übergewichtigen leben nach Erkenntnissen der Mayo Clinic in Phoenix und der Washington School of Medicine mehr **»Dickmacherbakterien«. Diese Darmkeime »helfen« den fülli-**

geren Menschen, die Nahrung besonders effektiv zu verwerten (im Vergleich zu Schlanken, deren Darmmikroben schlechte Futterverwerter seien: ergo könnten sie viel futtern, aber nehmen nicht viel zu, weil die Energie nicht vollumfänglich zur Verfügung gestellt wird). Übergewichtige Mäuse mit diesen Dickmacherbakterien haben darüber hinaus einen höheren Anteil an Genen, die für eine bessere Verwertung schwer verdaulicher Nahrung sorgen. Dadurch nimmt deren Körper mehr Energie auf, die als Fettpolster enden kann. Im April 2011 ergab eine EU-finanzierte Studie, dass die menschliche Darmflora in drei Gruppen (»Ökosysteme«) eingeteilt werden könne. Und je nach Spezies der etwa 100 Trillionen Bakterien pro Gruppe könne dies auch Einfluss auf unser Gewicht haben; Stichwort »gute und schlechte Futterverwerter«, wozu diese Mikroorganismen möglicherweise einen wesentlichen Beitrag leisten: Eventuell haben manche Menschen eine Keimpopulation, die unsere Nahrung sehr gut verdauen hilft und damit mehr Nährstoffe bereitstellt, vermuten die Forscher des Europäischen Laboratoriums für Molekularbiologie in Heidelberg.

Nicht zuletzt fanden wiederum amerikanische Wissenschaftler heraus, dass Übergewichtige überdurchschnittlich häufig mit einem übertragbaren **Schnupfenvirus infiziert sind, der Fettzellen reifen lässt.** Anfang 2009 ergaben weitere Studien, dass 33 Prozent der übergewichtigen Erwachsenen in ihrer Vergangenheit mit diesem Krankheitserreger infiziert waren. Der sogenannte »Adenovirus 36« aktiviert demnach im Fettgewebe des Körpers ruhende Stammzellen, die sich daraufhin in Fettzellen umwandeln und gefüllt werden wollen. Auch etwa ein Drittel übergewichtiger Kinder, die in Südkorea untersucht wurden, trugen den Virus im Körper. Ende 2010 gab die University of California bekannt, dass der

Virus die Fettleibigkeit bei Kindern fördern könne: 80 Prozent der infizierten Studienkinder hatten zu viele Pfunde auf den Rippen. Der Studienleiter zieht daraus die Erkenntnis, dass diese Virusinfektion ein Faktor bei der Entstehung von Übergewicht sein könne. Bezeichnenderweise lautet die Abkürzung des Virus »AD 36« – Adé Konfektionsgröße 36 ...? Ist Dicksein vielleicht sogar ansteckend? Einen abschließenden **Beweis** dafür gibt es – natürlich – nicht.

Damit genug der Ausflüge in die moderne Wissenschaft, die zeigen, wie stark das eigene (Über-)Gewicht von den Genen und der Natur gelenkt wird und sich selbst erhält. *Gelenkt* wohlgemerkt, nicht bestimmt – erinnern Sie sich bitte kurz an die »Genetische Zwickmühle« und das »Rein-Raus-Prinzip«: Essen ist immer noch ein bewusster Prozess, der komplett dem Willen unterworfen werden kann (was wir aber aus bereits erwähnten Gründen besser lassen sollten).

»Der kann essen, was er will, und wird nicht dick!«

Um den genetischen Kreis zu schließen, müssten wir konsequenterweise schlussfolgern, dass auch bei Schlanken die Gene großen Einfluss auf das Körpergewicht haben. Und das scheint – welch´ Überraschung – auch so zu sein: Die Framingham-Studie ergab, dass bei manchen Menschen kein Zusammenhang zwischen BMI, Körpergewicht und Fettaufnahme gefunden werden kann. Anders formuliert: Diese Zeitgenossen essen, was sie wollen, und werden nicht dick. Grund dafür seien neben mehr Bewegung, einem wilderen Temperament und schnellerem Stoffwechsel **spezielle Gen-**

varianten: Bei diesen Menschen spielte weder das Alter noch das Geschlecht eine Rolle, genauso wenig war die Fitness oder die aufgenommene Gesamtkalorienmenge relevant. Man könnte nun spekulieren, dass die Gene dieser Menschen den aktuellen Überflusszustand bereits ein Stück weit mehr »realisiert« haben und im Vergleich zu den Speichergenen wenig bis keinen Bedarf für massiv überschüssiges Depotfett »sehen«. Sie haben vielleicht schon ein kleines **epigenetisches Update** 2000 bekommen: »Es gibt tagtäglich genug zu essen, warum sollen wir uns lähmendes Fett aufhalsen, das sowieso nicht gebraucht wird.« Zur Info: Die **Epi**genetik ist ein vergleichsweise junger Forschungszweig der Molekularbiologie. Epigenetische Marker stecken auf der DNS, unserem Erbstrang, und wirken wie Schalter, die gewisse Gene »an- oder ausknipsen«. Diese Schalter werden durch unseren Lebensstil und unsere Umgebung beeinflusst, wie etwa die Ernährung. Und zwar ein Leben lang. So gehen Forscher der John Hopkins University davon aus, dass die Epigenetik im Lauf des Lebens auch die Entwicklung des Körpergewichts bestimmt. Das mit den an- oder ausgeschalteten Genen erworbene »Erbwissen« kann sogar an die direkten Nachfahren weitergegeben werden. Kritische Wissenschaftler betonen jedoch, dass die epigenetische Vererbung bei Säugetieren nur bei sehr wenigen geprägten Genen möglich sei. Insgesamt aber zeigt die Epigenetik, wie flexibel Lebewesen mit ihrem genetischen Erbe zu Lebzeiten umgehen können, um sich den herrschenden Umweltbedingungen besser anzupassen.

Nehmen wir also an, die Dünnen essen auch deshalb weniger, weil bei uns derzeit Überflussbedingungen herrschen und ihr Körper daher keinen aktuellen Bedarf zur übermäßigen Fettspeicherung sieht. Hinzu kommt: Wenn sie zu viel essen, was sicher auch passiert (siehe Kapitel 5), wird die überschüssige Energie durch zusätzliche Wärmeproduktion und Bewegung verbraucht. Und auch diese Vermutung bestätigen Erkenntnisse vom sogenannten »Fidgeting«, den kleinen Bewegungen im Alltag (dazu mehr im nächsten Kapitel). In dieses Ernährungs-Erbgut-Mosaik fügt sich die Erkenntnis des Kings College in London wie das fehlende Steinchen: »**Was Menschen gerne essen, ist weitgehend genetisch bestimmt**«, fanden die Wissenschaftler an eineiigen Zwillingen heraus, die für solche Untersuchungen aufgrund ihres identischen Erbguts besonders geeignet sind. Damit sei die These widerlegt, dass unsere Erziehung und das soziale Umfeld bedingen, was wir gern essen. Das Ergebnis der Studie lautet, dass die Ernährungsweise mehr mit den Genen als mit der persönlichen Entscheidung zu tun habe. **Du isst, was Du** *bist* **– und jeder Mensch is(s)t anders.**

Die Universität Toronto konkretisierte diesen Ansatz mit der **Entdeckung, dass eine bestimmte Variante des Gens namens GLUT2 maßgeblich die Vorliebe für Süßes bedingt.** Menschen mit dieser süßen Genvariante, einem Bauplan für einen Zuckersensor im Hirn, konsumieren deutlich mehr Zucker und Süßigkeiten als Menschen mit der herkömmlichen Genvariante – **unabhängig** von Alter und Körpergewicht. Vielleicht sind diese süßen Spezialgene gar ein Grund für die folgende Feststellung der Louisiana State University Anfang 2011: »Süßwaren-Liebhaber« wiegen weniger als der Durchschnitt.

Für alle Genzweifler blicken wir noch einmal zu den Zwillingsforschern nach Helsinki, denn deren schwierige Suche nach unterschiedlich schweren eineiigen Zwillingen verdeutlicht, wie groß der Einfluss der Gene auf das Gewicht ist: **Lediglich 0,6 Prozent der**

2500 untersuchten erwachsenen Zwillingspaare wiesen signifikante Gewichtsunterschiede auf.

Schließen wir das Kapitel leicht schmunzelnd mit einer überraschenden, jedoch sicher nicht endgültigen Erkenntnis des Max-Planck-Instituts in Leipzig: **»Der freie Wille ist eine Illusion.«**

Fazit: Unsere Gesellschaft legt fest, was dick und was dünn sein soll, jedoch ist unsere natürliche Statur maßgeblich durch das Ausleben der »genetischen Natur« bedingt.

Wer überwiegend dominante »Speichergene« trägt, dessen Körper ist bestrebt, Fettdepots anzulegen. Ein leichtes Unterfangen in unserer Gesellschaft, die mit einem für nahezu jeden Geldbeutel finanzierbaren, stets verfügbaren Überangebot an hochkalorischen Nahrungsmitteln lockt. Menschen mit dieser Genausstattung werden dabei in ihrer Körperfülle von der Eigeninitiative der Fettspeicher, noch größer zu werden und Hunger zu erzeugen, sowie von Bakterien und Viren »unterstützt«. Viele Speichergenetiker geraten so in die »Genetische Zwickmühle«: entweder die Bedürfnisse natürlich ausleben und wahrscheinlich füllig werden oder sich mehr oder weniger stark gegen sein Naturell stemmen und vielleicht schlank bleiben (lebenslange Diät, »Lifestylemodifikation«). Der Mittelweg könnte ein regelmäßiges Hin und Her zwischen beiden Lebensformen sein, eng verbunden mit der Gefahr des Jo-Jo-Effektes. Auch bei den – per heutiger Definition – »Normalgewichtigen« sind entsprechende »Schlankheitsgene« und epigenetische »Erbgutschalter« aktiv, die großen Einfluss auf das Körpergewicht haben.

Wenn die Menschen also das essen, was »genetisch gewünscht« ist, dann werden manche von uns unweigerlich schwerer, andere bleiben schlank. In Bezug auf unser künstlich kreiertes Körperideal erscheint diese Verteilung auf den ersten Blick ungerecht, aber so ist die Natur: Die Variationsbreite innerhalb einer Spezies ist Naturgesetz. Und so gibt es selbstverständlich zwischen fülligen »Speichergenetikern« und dünnen »Schlankgenetikern« alle nur erdenklichen Übergangs-Genausstattungen, die zu ebenso vielen unterschiedlich geformten Menschen führen – die alle normal sind (krankhafte Körper ausgenommen). Ein Vergleich der Psychologin Ingrid Mieck bringt es plausibel auf den Punkt: Wenn ein Hunde-züchter ankündigen würde, Bernhardiner durch Diät und Bewegung schlank wie Windhunde zu machen, würde er sofort wegen Tierquä-lerei angezeigt, und kein Mensch würde abgemagerte Bernhardiner mit sportlichen Windhunden gleichsetzen. Also – seien Sie sich bewusst, zu welcher »Kategorie Mensch« Sie gehören, und machen Sie sich bewusst, dass Sie die Wahl haben: Leben Sie entweder im Einklang mit Ihren Genen oder ignorieren Sie deren »gefühlte An-weisungen« – mit den beschriebenen negativen Folgen.

Aufgrund der Tatsache, dass die Definition von »dick« und »dünn« auch immer von der gesellschaftlichen Epoche abhängt, beherzi-gen Sie am besten die folgenden drei Empfehlungen:

– Akzeptieren Sie sich und Ihren Körper gerade auch dann, wenn er nicht dem künstlich kreierten Ideal entspricht, das uns aus Zeitschriften und von TV-Bildschirmen anlacht. Es gibt keinen »Mustermenschen«, der als Maßstab gelten könnte. Genau das Gegenteil ist der Fall: Der menschliche Körper besticht durch eine große Vielfalt an Form und Gestalt. Alle Menschen sind Individuen, und demnach ist auch Ihr Körper-bau ein Unikat. Sie müssen sich in Ihrem Körper wohlfühlen, das allein zählt.

– Begegnen Sie Ihren Mitmenschen hinsichtlich ihres Körper-baus mit genau dem gleichen Respekt, den auch Sie erfahren möchten. Die Kernaussage des »kategorischen Imperativs«

von *Immanuel Kant, einem der bedeutendsten deutschen Philosophen, bringt es auf den Punkt: Handeln Sie so, wie auch Sie behandelt werden möchten.*

– *Seien Sie tolerant gegenüber der Vielfalt des menschlichen Körpers und vergessen Sie alle Werbespots mit austrainierten Astralkörpern. Diese »perfekten Formen« entstehen meist im Rahmen eines Vollzeitjobs mit harter Arbeit und eiserner Disziplin. Und bei jedem Fotoshooting lautet die Devise »Brust raus, Bauch rein«, Muskeln anspannen für den »perfekten Moment«. Machen Sie gern den Selbstversuch mit einem normalen Foto und einem Foto, auf dem Sie sich selbst für einen Augenblick im wahrsten Sinne »bildschön« in Szene setzen. Sie werden sehen, auch Sie haben zwei Seiten. Hinzu kommt, dass die Körper der Models und Promis vor Abdruck auf den Hochglanzmagazinen gern mit allen Mitteln modernster Technik perfekt geschliffen und ins rechte Licht gerückt werden. So schnell wie am Computerbildschirm haben Sie noch nie Fettpölsterchen schmelzen sehen – die Kilos verschwinden sozusagen auf Knopfdruck. Bitte bedenken Sie: Ohne massive Eingriffe in digitale Bilder wären selbst Topmodels nicht gut genug für die Zeitschriftencover. Psychiater des britischen Royal College of Psychiatrics fordern daher einen Warnhinweis für künstlich geschönte Bilder von Models und Stars. Dieser Hinweis sollte wieder zu einem realistischen Körperbild verhelfen, denn: Nobody's perfect!*

In diesem Sinn: Lassen Sie sich nicht von »perfekt geformten Übermenschen« (des-)illusionieren, denn dafür gibt es inzwischen genügend magische Shows.

Am Rande gefragt: Wie viele Ihrer männlichen Freunde und Bekannten haben einen Waschbrettbauch und eine ausdefinierte, breite Brustmuskulatur bei 1,88 Meter Körpergröße? Wie viele

Frauen kennen Sie, die dem vermeintlich perfekten »90/60/90-Ideal« mit straffer Brust, knackigem Hintern und rundum glatter Haut bei 1,75 Meter Körpergröße entsprechen? – Also, vergessen Sie bitte, dass das die Normalität sein soll.

*Wir Deutschen waren auch so zufrieden: Eine Umfrage des Meinungsforschungsinstituts Forsa ergab Anfang 2009, dass etwa 80 Prozent der Männer und Frauen ihren Körper mögen, wie er ist, oder überwiegend zufrieden mit ihm sind. Und das gilt nicht nur für den eigenen Körper, sondern auch für den des Partners – fast zwei Drittel der Männer und Frauen gaben im Rahmen einer Emnid-Befragung an, dass ihr Partner keine Frühjahrsdiät machen solle, um ein paar Kilos abzunehmen. Nur 11 Prozent der Männer wünschten sich demnach ihre Partnerin schlanker. Einer weiteren Befragung zufolge hatten insgesamt 83 Prozent der Bevölkerung nicht vor, nach den Feiertagen 2010 eine Diät zu beginnen. Der Großteil der Deutschen hat offensichtlich eine gesunde Distanz zum »BMI-Alltagsterrorismus«. Etwa zur gleichen Zeit wie Forsa und Emnid fanden US-amerikanische Forscher übrigens heraus, dass das Gewicht bei Frauen auch in Sachen Sex keine Rolle spielt. Die Forscher konnten keine wesentlichen Unterschiede im Sexualverhalten von normalgewichtigen, übergewichtigen und adipösen Frauen feststellen. Türkische Forscher hingegen **konnten** Ende 2010 einen Unterschied feststellen – und zwar bei der sexuellen Ausdauer von Männern: Übergewichtige Männer können beim Sex viermal so lang wie Normalgewichtige …*

Welchen Stellenwert das Thema Gewicht(sreduktion) nichtsdestotrotz in unserer Gesellschaft hat, beweist auch die Tatsache, dass Susanne Fröhlichs Diätratgeber »Moppel-Ich« 2004 das meistverkaufte Sachbuch in Deutschland war. Die Leser können in diesem Werk an Frau Fröhlichs »Kampf gegen die Kilos« teilnehmen – um genau zu sein: 23 Kilogramm speckte die bekannte Moderatorin ab. Aber bereits nach der erfolgreich vermarkteten Abspeckkur war sie schon wieder zwölf Kilo schwerer. Diäten bringen einfach nichts. Für Frau Fröhlich lautet die Erkenntnis: »Diäten sind Glücksfresser – und sie machen auf Dauer keineswegs schlank.«

Das weiß auch die prominente TV-Richterin eines großen deutschen Privatsenders: Barbara Salesch bekannte sich in einem umfangreichen Interview für eine Sonntagszeitung zu ihrer Körperfülle und beschreibt – bewusst oder unbewusst – ihre »speichergenetische Ader«: Um schlank zu sein, müsse sie ihr ganzes Leben lang Diät halten. Darauf verzichte sie lieber, denn sie habe einen »Butter-Sahne-Geschmack«, der eben ihre Lust auf hochkalorisches Essen bedinge – und die wolle sie auch ausleben. Gemäß der in diesem Kapitel dargelegten Theorie entspricht das Verhalten der Fernsehrichterin der klassischen Wahl von Variante eins der »Genetischen Zwickmühlentheorie«: Ich lebe meine Gene aus (esse, was ich will), dafür muss ich mit gewissem Naserümpfen vieler Mitbürger leben (»Ich bin optisch zu dick, gemessen am aktuellen gesellschaftlichen Maßstab«). Zwei daraufhin von der Redaktion ausgewählte Leserbriefe spiegeln beide Seiten in der Bewertung der Bürger wider: »Glückwunsch, daran sollten sich die Diätfanatiker ein Beispiel nehmen«, lautete die unterstützende Meinung. »Typisch, wer zu viel auf den Hüften hat, versucht, sich mit ›Ich kann doch nichts dafür‹-Parolen das Übergewicht schönzureden«, schrieb ein wahrscheinlich schlanker Zeitgenosse. Für die »›Ich kann doch nichts dafür‹-Parolen« sprechen einige der in diesem Kapitel beschriebenen genetischen Fakten und Theorien. Im nun folgenden Teil erwartet Sie noch eine überraschende Erkenntnis des »autonomen Körpers«, die maßgeblichen Einfluss auf unser Gewicht hat.

Die fitten Fidger

Versteckte Bewegungen versus versteckte Kalorien

Für zahlreiche Wissenschaftler ist inzwischen unbestritten: Übergewichtige bewegen sich im Alltag deutlich weniger als Schlanke. Dabei kommt es nicht so sehr auf sportliche Betätigung an, sondern auf die Alltagsaktivitäten im Allgemeinen und die vielen unbewussten Bewegungen im Speziellen, wodurch die Dünnen sich von den Dicken unterscheiden. Haben Sie schon mal vom **Fidgeting** gehört?

Nehmen Sie sich bitte eine Minute Zeit und lassen Sie Ihre gewohnte Tagesroutine vor Ihrem inneren Auge ablaufen. Legen Sie dabei den Fokus auf die »kleinen Bewegungen« im Alltag. Das sind zum einen bewusste Aktivitäten wie kurzes, aber sinnfreies Umherlaufen am Arbeitsplatz oder zu Hause, von der Couch aufstehen und sich strecken und wieder hinlegen oder an einer Bushaltestelle nicht stehen, sondern umhergehen. Hinzu kommen die »unbewussten Bewegungen«, die wir kaum bemerken: mit den Beinen wippen, Finger tippeln, sich übers Gesicht streichen, mit den Armen sprechen oder die vielen kleinen Positionswechsel beim Sitzen. Was sehen Sie davon, wenn Sie Ihren Alltag Revue passieren lassen?

Haben Sie vieles davon bei sich entdeckt, so liegt die Vermutung nahe: Sie gehören zu den schlankeren Zeitgenossen unter uns. Denn Ihr Körper betreibt »Fidgeting«, das in unserer Überflussgesellschaft einen nicht zu unterschätzenden Beitrag zum täglichen Kalorienverbrauch leistet. **Unter dem Begriff »Fidgeting« werden die vielen kleinen, meist unbewussten Körperbewegungen zusammengefasst, die pro Tag eine Energiemenge von 350 Kilokalorien zusätzlich verbrauchen können.** Und auch hier hat die Natur uns Menschen wieder mit unterschiedlichen Genen ausgestattet: Übergewichtige »fidgen« sehr wenig, Schlanke hingegen viel. Klingt erneut ungerecht verteilt? Könnte man so sehen. Denn die »Mini-Movements« erleichtern es den Dünnen, schlank zu bleiben, obwohl unsere übergewichtigen Mitbürger diesen »Zusatzverbrenner« besser gebrauchen könnten. Aber stattdessen kommt zur Leibesfülle noch genetisch bedingte »alltägliche Trägheit« durch fehlendes Fidgeting hinzu. Rein natürlich betrachtet ist jedoch auch diese Verteilung nachvollziehbar: Warum sollte ein Organismus, der auf der einen Seite für schlechte Zeiten seine Fettspeicher auffüllt, auf der anderen Seite diese Reserven für »sinnloses Gezappel« wieder aufbrauchen? Das wäre nicht schlüssig. Hingegen passt es ins Schema der Schlanken, dass deren Organismus mit Fidgeting zahllose Möglichkeiten besitzt, um vereinzelt sogar mehr als 350 überflüssige Kilokalorien am Tag »raus«zuschleusen. Darauf wies Anfang 2012 auch die Deutsche Gesellschaft für Sportmedizin und Prävention hin: Der 350 Kilokalorien-Extraverbrauch durch »wibbeln« sei den Schlanken vorbehalten, Übergewichtige wären eher ruhig. Auch US-Professor James Levine hat entdeckt: Schlanke Menschen bewegen sich unbewusst häufiger als Schwergewichte. Am Rande erwähnt: Schlanke Menschen verbrauchen auch mehr »Heizenergie« als Schwergewichte – sie geben wesentlich mehr Wärme ab, weil sie schlechter (fett-)isoliert sind und eine größere Körperoberfläche in Relation zum Gewicht haben.

Erinnern Sie sich an Franz Meier?

Denken Sie bitte kurz zurück an unseren Herrn Meier aus Kapitel 5. Das »Rein-Raus-Prinzip«: Seine 350 Kilokalorien, die er alle drei Tage über Bedarf zu sich nimmt, bringen ihm als Speichergenetiker sechs Kilogramm Fettmasse im Jahr – *ohne* Fidgeting. Wäre er jedoch ein »Fidger«, so wäre seine Energiebilanz ausgeglichen. Herr Meier nähme also nicht zu, sondern sein Gewicht bliebe gleich. Dann hätte »Fidger-Franz« wahrscheinlich einen schlanken Körper. Denn die Fidgeting-Studie der Washington University hat durch den Einsatz bewegungssensitiver Hightechunterwäsche gezeigt, dass **diese Fähigkeit, sich täglich bis zu 150 Minuten zusätzlich zu bewegen und so 350 Kilokalorien zu »verschleudern«, den Dünnen angeboren ist und den Schwergewichten nicht.** Das Ausbleiben der kleinen Bewegungen ist also keine Folge von Überernährung und Fettleibigkeit. Wie haben die Forscher das herausgefunden? Die Dünnen der Studie wurden »überfüttert« und die leicht Fettleibigen zehn Tage auf Diät gesetzt. Ziel war es zu beobachten, ob die Übergewichtigen unter Kalorienrestriktion und Gewichtsabnahme mehr fidgen. Es änderte sich in Sachen »Mini-Movements« jedoch nichts: kein Fidgeting bei den auf Diät gesetzten Dicken, trotz Überfütterung aber weiterhin bei den Dünnen. Beide Gruppen bezeichneten sich übrigens selbst als Couch-Potatoes, also »no sports«; es galten gleiche Bedingungen. Ähnliche Phänomene wurden bereits früher erforscht: »Überfüttert« man schlanke Menschen, versucht deren Körper durch erhöhten Grund- und Energieumsatz das ursprüngliche Gewicht zu halten oder wiederherzustellen – die Versuchspersonen bewegen sich bei Zunahme des Gewichts deutlich mehr. Dazu passen die Erkenntnisse Australischer Forscher von 2011: Die unbewusste Aktivität des Nervensystems trägt entscheidend zum Gewichtsverlust bei.

Fidgeting – das Genglück der Dünnen?

Der Leiter der Fidgeting-Studie interpretiert die Ergebnisse als Bestätigung, dass **Fidgeting aufgrund des beachtlichen Energieverbrauchs ein *wesentlicher* Faktor bei der Ausprägung von Fettleibigkeit sei.** Nachvollziehbar, wenn Sie sich bitte erneut Herrn Meier ins Gedächtnis rufen, der nur allein durch Fidgeting seine überflüssigen Kalorien verbrauchen und so *keine* zwölf Kilogramm Fett in zwei Jahren zunehmen würde, sondern sein Gewicht beibehielte. Gerade die kleinen Gänge, etwa von einem Zimmer ins nächste, tragen wesentlich zum Energieverbrauch und zur Fettverbrennung bei, meint auch Professor Markus Stoffel von der Eidgenössischen Technischen Hochschule in Zürich. Aber diese »kleinen Gänge sind wesentlich vermindert bei Dickleibigen«. Dem entspricht eine Studie der Universität Queensland Ende 2010: **Je öfter sitzende Menschen aufstehen, um sich kurz zu bewegen, desto schlanker und gesünder sind sie.** Die Forscher empfehlen daher: Statt sitzen zu bleiben, besser gelegentlich aufstehen und umherlaufen. Diese kleinen Gänge von nur einer Minute können sogar gesünder sein als »normaler Sport«, denn das »Büro-Fidgeting« reduziert das Körpergewicht und senkt das Risiko für Herz-

Kreislauf-Erkrankungen effektiver. In die Fidgeting-Theorie fügen sich auch Ergebnisse einer Untersuchung, publiziert 2007 in der Fachzeitschrift *Cell Metabolism*, zur Rolle eines Hirnbotenstoffs namens »Bsx«, der für die Steuerung des Bewegungsantriebs verantwortlich ist: »Die Unterschiede in der Aktivität dieses Moleküls könnten erklären, warum einige Menschen aktiver als andere und damit weniger empfindlich für die Entwicklung von Übergewicht sind.«

Fazit: Der Fidgeting-Beweis passt als weiteres Glied der genetischen Kette zur grundsätzlichen Erklärung des Gewichts in das bisher dargelegte Schema: Damit die »mühsam angelegten« und in Notzeiten lebenswichtigen Energiereserven nicht verschwendet werden, reduzieren die Speichergene der Übergewichtigen deren kleine alltägliche Bewegungen auf ein notwendiges Minimum und sparen so weitere Energie ein. Die schlanken Körper hingegen »nutzen« Fidgeting als zusätzliche Option, um überflüssige Energie zu verbrauchen.

In diesem Zusammenhang sei der folgende Hinweis insbesondere all jenen ans Herz gelegt, die sich mehr bewegen wollen, aber beim Sport kapitulieren, weil die Lust nicht da ist: Integrieren Sie bewusst mehr Bewegung in Ihren Alltag, denn unser Körper braucht Aktivität wie die Luft zum Atmen. Fahren Sie kurze Strecken mit dem Fahrrad, für die Sie sonst das Auto nutzen. Steigen Sie Treppen zu Fuß, statt im Fahrstuhl zu stehen. Gehen Sie spazieren, raus an die frische Luft!

Mehr Bewegung muss nicht zwangsläufig bedeuten, dass Sie »echten Sport« treiben. Denn wenn Sie darauf keine Lust haben und sich zwingen, erzeugen Sie Stress, der die Ausschüttung der zwei stärksten Hungerhormone verursacht. Die Folge: »Zwangssport« kann dick machen (siehe auch Kapitel 6: »Genau festgelegt«). Bei körperlicher Aktivität gilt wie beim Essen: wo eine Lust, da ein Weg. »Niemand muss Sport treiben. Der Alltag ist Training genug«, erklärt Sportwissenschaftler Dr. Hans Bloss von der Pädagogischen Hochschule Karlsruhe im Focus. Bewegen Sie sich also regelmäßig und am besten täglich, aber nur so, dass es Ihnen Spaß macht. Das sieht auch die University of North Carolina so, die im Sommer 2010 bekannt gab: Regelmäßige Spaziergänge oder Fahrradfahrten zur Arbeit können medizinisch messbar die Gesundheit verbessern und Übergewicht vermeiden. Nach Ansicht von Experten reicht es bereits, zweimal am Tag eine Viertelstunde lang flott zu gehen, um Ihrer Gesundheit etwas Gutes zu tun. Und gemäß einer Studie im Lancet 2011 sind 15 Minuten Sport am Tag ausreichend, um sowohl Krebs- als auch Herz-Kreislauf-Erkrankungen vorzubeugen und die Lebenserwartung zu verlängern. Zu vergleichbaren Ergebnissen kamen Forscher der Harvard-University in Boston nach Analyse von 26 Studien. Eine solche »Bewegungstherapie« lässt sich sicher einfach und dauerhaft in jeden Alltag einbauen. Andere Studien aus Dänemark und Kanada wiederum haben gezeigt, dass intensives, kurzes Training einen höheren Gesundheitswert hat als langsamer Ausdauersport. Anscheinend ist es also egal, ob langsam oder schnell – demnach sollte für jeden der richtige »Schutzsport« dabei sein … Und wem das alles noch immer zu viel Bewegung ist, der kann einfach herzhaft und häufig darüber lachen. Denn der University of Maryland School of Medicine zufolge ist der positive Effekt des Lachens auf die Blutgefäße vergleichbar mit Ausdauersport. Regelmäßiges Lachen könne Herzkrankheiten vorbeugen. So lautet nun die kombinierte Empfehlung aller hier angeführten Studien: Täglich ein Viertelstündchen dem Lachjogging frönen, um schön fit zu bleiben!

Fit zu sein ist im Übrigen auch wichtiger als »Normalgewicht« zu haben: »Aktive Dicke leben länger als inaktive Dünne«, lautet eine

Erkenntnis der University of South Carolina, die Ende 2011 durch eine weitere Studie in der kardiologischen Fachzeitschrift Circulation gestützt wurde. Und für ein Forscherteam von Kaliforniens größter Universität ist »Bewegung auch der Schlüsselfaktor für nachhaltige Gewichtsreduktion«, nicht das Essen. So weisen die Länder mit dem höchsten Anteil an Adipösen das geringste Maß an aktiv bewältigten Wegstrecken zurück, ergab eine Untersuchung unter 15 Ländern in Europa, Nordamerika und Australien. Dort, wo die Menschen am meisten zu Fuß gehen oder Fahrrad fahren, gibt es die wenigsten Fettleibigen. Während beispielsweise die Amerikaner pro Jahr nur 181 Kilometer per pedes oder auf dem Drahtesel zurücklegen, sind dies bei Niederländern 1225 Kilometer, die Dänen kommen auf 1014 Kilometer und wir Deutschen liegen immerhin noch bei aktiven 663 Kilometern. Auch eine weitere Studie aus Oslo und Southampton bestätigte Anfang 2010 die folgende Erkenntnis:

Unter allen Risikofaktoren raubt Bewegungsmangel die meisten Lebensjahre. Der US-Mediziner Steven Blair ist nach Analyse der Daten von über 80000 Personen gar der Meinung: »Wer sich ausreichend bewegt, kann so dick sein, wie er will. Er stirbt dadurch nicht früher.«

Also bleiben Sie in Bewegung – aber nur derart, dass Sie dabei ein gutes Gefühl haben. Auf jeden Fall ist unser Körper zum Bewegen gemacht, und unsere Zellen und Gene altern langsamer, wenn wir fit sind. Eine Volksweisheit bringt es auf den Punkt: »Wer rastet, der rostet !«

Last, but not lean ...

Sie haben die Wahl

Was also will Ihnen dieses Buch sagen? **Hunger ist der elementarste Trieb zur Lebenserhaltung. Deshalb liegt die natürliche »Entscheidungshoheit«, wie und was wir essen, in den Genen und den entwicklungsgeschichtlich ältesten Regionen unserer Gehirne.** Ausführende Kraft ist die **Kulinarische Körperintelligenz**, die mit dem Lust- und Belohnungsprinzip über unser Hungergefühl intuitiv steuert, welche Nahrung zu welcher Zeit in unserem Organismus benötigt wird. Denn nur unser Körper kennt unseren Versorgungsstatus. **Mit diesem evolutionär hoch entwickelten Ernährungssystem und der dazugehörigen Nährstoffdatendank, katalogisiert im menschlichen Genussgedächtnis, stellt unser Körper sicher, die Nährstoffe zu bekommen, die wir zum Überleben benötigen.** Das ist Echtes Intuitives Essen.

Essen Sie nur, wenn Sie echten Hunger haben!

Unsere Überflussgesellschaft macht es dabei sehr leicht, den Hunger akut und gezielt zu befriedigen: Zahlreiche Nahrungsmittel sind jederzeit für fast jeden Geldbeutel verfügbar. Hören Sie also so oft und so gut Sie können auf die Signale und Bedürfnisse Ihres Körpers und gönnen Sie sich *nur* das, worauf Sie Lust haben, wenn Sie hungrig sind. **Essen Sie also nur dann, wenn Sie echten, körperlichen Hunger spüren, und zwar nur das, was Ihnen schmeckt und was Sie gut vertragen.** Sorgen Sie auch immer wieder für Abwechslung auf dem Teller und erweitern Sie so durch schmackhafte, mit allen Sinnen getestete Neuentdeckungen Ihre Kulinarische Körperintelligenz. Und erlauben Sie sich gern gelegentlich, das Hungergefühl anwachsen zu lassen, bis Sie »vor Hunger sterben«. Befriedigen Sie diese gesteigerte Esslust dann mit einem Lieblingsmahl – und genießen Sie dieses am besten frei von jeglichen Essmanieren und hemmenden Regeln, völlig verstandesbefreit. Lassen Sie diesen archaischen Bedürfnissen immer mal wieder freien Lauf! Mit Rücksicht auf Ihre Mitbürger versteht es sich dabei von selbst, dass Sie dafür sorgen, nur in entsprechend privatem Ambiente die »Gier regieren« zu lassen. Es geht hier nicht um einen Lobgesang auf die sechste Todsünde »Völlerei«, sondern um die reine Lebenserhaltung in einer für uns »Industrianer in Schlaraffia Germania« extremen Hungersituation. So ist unser Naturell, das ist instinktives Menschsein mit direktem Kontakt zu unseren innersten Emotionen, die unsere Existenz sichern. Und das alles gehört zum **Echten Intuitiven Essen.**

Vergessen Sie alles über gesunde Ernährung!

Je geringer Sie Ihr Essverhalten über den Verstand steuern, desto besser. Denn die Entkopplung des Essverhaltens von den Körpergefühlen Hunger und Lust zugunsten der vernunftgesteuerten Kontrolle führt mit steigender Intensität unweigerlich zu Essstörungen. Schon kleinste Diäten sind für manche Experten die »Einstiegsdroge in Essstörungen«. Lust (Gefühl) und Wissen (Verstand) arbeiten dann meist gegeneinander. Genau das aber treibt einen Keil in die Einheit von autonomem Körper und Bewusstsein, deren harmonisches Zusammenspiel Grundvoraussetzung dafür ist, dass wir uns gut fühlen.

Daher vergessen Sie am besten alles, was Sie über »gesunde Ernährung« zu wissen glauben. Denn die wissenschaftliche Definition der Nahrungsmittel und Substanzen, die »gesund« sein sollen, ändert sich je nach Forschungsstand, »Essmode« und akuter Beeinflussung durch mächtige Industriezweige mit massiven Marketingbudgets. Hören Sie nicht auf allgemeine Ratschläge von Ernährungsexperten, die uns sagen wollen, was gutes und was schlechtes Essen ist und wie oft Sie was am Tag zu essen haben. Es gibt kein grundsätzlich gutes oder schlechtes Essen. Es kommt auf die Menge und Häufigkeit an, mit der Sie Nahrungsmittel verzehren: Die Dosis macht das Gift. Und da Ihrem Körper kein Gift schmeckt, werden Sie auch keines essen.

Vertrauen Sie Ihrer Kulinarischen Körperintelligenz!

Vertrauen Sie also intuitiv auf Ihre Kulinarische Körperintelligenz, denn die ist natürlicherweise Ihr bester Ernährungsberater – garantiert ohne finanzielle Hintergedanken. **Niemand weiß besser, was gesund für Sie ist, als Ihr eigenes Fleisch und Blut.** Nur Ihr Organismus hat alle internen Parameter unter ständiger Beobachtung und steuert über Hunger und Lust gezielt, was er wann braucht. Denken Sie bitte mal kurz darüber nach: Essen Sie immer das Gleiche? Sicher nicht, irgendwann schmeckt selbst das leckerste Leibgericht nur noch fad und unbefriedigend, wenn Sie es zu oft hintereinander gegessen haben. Ihr Körper stellt die Geschmackssensoren und Lustgefühle auf andere Nahrungs- und Genussmittel um und sorgt so für Abwechslung und Substanzvielfalt, die zur optimalen Versorgung mit Nährstoffen erforderlich sind – auch das ist Teil der Kulinarischen Körperintelligenz. Kann unser Verstand, gefüttert mit pseudowissenschaftlichem Halbwissen von kurzer Halbwertzeit, die Stoffe und Mengen kennen, die unser Körper gerade benötigt? Nein, denn es war über Jahrtausende von der Natur so nicht vorgesehen, und das ist es auch heute noch nicht. Unser Verstand hat andere lebenswichtige Aufgaben. Kurzum: **Über die unterschiedlichen Hungergefühle holt sich Ihr Körper das, was er benötigt, und belohnt Sie für die Befriedigung Ihrer Bedürfnisse mit Wohlempfinden.** Ein wirklich sehr angenehmes System zur reinen Lebenserhaltung, das größten Respekt verdient.

Erfreuen Sie sich an Schlaraffia Germania!

Genau diese Anerkennung gebührt auch der Tatsache, dass wir in Bezug auf unser Nahrungsangebot in einem paradiesischen Zustand leben. In der Geschichte der Bundesrepublik Deutschland ging es uns »ernährungstechnisch« gesehen noch nie so gut wie heute. Gehen Sie durch den Supermarkt oder über den Wochenmarkt und machen Sie sich das überreiche Angebot bewusst! Wir erachten diese unglaubliche Vielfalt an Verzehrbarem leider schon zu sehr als »naturgegeben«, es bewegt viele Menschen innerlich nicht mehr. Häufig ist sogar das paradoxe Gegenteil der Fall: Unser reichhaltiges Nahrungsangebot wird als Bedrohung der Gesundheit wahrgenommen! **Bitte stumpfen *Sie* nicht ab, sondern behalten Sie die Freude über das momentane »Essparadies auf Erden« bei. Schöpfen Sie aus dem Vollen, wenn Sie *hungrig* sind – dankbar und mit dem nötigen Respekt.** Vor diesem Hintergrund erscheint die folgende Feststellung im *Ernährungsbericht 2008* der Deutschen Gesellschaft für Ernährung mehr als merkwürdig: Nur im ersten Lebensjahr sei die Ernährung in Deutschland ausgewogen und nahezu optimal. Ab dem zweiten Geburtstag wird es also kritisch im Nahrungsparadies Deutschland? Auch wenn die DGE damit auf den Aspekt der *gesunden* Ernährung hinweisen will – im Hinblick auf die Tatsachen, dass 2017er-Angaben der Welthungerhilfe zufolge weltweit **795 Millionen** Menschen nicht genug zu essen haben und alle **zehn Sekunden** ein Kind an den Folgen von Mangel- und Unterernährung stirbt, wirkt diese Aussage geradezu zynisch.

Die weltweite Ernährungssituation könnte übrigens in Zukunft sogar noch dramatischer werden: »Wenn die Agrarproduktion nicht deutlich steigt, könnten wir bald eine echte Nahrungsmittelkrise erleben«, warnte der Chefökonom der Ernährungs- und Landwirtschaftsorganisation der Vereinten Nationen (FAO) bereits Anfang 2009. Hintergrund seiner Aussagen sind Berechnungen, nach denen die Landwirte im Jahr 2050 doppelt so viel ernten müssen wie heute, um die geschätzten neun Milliarden Erdbewohner zu ernähren. Das soll jedoch kein Grund zur Panik sein, vor allem nicht für uns Industrieländler, die wir in naher Zukunft weder massive Mangelszenarien noch schreckliche Hungerperioden befürchten müssen. Computermodelle zeigen nämlich: Wir können auch noch Mitte dieses Jahrhunderts die Weltbevölkerung ernähren. Aber bitte verlieren Sie trotzdem nicht den Respekt gegenüber der Fülle und Vielfalt an Nahrungsmitteln, die sich uns **derzeit** bieten. Dazu gehört auch die Wertschätzung der eigenen Lebensmittel: Essen sollte nicht im Müll landen. Denn ein bedenklicher Nebeneffekt unserer Überflussgesellschaft sind 20 Millionen Tonnen Nahrungsmittel auf den Müllkippen der Republik. Laut Ex-Gesundheitsministerin Ilse Aigner wirft jeder Deutsche damit im Schnitt pro Jahr Lebensmittel für 330 € in den Abfall. Vielleicht sinkt diese Quote ja ein wenig aufgrund der steigenden Preise für Lebensmittel, die ein bewussteres Einkaufsverhalten bewirken könnten ...

Seien Sie sich im Klaren, wer Sie sind!

Ist Ihr Körper mit dominanten »Speichergenen« ausgerüstet, dann liest sich der vorherige »Schöpfen Sie aus dem Vollen«-Absatz leichter, als er in unserer Überflussgesellschaft tatsächlich zu leben ist. Denn den Hunger intuitiv nach Lust und Laune zu stillen, bedeutet für die »Speichergenetiker« meist unweigerlich, dicker zu werden – und das passt optisch nicht in unsere »fitte Gesellschaft« mit durchtrainiertem, gertenschlankem Schönheitsideal. Die Natur macht es den Menschen mit dieser Gen-Ausstattung heutzutage nicht leicht, denn es passt ein »Speichersteinchen« zum anderen: Die Gene steuern das Essverhalten und die Vorliebe für bestimmte Nahrungsmittel über die Kulinarische Körperintelligenz mit ihren Werkzeugen Hunger und Lust. Wollen also Speichergene Fettdepots anlegen, ist dies ein leichtes Unterfangen in unserer Überflussgesellschaft, in der jederzeit fast alles an hochkalorischem Essen und Trinken zu erschwinglichen Preisen zu haben ist. Damit die »mühsam angelegten« und in Notzeiten lebenswichtigen Energiereserven nicht verschwendet werden, reduzieren die auf Mangelvorbeugung programmierten Körper auch die alltäglichen kleinen Bewegungen namens »Fidgeting« auf ein Minimum.

Hinzu kommt, dass die Fettzellen, deren Anzahl ab dem 20. Lebensjahr unveränderlich ist, ein Eigenleben führen, das Hunger verursacht und sie selbst zum Weiterwachsen anregt. Außerdem drosselt Fett den Energieverbrauch in seinem »Zuhause«, indem es die Kraftwerke in den Fettzellen lähmt, die das Fett selbst in Energie umwandeln könnten. Als »externe Zusatzabsicherung« der Fettspeicher könnte man die Darmbakterien und Viren bezeichnen, die bei Fettleibigen häufiger als bei Schlanken zu finden sind und Übergewicht fördern.

Die (Epi-)Gene der Schlanken hingegen scheinen den momentanen Überfluss ein Stück weit mehr »realisiert« zu haben, denn deren Erbgut will keine (heutzutage) überflüssigen Speicher anlegen. Es gibt in einer Umwelt ohne Nahrungsmangel auch keine Notwendigkeit dazu. Also essen sie eben auch nicht stets zu viel. Schlagen unsere dünnen Artgenossen doch mal über die Stränge, dann zieht deren Naturell einen Energie-»Ablassschein« in Form kleiner, zusätzlicher Bewegungen im Alltag und verbrennt überflüssige Kalorien mittels Fidgeting.

Mustermenschen gibt es nicht

Manche Körper sind also so angelegt, dass sie dick werden »wollen«, andere hingegen »wollen« dünn bleiben. »Ganz schön ungerecht verteilt, wenn auch in jeder der beiden Ausprägungen konsequent« – so könnte man denken, wenn man Dicksein in unserer heutigen Gesellschaft als Nachteil und Schlanksein mit dem Prädikat Vorteil bewertet. Doch ist das tatsächlich so? Ist Dicksein schlecht und Schlanksein gut? Oder erachten wir das durchtrainierte Kunstideal nur aufgrund der medialen Dauerinfiltration inzwischen als »normale Körperform«? Klar ist, dass die Gesellschaft umgekehrt zum Nahrungsangebot definiert, was dünn und was dick sein soll beziehungsweise was davon gerade »in« ist, und daraus ein Modell ableitet. Derzeit leben wir im Überfluss, also ist der dünne Mensch up to date. Doch genauso wie jeder Geist einzigartig ist, so stellt jeder menschliche Körper ein natürliches Unikat dar, und davon gibt es die unterschiedlichsten Ausprägungen. Es existiert kein standardisierter »Menschenmaßstab«, an dem wir uns messen müssen. Akzeptieren Sie *Ihren* Körper und respektieren oder tolerieren Sie zumindest *andere* Körperformen.

Was schließen wir noch daraus? **Seien Sie sich im Klaren darüber, dass Ihr Körper ein gewisses Gewichtsziel, sein persönliches »Idealgewicht«, hat und über Hunger und Esslust alles daran setzt, diesen »Setpoint« zu verteidigen.** Die Variationsbreiten reichen dabei wie immer in der Natur von einem Extrem zum anderen – von spindeldürr bis hin zu nudeldick, abhängig von unserem Erbgut, sozusagen der individuellen genetischen »Zwangsjacke«. Im Idealfall fühlen Sie sich in Ihrer Erbjacke wohl und leben dementsprechend Ihre Natur aus, das heißt Sie essen und trinken fast immer, worauf Sie Lust haben, ohne negative Konsequenzen.

Sind Sie mit dem »Ergebnis« Ihrer Nahrungsaufnahme jedoch unzufrieden, haben Sie stets zwei Möglichkeiten der Einflussnahme auf Ihr Körpergewicht: Sie können sowohl Ihre Bewegung als auch die Menge des Essens anpassen.

Sie haben die Wahl ...

Fühlen Sie sich unzufrieden dünn, dann treiben Sie Kraftsport, um Muskeln aufzubauen – Ihr Körper wird den energetischen Mehrbedarf via »Mehrhunger« signalisieren, und Sie essen mehr, sodass Ihre Muskulatur wachsen kann.

Fühlen Sie sich zu füllig, durchleuchten Sie Ihr Leben zuerst schonungslos nach Situationen, in denen Sie hungerfrei aus Langeweile, Frust, Kummer oder reiner Gewohnheit essen. Eliminieren Sie dieses »kompensatorische Essen« aus Ihrem Leben, und einige überflüssige Pfunde verschwinden sicher von ganz allein. Essen Sie hingegen bereits nur bei echtem Hunger und möchten trotzdem Ihren natürlichen Setpoint auf ein niedrigeres Kunstgewicht drücken, dann machen Sie sich auf einen Kampf gegen Ihren Körper bereit, der Disziplin und Verzicht erfordert ... Insbesondere gilt: Bauen Sie mehr Bewegung in Ihren Alltag ein oder treiben Sie Sport – aber bitte nur solche Disziplinen, die Ihnen Spaß machen und Sie nicht stressen, denn sonst kann auch Sport dick machen. Und: Sie müssen weniger essen, als Sie eigentlich wollen. Vermeiden Sie dabei aber unbedingt spezielle Diäten. **Es kommt bei der Gewichtsreduktion allein auf eine negative Energiebilanz an – die aufgenommene *Gesamtenergiemenge* muss geringer sein als der Verbrauch. Essen Sie also weiterhin, worauf Sie Lust haben, nur eben weniger: Sie dürfen leider nicht mehr richtig satt werden – und das wahrscheinlich Ihr Leben lang, wollen Sie entgegen Ihrem Naturell dauerhaft dünn bleiben.** Seien Sie sich daher im Klaren darüber, dass diese kulinarische Zurückhaltung nicht Ihren körperlichen Grundbedürfnissen entspricht und infolgedessen zu Problemen wie Essstörungen und genereller Unzufriedenheit, bedingt durch unbefriedigte Bedürfnisse, führen kann.

Welche Entscheidung wir auch treffen – Fakt ist: Wir haben es *immer* selbst in der Hand, wie dünn oder dick, wie rubensförmig oder austrainiert wir aussehen. Aber je mehr Willenskraft dabei eingesetzt werden muss, um sich über seine natürlichen Bedürfnisse, über seinen Setpoint hinwegzusetzen, desto höher ist der »Preis«, den wir dafür zahlen. In diesem Sinn: **Wählen Sie Ihren ganz persönlichen Weg zwischen Wunsch und Wirklichkeit sehr weise und essen Sie so, dass *Sie* sich gut fühlen.**

Den Abschluss dieses Kapitels bildet ein passendes Teilzitat von R. D. Precht, einem viel gelesenen Philosophen unserer Tage:

»Lernen und Genießen sind das Geheimnis eines erfüllten Lebens.«

In diesem Sinne würde es mich sehr freuen, wenn ein **Lern**effekt dieses Buchs darin besteht, dass Sie sich im **Genießen** bestärkt fühlen.

Exkurs: (Nahrungs)Ergänzungs-kapitel

Was halten Sie von Vitaminpillen & Co., den sogenannten »Nahrungsergänzungsmitteln«? Glauben Sie, wir benötigen diese Pillen und Pulver zur »gesunden« Ergänzung unserer »schlechten« Ernährung? Die meisten Menschen meinen: »Zur Beruhigung des schlechten Gewissens kann's ja nicht schaden, wenn ich Vitamine & Co. schlucke.« Doch das ist leider ein Trugschluss, der die Vitaminverwender statistisch betrachtet sogar früher ins Grab bringen kann ...

Nahrungsergänzungsmittel sind rechtlich gesehen Lebensmittel. Die vielen Kapseln und Fläschchen sind zwar keine Mittel zum Leben, sie werden uns aber gern als notwendig zur »Steigerung der Abwehrkräfte, zur Vorbeugung eines Mangels« sowie zur Linderung zahlreicher Beschwerden empfohlen. Kritische Wissenschaftler wie Udo Pollmer behaupten, »die falschen Versprechungen der Nahrungsergänzungsmittel grenzen an eine Verdummung des Käufers«. Eine nachvollziehbare Behauptung, denn »Nahrungsergänzungsmittel benötigen keine Zulassung, also auch keinen Nachweis der Wirksamkeit und Sicherheit durch klinische Studien«, erklärt Professor Martin Schulz, Vorsitzender der Arzneimittelkommission der Deutschen Apotheker in der *Deutschen Apotheker Zeitung*. Und Deutschlands höchste »Medizinwächter«

des *IQWiG* (Institut für Qualität und Wirtschaftlichkeit im Gesundheitswesen) stellen klar: »Nahrungsergänzungsmittel dürfen laut Gesetz nicht wie ein Arzneimittel wirken, also beispielsweise den Blutzuckerspiegel senken – sonst müssten diese Produkte als Arzneimittel zugelassen werden. Ein Nahrungsergänzungsmittel darf keine pharmakologische Wirkung haben, es soll dem Körper lediglich Nährstoffe zuführen. In Sachen Qualität und Sicherheit gelten daher andere Bestimmungen als für Arzneimittel. Nahrungsergänzungsmittel müssen keine strengen Tests und Qualitätssicherungsprozesse durchlaufen.« Ganz im Gegenteil: Die Hersteller sind noch nicht einmal verpflichtet, die gesundheitliche Unbedenklichkeit ihrer Mittel nachzuweisen – schädliche Wirkungen sind also nie auszuschließen. Daher lautet im Mai 2012 das *IQWiG*-Fazit für Nahrungsergänzungsmittel: **»Ein genereller Nutzen ist nicht nachgewiesen – ein Schaden ist nicht ausgeschlossen.«** Das ist nicht nur sehr bedauerlich, sondern sogar fahrlässig. Denn die Einnahme der Vitaminpräparate kann gefährliche Folgen haben ...

Früher Tod durch viele Vitamine?!

Mehrere große Untersuchungen wie die ATBC-, die CARET- oder die VITAL-Studie lieferten in den letzten Jahren die Erkenntnis, dass die zusätzliche Einnahme der fettlöslichen Vitamine E und Betacarotin (Vorstufe von Vitamin A) gerade bei Rauchern, die angeblich einen erhöhten Bedarf haben sollen, das Lungenkrebsrisiko *erhöht*. Und eine hohe Vitamin-A-Zufuhr ist mit einem gesteigerten Osteoporose- und Knochenbruchrisiko verbunden und kann Brustkrebs schneller wachsen lassen. Die **Auswertung von 67 Nahrungsergänzungsmittelstudien** durch die unabhängige und in Fachkreisen anerkannte Cochrane Collaboration[4] brachte 2008 folgendes Ergebnis: »Es gibt keinen Hinweis, dass gesunde Menschen irgendeinen Vorteil von der Einnahme antioxidativer Vitamine haben.« Ganz im Gegenteil: **Die Einnahme der antioxidativen Vitamine A, E und Betacarotin erhöhte die Sterblichkeit um bis zu 16 Prozent.** Auch beim beliebten Vitamin C zeigte sich nahrungsergänzt ein »negativer Trend«. Die Einnahme einzelner Substanzen oder Gemische davon zu propagieren ist also nicht nur Unfug, es kann sogar sehr gefährlich werden. Ein frühzeitiger Tod mag zwar nicht jeden »Nahrungsergänzler« ereilen, doch den Verzicht auf diese Mittel legte auch eine Untersuchung der deutschen Zeitschrift *Öko-Test* Ende 2007 nahe: Der Analyse von 300 verschiedenen Mineralstoff- und Vitaminpräparaten zufolge stellen vor allem frei verkäufliche Nahrungsergänzungsmittel ein Gesundheitsrisiko dar, weil zahlreiche Präparate überdosiert sind. Darüber hinaus fehlen für diese meist teuren Mittel die Beweise für ihre angeblich gesundheitsfördernde Wirksamkeit. Aus diesem Grund warnte im Oktober 2008 auch die Verbraucherzentrale Brandenburg erneut vor der Einnahme von Vitaminen: Die Präparate seien meist teuer und überflüssig. »Gesunde haben keinen Nutzen von Vitaminpräparaten«, erklärte Professor Regina Brigelius-Flohé vom Deutschen Institut für Ernährungsforschung im Februar 2009 in *Öko-Test*.

---

4 Die Mitglieder der Cochrane Collaboration sind Verfechter der evidenzbasierten, also wissenschaftlich fundierten Medizin und haben der Studienkorruption den Kampf angesagt. Wenn Sie Studien Glauben schenken wollen, dann empfehle ich die Analysen von Cochrane.

Ergo: Besser Finger weg von Vitaminpillen! **Kein gesunder Mensch, der sich nach seiner Kulinarischen Körperintelligenz und damit ausgewogen ernährt, braucht diese synthetischen Zusatzcocktails.** Selbst die vermutete Wirksamkeit bei Erkrankungen ist zweifelhaft: Die Cochrane-Wissenschaftler schließen zwar nicht aus, dass Vitamine bei einzelnen Krankheiten eine positive Wirkung haben – das aber wäre noch zu beweisen.

Gefährlicher Irrglaube: »Vitamine können ja nicht schaden ...«

Dieser Beweis misslingt jedoch meist, wie verschiedene Studien der letzten Jahre zeigen: B-Vitamine und Folsäure senken zwar den Homocysteinspiegel (»böser Bruder« des Cholesterins), haben aber keine Auswirkung auf die Sterblichkeit, so das Ergebnis einer Studie, die 2008 im renommierten Medizinjournal *JAMA* publiziert wurde. Im selben Jahr lieferte die beim amerikanischen Kardiologenkongress vorgestellte größte Langzeitstudie namens Search vergleichbare Ergebnisse: keine Reduktion von Herzinfarkt und Schlaganfall unter Einnahme von Vitamin B12 und Folsäure. Auch auf das Gesamtrisiko von Krebserkrankungen hat die – inzwischen dennoch sehr beliebte – Kombination Vitamin B6 und B12 plus Folsäure keinen Einfluss, resümierten Wissenschaftler der Harvard Medical School ebenfalls 2008 im *JAMA*. Im Gegenteil: Bei Ratten konnte die Universität Toronto Anfang 2011 feststellen, dass eine erhöhte Folsäure-Aufnahme während der Schwangerschaft zu einem verdoppelten Brustkrebsrisiko beim Nachwuchs führt. Und ebenso wie die B-Vitamine können Nahrungsergänzungen mit Selen *nicht* zur Krebsvorsorge empfohlen werden: Eine große Cochrane-Analyse kam im Mai 2011 nach Bewertung von 55 Studien zu dem Schluss: **Selen schützt nicht vor Krebs.** Genauso wenig sind Pillen mit Vitamin C, E und Betacarotin geeignet, Krebs vorzubeugen oder das krebsbedingte Sterblichkeitsrisiko zu senken. Auch nachdem 15 000 ältere US-Ärzte die Vitamine E und C acht Jahre lang am eigenen Leib zur Langzeitvorbeugung von Herz-Kreislauf-Erkrankungen getestet hatten, konnte Ende 2008 kein Unterschied zum wirkstofffreien Placebo gefunden werden. Pech jedoch hatten die Doktoren der Vitamin-E-Gruppe: Hier beobachteten die Forscher der Harvard-Universität eine signifikante Zunahme von Schlaganfällen. Auch Diabetikern hilft die zusätzliche Gabe antioxidativer Vitamine nicht, Herz und Gefäße vor Schäden zu schützen, verkündete ebenfalls Ende 2008 eine Studie im *Britischen Ärzteblatt.*

Laut einer weiteren Cochrane-Analyse bleibt selbst das beliebte Vitamin C bei banalen Erkältungen wirkungslos: Die tägliche Einnahme biete so gut wie keinen Schutz. Ein Schnupfen lässt sich auch nicht verkürzen, wenn man direkt zu Beginn der Infektion anfängt, hohe Dosen von bis zu zwei Gramm pro Tag einzunehmen. In diesem Zusammenhang untermauerte auch die Deutsche Gesellschaft für Ernährung (DGE) im Oktober 2008 die Empfehlung, *keine* Vitamin-C- und Zinkpräparate bei grippalen Infekten einzunehmen: Eine vorbeugende oder heilende Wirksamkeit sei wissenschaftlich nicht bewiesen. Für Professor Alfonso Lampen vom Bundesinstitut für Risikoforschung ist speziell der Kauf von Vitamin-C-Präparaten »rausgeworfenes Geld«. Besondere Aufmerksamkeit gilt der folgenden **Nachricht des US-amerikanischen National Cancer Institute,** das Ende 2008 verkündete: **Die**

Einnahme von Vitamin E und Selen schütze ältere Männer nicht vor Prostatakrebs. **Die Studie musste sogar abgebrochen werden, weil die Gabe von Vitamin E das Prostatakrebsrisiko um 13 Prozent erhöhte und in der Selengruppe die Zahl der Diabeteserkrankungen anstieg.** Letzteres ist übrigens bereits seit 2007 bekannt: In einer über sieben Jahre hinweg laufenden Studie an gesunden Menschen stieg das Diabetesrisiko unter der täglichen Einnahme von Selen um 50 Prozent. Seit Mai 2009 stehen auch die Vitamine C und E unter Verdacht, in Form von Nahrungsergänzungen das Diabetesrisiko bei gesunden Freizeitsportlern negativ zu beeinflussen: »**Vitaminpräparate steigern Diabetes-Risiko**«, fasste die Universität Jena das Ergebnis ihres Gemeinschaftsprojektes mit der Harvard Medical School in Boston, der Universität Leipzig und dem Deutschen Institut für Ernährungsforschung zusammen. Außerdem unterdrücke die Einnahme der antioxidativen Vitamine C und E die gesundheitsfördernde Wirkung von körperlicher Bewegung, erklärte der Projektleiter Professor Michael Ristow. In eine ähnliche Richtung wiesen Anfang 2010 die Ergebnisse einer Studie der Kansas State University: **Zu viel Antioxidantien wie Vitamin C und E können die Weitung der Blutgefäße und deren Sauerstofftransport in die Muskeln stören.** Damit einhergehend werde die Funktion der Muskulatur beeinträchtigt.

Jedoch: Den *Glauben* an Vitamine & Co. kann selbst die Flut an Studien, die allesamt nur negative Ergebnisse liefern, nicht erschüttern. Um es kurz zu fassen, folgt nun eine Schnellübersicht ausgewählter medialer Schlagzeilen aus den Jahren 2011/12: »**Vitaminpillen fördern Schlaganfall**« und »**Vitamine und Co. schützen nicht vor Krebs**« (*Ärzte-Zeitung*), »**Homocystein, Folsäure und KHK-Risiko – alles nur eine Täuschung?**« und »**Wer sich mit**

Vitaminen und Eisen päppelt, ist früher tot« (*SpringerMedizin*), »Vitamine und Eisen verkürzen das Leben älterer Frauen«, »Osteoporose – Vitamin E fördert den Knochenabbau«, »Alzheimer: Warnung vor antioxidativen Vitaminen« und »Vitamin E erhöht das Prostatakrebsrisiko« (*Deutsches Ärzteblatt*), »Wissenschaftler raten von Vitaminpillen ab« (*Spiegel*).

Vitamin D-Dilemma & Kalzium-Katastrophe

Besondere Aufmerksamkeit widmete die Fachwelt im ersten Halbjahr 2009 dem »In«-Vitamin D, einem viel gepriesenen Multitalent zur Stärkung des Immunsystems und zum Schutz vor Autoimmunkrankheiten wie Allergien und Rheuma. Die Einnahme von Vitamin D wurde daher von zahlreichen Fachleuten empfohlen. Dabei kann unser Körper die hormonähnliche Substanz als einziges Vitamin selbst herstellen; dazu reichen bereits täglich 15 Minuten »normal angezogen« an der frischen Luft – unabhängig von Wolken oder Sonne am Himmel, denn es kommen ausreichend UV-Strahlen zur humanen D-Produktion auf der Erde an. Neben der akut benötigten Dosis produziert unser Körper (unabhängig vom Sonnencreme-Einsatz) in den UV-intensiven Sommermonaten darüber hinaus ein D-Depot, denn Vitamin D ist fettlöslich und damit speicherbar. Dieser Speicher reicht aus, um uns ganzjährig vor »gefährlichen Mangelerscheinungen« zu schützen – die in Deutschland auch im Winter sehr selten sind, wie die Deutsche Gesellschaft für Endokrinologie Anfang 2011 erklärte: Der gern propagierte Vitamin-D-Mangel sei oftmals überbewertet. Die Einnahme von

Vitamin-D-Präparaten sei daher nur in ärztlich begründeten Fällen erforderlich, denn eine Überversorgung kann gefährlich für die Gesundheit werden. Das sehen auch die eher Supplement-freundlichen Amerikaner so: Das US-Institute of Medicine erachtet die Vitamin-D-Versorgung als ausreichend, sieht jedoch Gesundheitsrisiken bei Überdosierung. Ebenso kritisch bewerten auch kalifornische Wissenschaftlicher das Nahrungsergänzungsmittel: **Die Einnahme von Vitamin D könne Rheuma und Allergien nicht bessern, sondern sogar verschlimmern und möglicherweise erst zu deren Entstehung beitragen.** Auch die Vitamin-D-Forscherin Dr. Birte Hintzpeter vom Berliner Robert Koch-Institut warnte bereits im Juni 2009 vor übereifriger Begeisterung:»Wir wissen nicht, wie sicher eine jahrelange Gabe ist.« Hintzpeter fürchtet bislang unerkannte Nebenwirkungen, da die Wirkweise von Vitamin D der von Steroidhormonen gleicht, zu denen etwa auch Cortisol gehört. Und im Gegensatz zur körperlichen Eigenproduktion besteht bei der zusätzlichen Gabe die bereits erwähnte Gefahr der Überdosierung. Daher lautet die einstimmige Empfehlung seriöser Experten: **Nicht selbst zu Vitamin-D-Produkten greifen, sondern die Substitution nur in Abstimmung mit dem Arzt und erst nach Feststellung eines Mangels von Vitamin D im Blut in Betracht ziehen.** Und dass dieser Mangel sehr selten vorkommt, ist nicht nur von deutschen Endokrinologen, sondern auch amerikanischen Medizinern zu hören. Die US-Forscher sprachen übrigens zusammen mit der Vitamin-D-Warnung auch ihre Sorge hinsichtlich der Verwendung von Kalziumpräparaten aus. **Die Einnahme sowohl von Vitamin D als auch von Kalzium sei unnötig und möglicherweise sogar gesundheitsschädlich:** Zu viel vom Knochenmineral Kalzium könne zu Nierensteinen führen und die Adern verkalken.

Letzteres bekräftigten australische Forscher der Universität Auckland sowohl im Herbst 2010 als auch im April 2011 nach Analyse von 15 Studien: **Kalziumpräparate erhöhen das Risiko für Herz-Kreislauf-Erkrankungen und Herzinfarkt um 30 Prozent.** Weitere Studien lieferten 2011/12 vergleichbare Schlagzeilen: **»Diät: Kalzium kann Osteoporose nicht vorbeugen«** und **»Osteoporose: Vitamin D nur bei Heimbewohnern sinnvoll?«** (*Deutsches Ärzteblatt*), **»Mehr Kalzium hilft den Knochen manchmal wenig«** (*SpringerMedizin*), **»Erhöht die Substitution von Kalzium und Vitamin D das Herzinfarktrisiko?«** (*Der Kardiologe*), **»Vitamin D ist kein Wundermittel«** und **»Kein Herzschutz durch Vitamin D«** (*Ärzte-Zeitung*).

Wie bei allen in diesem Buch aufgeführten, kontroversen Studienergebnissen gibt es natürlich auch hier eine öffentliche Diskussion diverser Fachgruppen darüber, wie gesichert diese Erkenntnisse wohl sind ... Sie hingegen können sicher sein: Zu den Themen Vitamin D und Kalzium werden bestimmt noch mehr überraschende Erkenntnisse folgen. Denn dass so manch gefeierte Vitamine und Nahrungsergänzungen schnell wieder auf den Boden der wirkungslosen Tatsachen zurückgeholt werden, ist eigentlich an der Tagesordnung, wie die zahlreichen aktuellen Beispiele dieses Kapitels zeigen – so auch abschließend der **»Fall Fischöle«**:

Omega-3 – oh, Mega-Fake!

Kennen Sie Omega-3-Fettsäuren? Wenn nicht, dann sind Sie wahrscheinlich herzgesund. Denn die vorwiegend in fettem Fisch enthaltenen Öle werden häufig als Nahrungsergänzung zur Vor-

beugung und Behandlung von Herz-Kreislauf-Erkrankungen empfohlen. Die fischigen Fette sollen laut Studien Herz und Adern
schützen und vor frühzeitigem Tod bewahren. Aber auch diesbezüglich verengten die Forschungsnetze kritischer Wissenschaftler 2010/11 die Sachlage: **Französische Forscher der Universi-
té Paris fanden heraus, dass Omega-3-Fettsäuren nach einem
Herzinfarkt oder Schlaganfall keinen Schutz vor weiteren Herz-
Kreislauf-Erkrankungen bieten.** »Der Gebrauch von Nahrungsergänzungsmitteln zur Prävention kardiovaskulärer Ereignisse
kann daher weiterhin nicht empfohlen werden«, schlussfolgerte
Professor Hans-Christoph Diener von der Deutschen Gesellschaft
für Neurologie. Diese Untersuchung »bestätigt somit erneut, dass
positive Zusammenhänge aus Beobachtungsstudien keine gute
Grundlage für Empfehlungen gegenüber Patienten sind.« Zur Erinnerung: Auf diesen »Beobachtungsstudien ohne Beweiskraft«,
die Sie im Laufe dieses Buchs kennengelernt haben, basieren zahlreiche Empfehlungen zur »gesunden« Ernährung und Nahrungsergänzung. Ein vergleichbares Fazit wie Diener zog auch Professor Michael Böhm, Ex-Präsident der Deutschen Gesellschaft für
Kardiologie, anlässlich **einer weiteren Studie an 32 niederländischen Kliniken, die ebenfalls keinen therapeutischen Nutzen
der Fischfette nach einem Herzinfarkt beobachten konnte:** Diese Studie habe zunächst einmal ergeben, dass man von Beobachtungsstudien mit positiven Ergebnissen »offenbar keine direkten
therapeutischen Konsequenzen ableiten darf.« In einen solchen
therapeutischen »Konsequenz-Konflikt« geraten die Forscher natürlich erst gar nicht, wenn diese sogenannten epidemiologischen
Studien keine positiven Ergebnisse aufweisen – wie Ende 2010, als
Forscher aus Boston nach Analyse der Framingham Heart Study

keinen Effekt von Omega-3-reicher Kost auf das Auftreten von Vorhofflimmern finden konnten. Und eine weitere US-Studie, die auf dem amerikanischen Herzkongress 2010 vorgestellt wurde, spricht ebenfalls nicht für die »therapeutische Konsequenz« von Fischöl: **Die Einnahme von Omega-3-Fettsäuren helfe nicht bei Vorhofflimmern** (eine Form von Herzrhythmusstörung). Für den Studienautor ist damit auch keine Wirksamkeit bei der schlimmeren Herzinsuffizienz zu erwarten. Das allerdings sehen italienische Forscher aus Brescia anders: Ihre Studie habe einen positiven Effekt der Fischöle bei Herzinsuffizienz gezeigt. Weitere Studienschlagzeilen von 2011/12 weisen wiederum genau in die andere Richtung: **»Fischölkapseln kein Mittel gegen Vorhofflimmern«** (*Ärzte-Zeitung*), **»Doch kein Herzschutz durch Fischöl-Kapseln«** (*SpringerMedizin*), **»Mediziner erklären Fischölkapseln für sinnlos«** (*Spiegel*). Doch auch diese »Studien-Story« wird wohl weitergehen: »Sie wirken, sie wirken nicht, sie wirken, sie wirken nicht …«

Für alle Patienten, die diesen Produkten ihre Gesundheit anvertrauen, kann man nur auf einen schnellen und klaren Konsens der Forscher hoffen. Und bis dahin folgen wir der Empfehlung der Österreichischen Arbeitskammer, die sich für den Schutz der Konsumenten stark macht: **Fischöle am besten nur in Absprache mit dem Arzt einnehmen.** Denn eine willkürliche und längerfristige Einnahme von Fischölkapseln in Eigenregie und ohne fachlichen Rat kann das Immunsystem schwächen und die Infektgefahr erhöhen, weil – siehe Vitamin D – das Risiko einer chronischen Überversorgung besteht …

Dem Vitaminmangel mangelt es an Glaubwürdigkeit

Grundsätzlich gilt: Nur bei wenigen Mangelerkrankungen wie beispielsweise Niereninsuffizienz müssen ausgewählte Vitamine & Co. eingenommen werden. »Nur bestimmte Risikogruppen benötigen Nahrungsergänzungsmittel, aber bitte nur gezielt gemäß ärztlicher Anweisung«, erklärt Silke Restemeyer von der DGE in der *Pharmazeutischen Zeitung*. Auch Professor Hans Konrad Biesalski ist der Meinung, Nahrungsergänzungen sollten wie Medikamente eingesetzt werden. Und Doris Steinkamp, Vorsitzende des Berufsverbands der Diätassistenten, betont, dass immer der Arzt über Vitamine & Co. zu entscheiden habe. Ein klares Statement zur Vitamineinnahme gibt auch der österreichische Ernährungsmediziner Dr. Maximilian Ledochowski: »Nur wenn jemand krank ist. Der Mangel muss vom Arzt festgestellt werden.« **Denn der beliebte Einnahmevorwand »Vitaminmangel« ist bei *gesunden* Menschen eine absolute Ausnahmeerscheinung.** Es ist in Deutschland »nahezu ausgeschlossen, in eine ernährungsbedingte Mangelsituation zu kommen«, erklärt Professor Burkhard Görke von der Arbeitsgemeinschaft der Wissenschaftlichen Medizinischen Fachgesellschaften (AWMF). Er sieht daher keinerlei sinnvolle Anwendungsgebiete für Nahrungsergänzungsmittel (NEM). Auch für Professor Michael Krawinkel von der Universität Gießen sind die ergänzenden Pillen und Pulver meist unnötig. In Deutschland gebe es keinen Vitaminmangel, der klinisch relevant wäre, stellt der Präsident des staatlichen Max-Rubner-Instituts in einem ZDF-Wiso-Interview im Jahr 2016 klar.

Die »offizielle Ablehnung« von NEM gab bereits Ende 2010 der DGE-Geschäftsführer Dr. Helmut Oberritter bekannt: »**Die Nationale Verzehrsstudie II hat gezeigt, dass es angesichts einer guten Nährstoffversorgung der Bevölkerung keine Notwendigkeit gibt, zu Supplementen zu greifen.**« Einen der Gründe dafür lieferte die DGE nach Befragung von Experten aus 60 Forschungsinstituten: Unsere Böden sind *nicht* ausgelaugt, und der Nährstoffgehalt pflanzlicher Lebensmittel ist seit Jahrzehnten unverändert. Außerdem tragen heutzutage sogar tierische Erzeugnisse aufgrund des angereicherten Tierfutters zur Vitamin- und Mineralstoffversorgung bei. Ähnliches konnte die Lebensmittelchemikerin Eva Kirchhoff vom Fraunhofer-Institut in Freising nach Vergleich von Nährwertanalysen aus 50 Jahren feststellen: Beim Nährstoffgehalt von Obst und Gemüse sei kein Abwärtstrend zu erkennen.

Nichtsdestotrotz möchten manche Hersteller diesem fiktiven Vitaminmangel gern mit abenteuerlich hoch dosierten Präparaten vorbeugen. Kein Problem, denn es gelten weder in Deutschland noch in anderen europäischen Ländern verbindliche Empfehlungen zu Höchstmengen für Inhaltsstoffe in Nahrungsergänzungsmitteln – erst ab einer bestimmten Höhe der Konzentration müssen die Präparate als Arzneimittel zur nachweisbar wirksamen Behandlung von Erkrankungen zugelassen werden. Bis dahin jedoch können die Hersteller dosieren, wie sie wollen. Daher verwundert es nicht, dass die Zeitschrift *Öko-Test* sowohl im Februar 2009 als auch 2012 zu folgendem Ergebnis kam: Fast alle getesteten Multivitaminpräparate schnitten »katastrophal« mit der Bewertung »mangelhaft« und »ungenügend« ab, kein Produkt war empfehlenswert ('12). Und wegen zu hoher Dosierung erhielten 26 von 27 frei verkäuflichen Vitaminkombinationspräparaten die Note

»ungenügend« ('09). Passend dazu warnte auch die Verbraucherzentrale Nordrhein-Westfalen zwei Monate später vor Nahrungsergänzungsmitteln: Zu hoch dosiert oder falsch angewendet könnten die Mittel die Gesundheit schädigen. Für ältere Menschen, die
Medikamente nehmen, könnten Ergänzungspräparate sogar le-
bensgefährlich werden.

Fassen wir kurz zusammen

**Für Nahrungsergänzungsmittel müssen einerseits keine Wirk-
samkeits- und Sicherheitsnachweise vorliegen, andererseits
sind die Hersteller nicht verpflichtet, auf Risiken hinzuweisen.
Sie dürfen stattdessen bis zur Grenze zum Medikament so hoch
dosieren, wie sie wollen – und genau das tun sie auch.** Aber viel
hilft hier leider nicht viel, ganz im Gegenteil. Bis auf den Verkauf
natürlich, denn der hilft vielen Herstellern, viel Geld zu verdienen.
Hinter den meisten Nahrungsergänzungsmitteln steckt nichts als
gut gemachtes Marketing, das uns jährlich mehr als 1,3 Milliarden Euro aus der Tasche lockt und sogar die Gesundheit gefähr-
den kann. »Ich glaube, dass uns das schaden kann«, meint auch
Professor Regina Brigelius-Flohé vom Deutschen Institut für Ernährungsforschung zu hoch dosierten Vitaminpräparaten. Und
Professor Bernhard Watzl vom Bundesforschungsinstitut für Lebensmittel und Ernährung stellt in der *Welt* fest: »Es ist ein Markt,
der durch schlechtes Gewissen und unzureichende Information
boomt.« Leider fallen auf diese Masche 31 Prozent der Frauen
und 24 Prozent der Männer herein. So bedrohlich hoch ist der Anteil der Deutschen, die Nahrungsergänzungsmittel schlucken und

gutgläubig auch ihren Kindern geben. Doch unser Nachwuchs benötigt diese Pillen und Pülverchen erst recht nicht, wie auch die Stiftung Warentest Mitte 2008 bestätigte: Der Nutzen von Nahrungsergänzungsmitteln für Kinder sei nicht ausreichend belegt. Dr. Hermann-Josef Kahl vom Berufsverband der Kinder- und Jugendärzte spricht Klartext: **»Multivitamintabletten und -säfte sind überflüssig, teuer und sie können sogar schaden, wenn Kinder zu viel davon zu sich nehmen.«**

Die Frage nach dem »Warum?«

Bis auf die »schlechtes Gewissen«-These von Professor Watzl ist bislang weitgehend unbekannt, was die Menschen neben schönen Werbeversprechen und verheißungsvollen Verkaufsgesprächen motiviert, diese Pillen und Pulver zu kaufen: »Wir wissen weder, was die Verbraucher dazu veranlasst, Nahrungsergänzungsmittel einzunehmen, noch wie sie sich über die Inhaltsstoffe informieren«, so Professor Hensel, Präsident des Bundesinstituts für Risikobewertung (BfR) im Oktober 2008. Die amerikanische Ernährungsexpertin Marion Nestle von der New York University meint dazu: »Wir wollen einfach glauben, dass uns diese Pillen irgendwie guttun – und das wissen die Hersteller.« Um weitere Antworten und mehr Informationen rund um unsere Nahrungsergänzung zu finden, hat das BfR ein mehrjähriges Forschungsprojekt gestartet. Hintergrund sind auch die Folgen einer möglichen Überdosierung bei der überwiegend unnötigen Einnahme; daher lautet das Projekt: »Zielgruppengerechte **Risikokommunikation** zum Thema Nahrungsergänzungsmittel«. 2013 wurde das Projekt mit folgendem Fazit abgeschlossen:

»In der Diskussion der beteiligten Experten wurde deutlich, dass die Initiierung einer Risikokommunikationskampagne zu Nahrungsergänzungsmitteln aus Sicht der Stakeholder die Qualifizierung der Multiplikatoren im Bereich Nahrungsergänzungsmittel (zum Beispiel Ärzte und Apotheker) und die Einrichtung eines Internet-Portals zu Risiken der Nahrungsergänzungsmittelverwendung zur Voraussetzung hat. Dies würde die Grundlage für eine an den Verbraucher gerichtete Kampagne darstellen.«

Was auch immer diese verklausulierten Forschungsergebnisse des BfR für Folgen haben werden, Fakt ist bereits: **Die Effekte einzelner Substanzen, die aus ihrem natürlichen Lebensmittel isoliert werden, entpuppen sich in Studien am Menschen *bestenfalls* als wirkungslos und überflüssig** – so das Resümee eines Experten der US-amerikanischen University of Minnesota, der das Thema auf den Punkt bringt: »Nahrungsmittel sind als Ganzes zu betrachten. Eine Substanz, die von ihrer Matrix (Umgebung) getrennt wird, verhält sich anders als in ihrem natürlichen Zusammenhang.« Unerwünschte Resultate des isolierten »Andersverhaltens« zeigen beispielsweise die oben erwähnten »Raucheruntersuchungen« und die Cochrane-Auswertung der 67 Vitaminstudien. Falls Sie sich abschließend fragen, wo die künstlichen Vitamine eigentlich herkommen – ganz einfach: Entweder werden die Moleküle chemisch hergestellt oder aus den vitaminreichen Ausscheidungen gentechnisch manipulierter Mikroorganismen gewonnen. Der Einsatz von Gentechnik muss bei diesen Vitaminen übrigens nicht gekennzeichnet werden ...

Lassen wir an dieser Stelle kurz drei Experten ein prägnantes Fazit ziehen – Professor Peter Nawroth und Dr. Angelika Bierhaus von der Uniklinik Heidelberg sowie Dr. Michael Ristow von der Universität Jena erklärten im Mai 2010: **»Es gibt keine gesicherten Erkenntnisse über langfristig positive Wirkungen von Antioxidantien, jedoch viele Nachweise, dass die zusätzliche Einnahme von Vitamin C, Vitamin E, Co-Enzym Q10 und anderen schädliche Auswirkungen auf den Körper hat.«** So bleibt nur noch die Frage: Wie schützen wir uns gegen die Einflüsterungen der Werbung, die uns doch all diese vermeintlichen Schätze so sehr ans Herz legt?

»Functional Food ist in – und auch gefährlich!«

Manche Substanzen der Nahrungsergänzungsmittel finden sich auch im Essen wieder. Diese Produkte nennt man **Functional Food**. Darunter fallen Lebensmittel, die mit Stoffen angereichert sind, denen eine »gesundheitsfördernde Wirkung« nachgesagt wird. Ist eine spezielle Wirksamkeit nachgewiesen, dürfen die Hersteller auch damit werben. Dieses Thema könnte ein vollständiges Kapitel oder gar ein ganzes Buch füllen, jedoch soll Sie an dieser Stelle nur ein ausgewähltes Beispiel, nämlich die »cholesterinsenkenden Phytosterine«, zum kritischen Nachdenken anregen.

Vorher jedoch kurz zwei Sätze zu den viel gelöffelten »**probiotischen Joghurts**«, die laut Werbung das »Immunsystem stärken und die Verdauung fördern«: Die europäische Lebensmittelüberwachung EFSA (European Food Safety Society) teilte Ende 2010 mit, **dass die Gesundheitsversprechen dieser Produkte nicht haltbar seien – daher darf nicht weiter mit gesundheitsfördernden Behauptungen geworben werden.** Das hat sicher auch Professor

Wolfgang Graninger von der Universität Wien gerne gehört, denn für ihn grenzt der »Probiotika-Hype« gar an »Volksverblödung« …

Und damit sind wir auch schon bei besagtem Beispiel der phytosterinhaltigen Lebensmittel und ihrem Cholesterinsenkungsversprechen angelangt: Seit einigen Jahren führen Supermärkte Milchprodukte wie **Joghurt und Brotaufstriche** im Sortiment, die mit **pflanzlichen Sterinen** angereichert sind. Diese Phytosterine/-sterole sind stoffliche Verwandte des menschlichen Cholesterins. Sie können den Blutspiegel unseres »bösen« LDL-Cholesterins je nach Dosierung um bis zu 15 Prozent senken. Dementsprechend lauten die Werbeversprechen: »**Senkt nachweislich den Cholesterinspiegel.**« Das ist richtig. Jedoch gibt es bislang keine Endpunktstudien und damit auch keinen Nachweis, dass dieser Effekt der Phytosterine irgendeine positive Wirkung im Hinblick auf Herzinfarkt, Schlaganfall oder Gefäßschutz hat – dem avisierten Ziel einer Cholesterinsenkung. Die Deutsche Gesellschaft für Kardiologie stellte daher im April 2011 klar: **Pflanzliche Sterine oder Phytosterole haben keinen nachgewiesenen Nutzen für die Herzgesundheit.** Ganz im Gegenteil: Sie können sogar negative Effekte ausüben. So hat beispielsweise eine Studie der Universität Leipzig Ende 2010 ergeben, dass Phytosterine »für einen nicht unerheblichen Teil der Bevölkerung« als schädlich einzustufen sind, da sie das Herzinfarktrisiko *erhöhen*. Ein erhöhtes Herzinfarktrisiko konnte zuvor auch die große PROCAM-Studie feststellen. Bereits Mitte 2008 war im Verbandsblatt der Deutschen Gesellschaft für Kardiologie, den *Cardio News*, nachzulesen: »**Phytosterine werden von Herzspezialisten zunehmend als kritisch betrachtet, weil sie sich in den Gefäßen ablagern und möglicherweise die Entstehung von Herz-Kreislauf-Erkrankungen begünstigen können.**« Für einige

Experten gelten pflanzliche Sterine im menschlichen Körper sogar als eigenständiger Risikofaktor für Herzkrankheiten. Darüber hinaus vermindert das »pflanzliche Cholesterin« die Aufnahme fettlöslicher Vitamine aus unserem Darm. Insgesamt wird vor allem die dauerhafte Zufuhr derart angereicherter Lebensmittel als problematisch erachtet, weil ungeklärt ist, welches Gesundheitsrisiko der langfristige Konsum birgt. Die Autoren des Phytosterinartikels in der *Cardio News*, drei Ärzte des saarländischen Universitätsklinikums Homburg, erklärten abschließend: »Die Arzneimittelkommission der deutschen Ärzteschaft spricht sich aufgrund unklarer Sicherheitsdaten und fehlender Endpunktstudien gegen einen generellen Einsatz von angereicherten Lebensmitteln mit pflanzlichen Sterinen aus.« Und im Juni 2008 zitierte die *Ärzte-Zeitung* einen der Autoren, den Medizinprofessor Ulrich Laufs, mit der Erkenntnis: »**Was man für den Menschen schon jetzt sicher sagen kann: Es gibt keinen Hinweis darauf, dass sich Sterine positiv auswirken.**« Wer zu viel davon esse und trinke, gefährde sogar seine Gesundheit, warnte auch eine Expertin der Verbraucherzentrale Sachsen-Anhalt Anfang 2009. Nur wenige Wochen später mahnte ebenfalls die Deutsche Gesellschaft für Ernährung (DGE) zur Vorsicht bei Margarinen, die den Cholesterinspiegel senken: »Phytosterinhaltige Produkte sollte man, wenn überhaupt, nur sparsam verwenden«, so Angela Bechthold von der DGE. Und für die Zeitschrift *test* gab es im Februar 2012 wieder »neue Hinweise, dass cholesterinsenkende Lebensmittel möglicherweise das Risiko für Herz-Kreislauf-Erkrankungen erhöhen.« Bereits 2007 hatten die Verbraucherzentralen in einem gemeinsamen Schreiben mit dem Bundesinstitut für Risikoforschung (BfR) politische Konsequenzen gefordert: Entsprechende Lebensmittel müssten mit deutlichen

Warnhinweisen gekennzeichnet sein. Außerdem sollten keine weiteren Produkte mit Pflanzensterinen zugelassen werden, denn »Lebensmittel werden zu Arzneimitteln gemacht«, womit Birgit Niemann vom BfR »nicht glücklich« ist. »Wir sprechen von Produkten, die wie Arzneimittel funktionieren«, erklärte 2007 auch Professor Edda Müller, Vorstand des Bundesverbands der Verbraucherzentralen und Verbraucherverbände. Daher fordern Verbraucherverbände den Verkauf dieser Margarinen & Co. nur in Apotheken. Und die Hersteller dieser Lebensmittel empfehlen sicherheitshalber, die Einnahme mit dem Arzt abzustimmen. Doch eines sollte jedem klar sein: Essen ist keine Medizin aus dem Supermarkt. »Werbung mit gesundheitsbezogenen Angaben auf Lebensmitteln gehört komplett verboten«, so Gerd Billen, Nachfolger von Edda Müller und damit von 2007 bis 2013 Deutschlands oberster Verbraucherschützer, in der *Ärzte-Zeitung*.

Fassen wir zusammen: Brotaufstriche, Joghurts & Co., die mit pflanzlichen Sterinen angereichert sind, senken einerseits zwar den Cholesterinspiegel, stehen aber andererseits im Verdacht, die Entstehung von Herz-Kreislauf-Erkrankungen zu begünstigen. Ob das auch Heiner Lauterbach und Dieter Bohlen wussten, die als Werbeikonen für diese Produkte dienten? »Drei Wochen testen kann ja nicht schaden«, so der Poptitan im Werbespot. Hoffentlich.

Fazit: Kein gesunder Mensch benötigt isolierte Industrievitamine und andere Abarten von Nahrungsergänzungsmitteln, die uns sogar gefährlich werden können. Ergänzen Sie Ihre Ernährung daher besser nicht mit Vitaminpillen & Co., wenn Sie Ihr Leben nicht verkürzen möchten. Geben Sie Ihr Geld lieber für gutes Essen und allein Ihrer Kulinarischen Körperintelligenz folgend aus. Einzig und allein ein klinisch nachgewiesener Mangel, festgestellt beim Arzt, macht eine zusätzliche Vitamin- und/oder Mineralstoffgabe medizinisch plausibel und therapeutisch erforderlich.

Tipp: Um den zahlreichen Fragen und Missverständnissen rund um NEM auf den Grund zu gehen und diesen Präparaten kritisch auf den Zahn zu fühlen, haben die Verbraucherzentralen auf der Internationalen Grünen Woche 2017 ihr neues Internetangebot vorgestellt. Unter www.verbraucherzentrale.de/klartext-nahrungsergaenzung können sich Verbraucher über Risiken und Nutzen schlaumachen, konkrete Fragen stellen und Produktbeschwerden abgeben. Bei der Vorstellung des neuen Portals wurde auch eine aktuelle Analyse von Magnesiums-NEM präsentiert: »Häufig sind solche Produkte Geldverschwendung, manchmal sogar gesundheitsgefährdend«, so das Klartextfazit von Klaus Müller, aktueller Chef des Bundesverbands der Verbraucherzentralen.

Das 1x1 des intuitiven Essens

Als kompakten Abschluss dieses Buchs finden Sie nachfolgend das »1x1 des intuitiven Essens« – sozusagen die »11 Essenzen Echter Esser«, welche die wesentlichen Erkenntnisse der Analyse von etwa 3000 Studien der Ernährungsforschung aus den letzten 10 Jahren (2007-17) liefern.

Dieses »1x1« ist für den praktischen Ess-Alltag gedacht. Man könnte die folgende Übersicht daher auch den kleinen »**Praxisleitfaden für intuitives Essen**« nennen – natürlich völlig unverbindlich, Sie wissen ja: Es gibt so viele gesunde Ernährungen, wie es Menschen gibt, denn: Jeder Mensch is(s)t anders.

Suchen Sie sich also daraus genau die Empfehlungen aus, mit denen *Sie* sich identifizieren, die in *Ihr* Leben passen und die *Ihnen* Spaß machen. Was Ihnen nicht gefällt oder für Sie persönlich unpassend ist – das ignorieren Sie einfach.

Intuitiv Essen ist weder ein Dogma noch bedeutet es, nach homogenisierten Gleichschaltungsregeln zu leben. Intuitiv Essen ist stets eine ganz individuelle Entscheidung. In diesem Sinne: Viel Spaß bei Ihrer persönlichen Auswahl!

1. Essen Sie nur,
   - wenn Sie echten Hunger haben,
   - worauf Sie Lust haben,
   - was Ihnen schmeckt und gut bekommt.

Mit diesen Gefühlen stellt Ihre Kulinarische Körperintelligenz sicher, dass Ihr Körper genau die Nährstoffe erhält, die er benötigt. Essen Sie nicht nach Uhrzeiten oder Gewohnheiten, sondern nach Ihren intuitiven Bedürfnissen. Ihr Hungergefühl sagt Ihnen, was und wann.

Und vor allen Dingen: **Haben Sie keine »Angst« vor Ihren Hungergefühlen!** Auch wenn Ihr Körper Lebensmittel und Gerichte fordert, die sie bisher gemieden haben, vor denen Sie sich aus »ungesunden Gründen« gehütet haben – denken Sie einfach daran: alles nur fremdbestimmt, alles nur eingeimpfte Ernährungspropaganda, es gibt keine Beweise für »böses Essen«! Ihr Körper weiß es besser, definitiv.

Aber es kann dauern, bis Sie Ihrer Essintuition vollumfänglich vertrauen. **Lassen Sie sich also Zeit,** machen Sie sich keinen Druck. Ob es zwei Wochen oder zwei Monate dauert, egal, aber seien Sie sicher: Es lohnt sich! Denn intuitiv essen ist die natürlichste Form der Ernährung.

2. **Es gibt grundsätzlich weder »gesunde Nahrungsmittel« noch »ungesundes Essen«.** Allein die Menge ist entscheidend. Alles ist erlaubt. Es gibt keine Verbote, keine Regeln. Ihre Kulinarische Körperintelligenz reguliert Ihr Hunger- und Lustempfinden je nach den benötigten Nährstoffen. Dementsprechend abwechslungsreich und ausgewogen ernähren sich Echte Intuitive Esser.

Streichen Sie also am besten das gesamte »gefährliche Halbwissen« zu gesunder Ernährung aus Ihrem Kopf – es stört nur beim intuitiven Essen! Diese »zerebrale Elimination« ist nicht einfach und es dauert, bis der kleine fiese, stets »warnende Ernährungsapostel« aus unserem Hinterkopfhirn (schlechtes Gewissen) verbannt ist. Aber dann ist Ruhe beim Einkauf. Denn ist der kopfeigene E-Apostel erst einmal vom Synapsenhof gejagt, dann stört Sie niemand mehr mit nervendem Hinterfragen, wenn Sie Ihr Lieblingsessen kaufen. Freiheit im Hirn!

3. **Ignorieren Sie alle Meldungen zu »gesundem Essen«** – oder lachen Sie darüber, denn: Gesund ist nur, was Ihnen schmeckt, nicht, was als gesund dargestellt wird.

4. Wir sind evolutionsbiologisch weder Vege- noch Carnetarier und sicher auch keine Veganer. Der Mensch ist ein natürlicher »Allesfresser« (Omnivore) – das ist ein ganz entscheidender Vorteil für eine Spezies, denn es bedeutet: breites Nahrungsspektrum = gut fürs Überleben und Weiterentwickeln! Daher verbieten Sie sich grundsätzlich nichts. Jedes Nahrungsmittel, das Ihnen schmeckt, ist erlaubt – denn es kommt weniger darauf an, *was* Sie essen, sondern wie Sie sich dabei fühlen: je besser, desto besser.

5. **Lassen Sie sich beim Essen nicht ablenken, und schmecken und genießen Sie bewusst mit allen Sinnen** – setzen Sie dabei besonders Ihr einziges Sinnesorgan mit direktem Kontakt ins hirneigene Belohnungszentrum (limbisches System) ein: die Nase. Ergo: Riechen Sie, »inhalieren« Sie die Düfte der Speisen. Wenn Sie essen, dann essen Sie. Genießen Sie jede Mahlzeit, und zwar in *Ihrer* Verzehrgeschwindigkeit. Zur kulinarischen Entschleunigung des Alltags gönnen Sie sich die Zeit, die Sie brauchen – essen Sie ohne Hektik, ohne Termin-

druck. Ob allein oder in Gesellschaft – auch das obliegt Ihrer Präferenz. Es gibt dabei kein besser oder schlechter.

6. **Sorgen Sie für Ihre ganz persönliche »Essthetik«** – das Essen sollte so aussehen, dass es *Ihre* Vorfreude steigert, denn *Ihr* Auge isst mit. Auch hier: Genuss mit allen Sinnen.

7. **Elementar: Essen Sie sich satt!** Denn das ist das Ziel der Nahrungsaufnahme, verbunden mit einem entspannenden Wohlgefühl als **»körperliche Belohnung« zur Lebenserhaltung.** Achtung: Wenn Sie häufig aufhören, bevor Sie satt sind, züchten Sie sich ein andauerndes, unterschwelliges Hungergefühl, das sich irgendwann sein Ventil in Heißhunger und Fressattacke sucht. Nicht gut.
Hören Sie nach dem Sattsein in sich hinein: Alles klar »down under« im Bauchbereich? Fühle ich mich gut? Wie hoch war der Genusslevel – ausreichend, befriedigend, sehr gut oder eher »nach oben hin weit offen«?

8. **Sorgen Sie mit neuen Kreationen immer wieder für Abwechslung auf dem Teller** – das erweitert Ihre Kulinarische Körperintelligenz. Angenehmer Nebeneffekt: Neues entdecken belohnt Ihr Gehirn mit Glücksgefühlen. Welche Nationalküche haben Sie noch gar nicht gekostet? Die Welt hat kulinarisch eine enorme Vielfalt zu bieten – probieren Sie alles, was geht!

9. **Verwenden Sie möglichst oft frische, unverarbeitete und mit »allen Sinnen getestete« Nahrungsmittel.** Das *kann* den

kulinarischen Genussfaktor erhöhen und Ihrem Körper gut tun. Und nur so lernen Sie die Lebensmittel in ihrer reinen »Ursprungsform« kennen – und können den intuitiven Vergleich ziehen, ob Sie Lebensmittel frisch oder in – wie auch immer – verarbeiteter Form lieber mögen. Denn was gesünder oder besser ist, entscheiden nur Sie.

10. Stark verarbeitete Lebensmittel und Getränke mit den Bezeichnungen »light«, »Diät«, »ohne Zucker«, »kalorienarm« und »fettreduziert« *können* die kulinarische Intelligenz Ihres Körpers stören, den Wert von Nahrungsmitteln korrekt einzuschätzen. Machen Sie daher den rein gefühlten Geschmackstest frei von »gesunder Ernährungspropaganda« und probieren Sie unbedingt auch die »echten« Vollversionen dieser Produkte. Entscheiden Sie anschließend ehrlich und im wahrsten Sinne intuitiv aus dem Bauch heraus, was Ihnen besser schmeckt und ein besseres Gefühl vermittelt.

11. **Reizen Sie gelegentlich Ihr Hungergefühl aus, bis Sie »vor Hunger sterben«.** Lassen Sie dann in entsprechend privatem Umfeld Ihrer gesteigerten Esslust »verstandesbefreit« und ohne Beachtung gesellschaftlicher Normen und Konventionen freien Lauf. Essen Sie genau so, wie Sie es wollen. Mit allem Drum und Dran. Mit vollem Genuss[5]. Auch mit »ge-

---

5 Forscher der Cornell University haben 2015 untersucht, wie sich das Essverhalten der »mindlessly slim«, also der »Natürlich (gedankenlos) Schlanken« von Diätlern, Essgrüblern und Überbewusst-Essern unterscheidet. Ganz einfach: Sie hören stärker auf die inneren Signale des Körpers, essen also intuitiv und: Der Genuss steht im Fokus. Und wer das Leben genießt, lebt länger – das hat natürlich auch die Wissenschaft erforscht (Studie des University College of London, publiziert im British Medical Journal, 2016). Na dann …

sellschaftlich inakzeptablen« Körperlauten und Verhaltensweisen – was auch immer das im Einzelfall bedeuten mag ...
Viel lukullischen Spaß dabei!

Aktuelle Studien bestätigen IE

Für alle LeserInnen mit einem »Schuss Restskepsis« bezüglich des Vertrauens in den eigenen Körper folgen im Anschluss an die Elf Essenzen nun mehr als ein Dutzend aktueller Studien aus den Jahren 2012 bis 2017, die das intuitive Essen wissenschaftlich erforscht haben:

2016 kam eine Studie von The Society of Obesity nach Analyse der Daten von mehr als 60 000 Probanden (männlich/weiblich) zu folgendem Ergebnis: Intuitives Essen (IE) korreliert in umgekehrter Weise mit Übergewicht und Fettleibigkeit. Der Zusammenhang **»je mehr IE, desto weniger Übergewicht und Adipositas«** unterstreiche die Wichtigkeit von IE. Obwohl keine Kausalität dieser Beziehungen abgeleitet werden kann, deuten die Daten darauf hin, dass IE eine relevante Rolle sowohl bei der Prävention als auch Behandlung von Fettleibigkeit spielt [1].

Ebenfalls 2016 ergab eine US-Militärstudie: Mit steigendem Vertrauen in »Hunger und Sattheitssignale« sinkt die Wahrscheinlichkeit von Übergewicht (1 Punkt mehr in der Skala »Vertrauen in Hunger & Sättigung« war mit 34 Prozent weniger Wahrscheinlichkeit verbunden, übergewichtig zu sein) [2].

Ein systematischer Review (eine Analyse von mehreren Einzelstudien) untersuchte 2016 24 Studien und fasste das Ergebnis wie folgt zusammen: IE ist bei erwachsenen Frauen mit zahlreichen psychosozialen Faktoren positiv assoziiert, so beispielsweise mit weniger Essstörungen, einem besseren Körpergefühl und mehr emotionaler Stabilität. Da auch hier – wie fast immer in der Ernährungsforschung – nur Korrelationen vorlagen, empfehlen die Autoren weitere Studien zur Bestätigung, dass IE die »Psychogesundheit« von Frauen verbessern und tatsächlich Essstörungen reduzieren kann [3]. Zu genau diesem Fazit kam die nachfolgende Untersuchung aus dem Jahr 2017: Vorläufige Ergebnisse zeigen, dass essgestörte Patienten die Fähigkeit des intuitiven Essens wieder erlernen können – und dass diese **Fähigkeit, intuitiv zu essen, mit positiven Behandlungsergebnissen für zahlreiche Diagnosen assoziiert ist** (beispielsweise bei Anorexia nervosa, Bulimia nervosa und Essstörungen, die nicht konkret spezifiziert sind). Die Autoren geben daher die Empfehlung ab, ein IE-Training effektiv in Therapieprogramme bei stationären Behandlungen und Wohngruppen einzubauen [4].

Bereits 2015 konnten Wissenschaftler zeigen: **Frauen mit einem hohen IE-Level haben einen signifikant niedrigeren BMI als Frauen** mit mittlerem und niedrigem IE-Level. Um ein gesundes Gewicht zu erreichen sei IE besser als »restriktives Kalorienzählen« [5]. Vertrauen Mütter auf IE, so hat das einen positiven Einfluss auf die selbst-regulierende Ernährung des Kindes [6]. Bestätigt wurden diese Erkenntnisse 2016: Üben die Eltern Druck beim Essen auf ihre Kinder aus, so ist dies mit problematischem Essverhalten als junge Erwachsene verbunden [7].

Schon ein Jahr vorher, 2014, kamen Studien zu vergleichbaren Ergebnissen: Eine Analyse von 26 Studien konnte zeigen, dass ein konsistenter Zusammenhang sowohl zwischen IE und besserer »Psychogesundheit« als auch zwischen IE und niedrigerem BMI vorliegt [8]. Auch wenn weitere Forschungen erforderlich sind, könnte IE bereits auf Basis der vorliegenden Daten eine vielversprechende und realistische Alternative zu den konventionellen Methoden sein, um Übergewicht und Adipositas zu behandeln, so die Conclusio einer weiteren Studie [9].

Das gilt laut einer 2012er-Studie nicht nur für Frauen: IE ist ein vielversprechendes Instrument zum Gewichtsmanagement und zur **Gewichtsreduktion auch bei Männern**. IE könnte das »starke Geschlecht« möglicherweise sogar motivieren, mit Sport zu beginnen [10].

Auch »mittelalte« Frauen (40-50 Jahre) aus Neuseeland profitierten von IE, so die Ergebnisse einer weiteren Pubklikation: Achteten die Damen beim Essen auf ihre Körpergefühle Hunger und Sättigung, so korrelierte dies stark mit einem niedrigeren BMI. Die Forscher stellen daher die – absolut berechtigte – Frage nach der Kausalitätsrichtung: **Macht IE schlank oder vertrauen Schlanke auf IE [11]?** Auch bei jungen Erwachsenen (25 Jahre) zeigte sich diese inverse (umgekehrte) Korrelation »je mehr IE, desto niedriger der BMI« – und nicht nur das, denn ebenso sank mit hohem IE-Wert die Wahrscheinlichkeit von Essstörungen und weiteren gesundheitsschädlichen Parametern. Die Empfehlung der Autoren lautet konsequenterweise: Klinikärzte sollten mit ihren jungen erwachsenen Patienten das IE-Konzept besprechen, um bessere und gesündere gewichtsrelevante Ergebnisse zu erzielen [12].

Besonders spannend sind folgende neueste Erkenntnisse aus dem Jahr 2017 für Frauen im »Stadium postpartum« – also kurz nach der Geburt. Die dann avisierte »postpartale« Gewichtsabnahme ist definitiv eine große Herausforderung für viele Frauen. Für das Gros dieser »frisch gebackenen« Mütter stellt sich konsequenterweise die Frage: Wie bekomme ich die überflüssigen

Schwangerschaftskilos schnell wieder runter? Hier sind natürlich die üblichen Diätgurus postwendend mit ihren »Best of Abspeck«-Tipps am Start – aber wie Sie inzwischen ja wissen: mit mikroskopisch kleiner Erfolgsquote. Erfolgreicher scheint es zu sein, auch nach der Geburt auf IE zu setzen. Denn neben den bis hierhin aufgeführten IE-Studien hat auch eine aktuelle Arbeit den spezifischen Zusammenhang zwischen IE und Postpartum-Gewichtsverlust untersucht – mit folgendem Ergebnis:

Je mehr IE, desto eher ist eine stärkere Senkung des BMI zu erwarten. Oder einfacher formuliert: Je mehr IE, desto schneller purzeln die Kilos nach der Geburt [13]. Daher sehen die Wissenschaftler IE als »ermutigende Ernährungsform« für Frauen mit Wunsch nach postpartaler Gewichtsabnahme. Denn IE kann ohne die erforderlichen Dokumentationen und Restriktionen durchgeführt werden, die bei konservativen/konventionellen Diätprogrammen erforderlich sind – wie beispielsweise Wiegen, Messen, Aufschreiben oder Bewerten der Nahrungsaufnahme, Rechnen und Kalorienzählen. IE könnte daher ein alternativer, da weniger beschwerlicher Ansatz zur Postpartum-Gewichtsreduktion sein. Und das nicht nur, weil er besser »wirkt«, sondern auch, weil IE die jungen Mütter weniger anstrengt und fordert – denn dafür sorgen die Neugeborenen ja schon zu Genüge ...

Das letzte Wort haben die Autoren einer Studie der Academy of Nutrition and Dietetics von 2014, die zusammenfassend feststellen, dass in Untersuchungen, in denen zu IE ermutigt wurde, positive Effekte auf die Probanden beobachtet werden konnten: Ungesunde Verhaltensweisen zur Gewichtskontrolle werden aufgegeben, die metabolische Fitness wird verbessert, die Zufriedenheit mit dem eigenen Körper, die Selbstachtung und die psychische Gesundheit ge-

steigert sowie Psychostress gemindert. Das Fazit der Forscher auf Basis ihres Reviews lautet: Es sollten besser Programme gefördert werden, die ein nicht-restriktives Essverhalten, Körperakzeptanz und Gesundheit anstatt Gewichtsverlust fokussieren [14].
In diesem Sinne: Gutes Vertrauen in Ihren Körper!

Quellen

[1]   Obesity (Silver Spring). 2016 May;24(5):1154-61. Epub 2016 Mar 17; Intuitive eating is inversely associated with body weight status in the general population-based NutriNet-Santé study.

[2]   Mil Med. 2016 Jun;181(6):589-95; Normal Weight Status in Military Service Members Was Associated With Intuitive Eating Characteristic.

[3]   Appetite. 2016 Jan 1;96:454-72.; Epub 2015 Oct 22; A systematic review of the psychosocial correlates of intuitive eating among adult women.

[4]   Eat Disord. 2017 Feb 2:1-15. [Epub ahead of print]; Can patients with eating disorders learn to eat intuitively? A 2-year pilot study.

[5]   Am J Health Promot. 2015 Jan-Feb;29(3):e91-9; Intuitive eating: associations with physical activity motivation and BMI.

[6]   Appetite. 2015 Dec;95:158-65. Epub 2015 Jul 3; Maternal intuitive eating as a moderator of the association between concern about child weight and restrictive child feeding.

[7]   Appetite. 2016 Feb 1;97:58-63. Epub 2015 Nov 22; Recollections of pressure to eat during childhood, but not picky eating, predict young adult eating behavior.

[8]   Public Health Nutr. 2014 Aug;17(8):1757-66. Epub 2013 Aug 21; Relationships between intuitive eating and health indicators: literature review.

[9]   Nutr Hosp. 2014 Oct 3;31(3):995-1002; Intuitive eating: an emerging approach to eating behavior.

[10] Am J Mens Health. 2012 Mar;6(2):164-71. Epub 2011 Nov 21; Are men more intuitive when it comes to eating and physical activity?

[11] Public Health Nutr. 2012 Dec;15(12):2272-9. Epub 2012 Mar 23; Eating in response to hunger and satiety signals is related to BMI in a nationwide sample of 1601 mid-age New Zealand women.

[12] Appetite. 2013 Jan;60(1):13-9. Epub 2012 Oct 11; Intuitive eating in young adults. Who is doing it, and how is it related to disordered eating behaviors?

[13] Matern Child Health J. 2017 Feb 7. [Epub ahead of print]; The Relationship Between Intuitive Eating and Postpartum Weight Loss.

[14] J Acad Nutr Diet. 2014 May;114(5):734-60. Epub 2014 Mar 14; A review of interventions that promote eating by internal cues.

Quellenhinweis

Dieses Buch beschreibt den gegenwärtigen Stand der Ernährungsforschung im Januar 2017. Damit auch Leser ohne naturwissenschaftliche Fachausbildung an diesem Wissen teilhaben können, ist der Inhalt grundsätzlich populärwissenschaftlich gehalten. Nichtsdestotrotz ist die Aktualität dieses Buchs dadurch bedingt, dass **tausende neuer Studienergebnisse aus den zehn Jahren von 2007 bis 2017 bei der Erstellung berücksichtigt wurden (indirekt oder direkt)**. Im Sinne einer höheren Lesefreundlichkeit und eines schlankeren Umfangs wurde auf zahlreiche Fußnoten und auf die komplette Auflistung aller Quellen verzichtet. Selbstverständlich liegen dem Autor sowohl die in diesem Buch aufgeführten und in den Medien kolportieren Studienergebnisse vor, als auch die Berichte mit Aussagen der zitierten Experten. Wenn Sie an der genauen Bezeichnung weiterer Studien interessiert sind, senden Sie Ihre Anfrage inklusive exakter Angabe von Textstelle und Seitenzahl bitte über das Kontaktformular der Website www. echte-esser.de an den Autor – Sie erhalten schnellstmöglich Antwort.

An dieser Stelle sei nochmals darauf hingewiesen: In diesem Buch erfolgt *keine* wissenschaftliche Beweisführung, um mit einer Studie eine andere zu widerlegen und Ihnen »neue Wahrheiten« aufzutischen. Denn Sie wissen ja: Zu jeder Studie findet sich alsbald eine Gegenstudie. Die hier erfolgte Darstellung zahlreicher, in den Medien veröffentlichter Studienergebnisse hat nur ein Ziel: **Sie sollen zum unabhängigen Nachdenken und kritischen**

Hinterfragen angeregt werden, um anschließend selbst zu entscheiden, was Sie persönlich zur »gesunden Ernährung« glauben oder eben nicht – und ob Sie künftig INTUITIV ESSEN, Ihr altes Essverhalten beibehalten oder einen ganz anderen Weg einschlagen.

Otto von Bismarck bringt das Leseziel auf den Punkt:
»Leisten wir uns den Luxus, eine eigene Meinung zu haben.«

Der Autor

Uwe Knop ist Diplom-Ökotrophologe und Buchautor. Das Fundament seiner Bücher, *Intuitiv essen* und *Ernährungswahn*, war und ist die kritische und objektive Analyse von mehr als 3000 aktueller Studienergebnisse der Jahre 2007 bis 2017.

Knop ist darüber hinaus nicht nur Initiator der Facebook-Gruppe »Kulinarische Körperintelligenz«, wo der alltägliche Studienwahn und -unsinn scharf kommentiert kredenzt wird. Als einer der wenigen kritischen Ernährungswissenschaftler, der unmissverständlich und lobbyfrei die Schwächen, Lügen und Märchen der Ökotrophologie öffentlich anspricht, ist er auch für die Medien der passende Ansprechpartner, wenn es darum geht, Klartext zu reden.

Seine unverblümte Offenlegung der Schwachpunkte der Ernährungswissenschaft, seine klare Art, den Finger in die Wunde der Ökotrophologie zu legen, wurde bereits von mehreren hundert Medien in Deutschland, Österreich, der Schweiz und in Luxemburg, Liechtenstein und Frankreich geschätzt und publiziert. Eine laufend aktualisierte Übersicht der relevanten Artikel und Interviews finden Interessierte auf der Buchwebsite www.echte-esser.de im Bereich »Medienberichte« (etwa 500 Listungen, Stand 08/2017).

Neben seiner Funktion als Ansprechpartner für (investigative) Redaktionen hält Knop auch **Vorträge zu Ernährungsthemen** – überall dort, wo Institutionen, Verbände und Gesellschaften sich trauen, gängige Ernährungs(nase)weisheiten kritisch und ohne ideologische Scheuklappen zu hinterfragen und den Blick fürs Wesentliche frei zu machen; stets auf Basis aktueller wissenschaftlicher Studien.

Neue Bücher

Haben Sie *Intuitiv essen* gern gelesen? Dann seien Ihnen auch die beiden neuen Bücher von Dipl.oec.troph. Uwe Knop empfohlen:

KIND, ISS WAS ... DIR SCHMECKT!

Haben Sie Kinder? Dann haben Sie sicher auch heute wieder darauf geachtet, dass Ihr Kind auch schön brav seine 5 Portionen Obst und Gemüse verzehrt? Nein?! In dem Falle wird Ihnen *Kind, iss was ... dir schmeckt!* gefallen. Denn das erste Buch zur Kinderernährung, das ideologiefrei und rein auf wissenschaftlichen Fakten basierend reinen Wein zum Mythos »gesunder Kinderernährung« einschenkt, ist ein Appell an den gesunden Menschenverstand – und daran, ihn immer einzuschalten, wenn es um eine der wichtigsten und verantwortungsvollsten Aufgaben von Eltern geht: sich um das leibliche Wohl des eigenen Nachwuchses zu kümmern. Niemand kann Ihnen sagen, wie Sie *Ihr* Kind gut und gesund ernähren sollen. Das können nur Sie und vor allem Ihr Kind wissen.

Dieses Buch klärt auf, schonungslos, wissenschaftlich, objektiv und völlig frei von ideologischen Scheuklappen. Nach der Lektüre sind Sie in der Lage, sich Ihr ganz persönliches kritisches Urteil zu bilden:

Glaube ich weiterhin an Storys, Regeln und Empfehlungen zu gesunder Kinderernährung? Oder vertraue ich sowohl auf die intuitiven Signale und Wünsche meines Kindes als auch auf

meinen gesunden Menschenverstand als Mensch und Mutter oder Vater?

GUTE CARBS

Lebensmittel mit reichlich Kohlenhydraten besitzen einen hohen Nährwert und liefern schnell verfügbare Energie. Rein Evolutions-biologisch haben sie also absolut ihre Berechtigung auf unserem Speiseplan. In letzter Zeit wurden Kohlenhydrate jedoch zuneh-mend verteufelt: Die Low-Carb-Bewegung wuchs zu No-Carb an, Brot und Nudeln sind als ungesunde Dickmacher verrufen.

Doch warum soll es gesund sein, die Lieblingsspeisen vieler Menschen zu verteufeln? Machen weniger Nudeln schlank? Hilft eine Kartoffelreduktion tatsächlich gegen Bluthochdruck? Und ist ein Schnitzel wirklich gesünder als eine Scheibe Brot?

Der Ernährungswissenschaftler Uwe Knop beleuchtet in die-sem Buch den Ernährungstrend Low-Carb kritisch und zieht auf der Basis aktuellster Forschung, Studien und Statements dessen Berechtigung in Zweifel.

Ein Buch für alle, die mehr über das Thema gesunde Ernährung wissen möchten – egal ob aus gesundheitlichen Gründen, um kör-perlich leistungsfähiger zu sein oder um abzunehmen. Aber auch für alle, die endlich wieder mit gutem Gewissen Brot, Nudeln und Kartoffeln essen wollen.